SCORPIO

Gregor S.

D-DAY

24 STUNDEN DER ENTSCHEIDUNG

Mein Kampf
gegen die Depression

SCORPIO

DANKSAGUNG

Ich danke meiner Familie, die mich durch die schwere Zeit
und meinen D-Day getragen hat,
Eckhard Graf, meinem Lektor und Mentor, der an die Geschichte
geglaubt und mich mit unglaublicher Zähigkeit geführt hat,
und nicht zuletzt Corinna, die Liebe meines Lebens;
die immer hautnah dabei und meine Rettung war.

FSC www.fsc.org
MIX
Papier aus verantwortungsvollen Quellen
FSC® C014496

Umschlaggestaltung und Motiv: David Hauptmann,
Hauptmann & Kompanie Werbeagentur, Zürich
Satz: BuchHaus Robert Gigler, München
Druck und Bindung: GGP Media GmbH, Pößneck
ISBN 978-3-942166-98-0

www.scorpio-verlag.de

INHALT

VORWORT

Depressionen gehören weltweit zu den häufigsten psychiatrischen Krankheitsbildern. Laut einer Prognose der Weltgesundheitsorganisation (WHO) wird die Depression im Jahre 2020 an die erste Stelle aller aus medizinischen Erkrankungen ableitbaren Behinderungen rücken, den sogenannten DALYS (disability adjusted life years). In der EU, so die neueste Auswertung vorhandener epidemiologischer Untersuchungen, zählt die Major Depression, einst als endogene Depression oder Melancholie bezeichnet, mit 6,9 Prozent zu den häufigsten Erkrankungen.

Obgleich Sigmund Freud in seiner wegweisenden Arbeit über Trauer und Melancholie darauf hingewiesen hatte, dass die Melancholie eine Erkrankung sei, die mit seiner Methode nicht behandelt werden könne, betrachtete man in der Vergangenheit eine Depression lediglich im Zusammenhang mit den Lebensumständen eines Patienten. Im Laufe der letzten Jahre rückten jedoch biochemische Vorgänge als Ursache ins Zentrum des Interesses. Sowohl molekularbiologische Ergebnisse als auch Befunde im Gehirn, die mittels bildgebender Verfahren sichtbar gemacht werden konnten, haben aufgezeigt, dass eine spezifische Stoffwechselveränderung im Gehirn dazu führt, Menschen im Sinne einer depressiven Symptomatologie reagieren zu lassen. Die Erkrankung wird inzwischen wie Diabetes mellitus, Asthma bronchiale oder Hypertonus gesehen, denen auch psychosoziale Ereignisse vorausgehen und in der Folge den Krankheitsverlauf beeinflussen.

Im Vergleich zu den genannten internistischen Erkrankungen erfährt die Depression aber eine Stigmatisierung in dem Sinne, dass beispielsweise populärwissenschaftliche Darstellungen behaupten, diese Erkrankung existiere nicht, oder falls doch, wäre sie mit modernen Behandlungsmethoden (u.a. Psychopharmaka) nicht therapierbar. Solche Ansichten stehen im Widerspruch zu zahlreichen Studien, die eindrucksvoll belegen, dass Medikamente, die gegen eine Depression verabreicht werden, vergleichbare, wenn nicht sogar bessere Erfolgsaussichten auf ein positives Behandlungsergebnis aufweisen als Medikamente in der inneren Medizin bei Hypertonus oder Diabetes mellitus.

Psychiatrische Erkrankungen und somit auch Depressionen entstehen aus komplexen genetischen Risikofaktoren und erworbenen Faktoren. Die neuen Erkenntnisse der letzten Jahre haben dazu beigetragen, die einstige Spaltung in »Psycholager« und »Biologie- bzw. Pharmalager« aufzuheben und mit einem interdisziplinären und multifaktoriellen Ansatz dem Verständnis der einzelnen Patientinnen und Patienten gerechter zu werden. Für den Behandlungsverlauf ist entscheidend, eine Gewichtung vorzunehmen, ob der Schwerpunkt eher auf der psychotherapeutischen oder der biologischen Therapie liegt.

Vor kurzer Zeit wurde von renommierter Seite im Rahmen der Europäischen Psychiatrischen Vereinigung (EPA) diskutiert, inwiefern der Begriff »Mental Illness« irreführend sei und man im Zusammenhang mit Depression nicht besser von Gehirnerkrankung und Gehirnmedizin sprechen sollte. Die Gründe dafür liegen zum einen in der Geschichte, als während des Zweiten Weltkriegs Menschen mit psychischen Erkrankungen abgesondert und ermordet wurden, zum anderen in der Stigmatisierung »seelischer Erkrankungen«, die bis in unsere Gegenwart reicht. Depressionen gehören ebenso dazu wie andere Erkrankungen des Gehirns: die Schizophrenie oder Angsterkrankungen. Ihr Stigma diskriminiert die betroffenen Patientinnen und Patienten, die Nachteile befürchten müssen, wenn sie sich unter anderem am Arbeitsplatz über ihre Krankheit äußern. Im vorliegenden Buch schreibt der Autor folglich unter einem Pseudonym, was sicher bei einer Erkrankung wie multipler Sklerose oder einem Schlaganfall nicht notwendig gewesen wäre.

Dennoch, ein Patient, der an die Öffentlichkeit geht und seine Tage der Depression beschreibt, ist äußerst hilfreich für die vielen Betroffenen, die allzu oft glauben, ihnen allein wäre dies widerfahren und man könne nichts dagegen tun. Detailliert schildert der Verfasser die Symptomatik, er beschreibt, welche Krankheitsmerkmale in der Depression auftreten, wie sie individuell verarbeitet werden, wie das Privat- und Berufsleben in Mitleidenschaft gezogen wird.

Während sich heute bei psychiatrischen Erkrankungen die Anstrengungen vielfach auf die akute Episode beziehen, sollten in Zukunft auch bei depressiven Erkrankungen erste Symptome bereits frühzeitig behandelt werden, um das Vollbild einer Depression erst gar nicht auftreten zu lassen, unter dem der Patient dieses Buches leiden musste. Dass er sich aus freien Stücken in stationäre psychiatrische Behandlung begeben hat und auch bereit war, sich durch die angebotenen Therapien helfen zu lassen, wirkte sich für ihn, angesichts der Schwere seiner Erkrankung, als möglicherweise lebensrettend aus. Und es war ein beispielhafter Entschluss: Bei einer depressiven Erkrankung sollte man, ähnlich wie bei einem internistischen Problem, ohne Scheu und Angst vor Zurücksetzung die entsprechende Facheinrichtung konsultieren.

Der vorliegende Erfahrungsbericht wird sicherlich bei vielen Betroffenen Erinnerungen wachrufen, wie es ihnen selbst in der akuten Phase ergangen ist. Für die Angehörigen der Betroffenen stellt er erhellend dar, wie es im inneren Erleben einer an Depression erkrankten Person aussehen kann. Ein konsequenter Zugang zu dieser Symptomatik und deren frühzeitige Behandlung werden helfen, diese Krankheit mit ihren Auswirkungen zurückzudrängen und den Patientinnen und Patienten die Lebensqualität zurückzugeben, die sie vor Ausbruch der Depression besaßen.

Siegfried Kasper
Wien, im Mai 2012
Vorstand der Universitätsklinik für Psychiatrie und Psychotherapie Wien

DECISION DAY – EIN STUNDENPROTOKOLL

Wien, Zweiter Bezirk, am Dienstag, dem 12. April 2011

ERSTE STUNDE

Es: das Chaos, die Sphäre, das All, das Größte, Gefühlteste, welches schon da ist vor jenem, das daraus entsteht: Licht, Tag, Abend …

Karl Kraus, Die Sprache

Ich kann nicht mehr in den Schlaf finden. Oder befinde ich mich schon wieder in einem bösen Traum? Wo ist eigentlich der Unterschied?

Ein Blick zur Seite. Die Digitalanzeige des Radioweckers: genau 00:00 Uhr – Fall geklärt, ich bin also wach. Orientierungsversuch im Dunkeln, Drehung auf die linke Seite. Da liegt Corinna, sie atmet ruhig. Schläft Gott sei Dank endlich wieder einmal normal.

Seit Längerem schon lasse ich die Vorhänge immer einen Spaltbreit offen. Das gibt mir Halt, vermeintlich. Nein, ich bin kein ängstlicher Mensch, Dunkelheit kann mir nichts anhaben. Normalerweise. Jetzt schon. Ich brauche im Außen ein Licht, damit ich im Inneren einen Fixpunkt finde, einen Strohhalm, an den ich mich halten kann, wenn der Schlaf nicht kommen will. Den Mondschein. Den Schimmer der Straßenlaternen. Oder ein erleuchtetes Fenster der Wohnung gegenüber. Wo Leben ist.

Nur ein schmaler Streifen Licht dringt herein, gerade genug, um die gegenüberliegende Seite unseres Schlafzimmers zu erhellen. Immerhin der Mond also tut sein Bestes, obwohl auch er dieser Tage am Schwinden ist. So wie ich. Ihm aber reicht es, mit geborgter Energie zu arbeiten. Unerschütterlich verbreitet er sein kühles, sachliches Licht. Ich hingegen bin auf meine eigene Kraft angewiesen. Und habe keine mehr. Mein Lebenszeitkonto ist am Limit. Wird demnächst gesperrt, ganz bestimmt. Keine Einzahlung mehr möglich, null Reserven in der Hinterhand. Hier liege ich also, in Finsternis und verschwitztes Bettzeug gehüllt, und das Licht dort drüben scheint unwirklich weit weg. Es kann nicht mehr lange dauern, und mein Lebenslicht wird erlöschen.

Ich richte mich auf. Lasse mich in die Kissen sinken, die ich vorsorglich an der Lehne des Betts platziert habe. Nicht schlafen können und einfach dazuliegen ist doppelt schlimm. Flachgelegt – niedergestreckt. Aufrecht zu wachen ist ein wenig besser. Man fühlt sich nicht ganz so ausgeliefert.

Im Mondlicht sind dort hinten sogar Kleinigkeiten zu erkennen, wie ich erstaunt feststelle. Mein »Homeoffice« – dazu braucht es ja heutzutage nicht viel: Stuhl, Arbeitstisch, Laptop, fertig. So stört es nicht mal im Schlafzimmer. Doch wie sieht es jetzt dort aus! Lauter stumme Zeugen wuchernder Achtlosigkeit. Ein halbes Dutzend Bücher, übereinandergestapelt. Andere wahllos hingelegt. Ungeöffnete Post, nicht abgeheftete Kontoauszüge. Rechnungen, ob bezahlt oder nicht, weiß ich nicht. Interessiert mich nicht. Bleistifte, Kugelschreiber, ein Füllfederhalter – wo mag die Kappe sein? Merkzettel – beschrieben, aber nie gelesen. Geschweige denn abgearbeitet. Na, wenn schon. Kann dann ja nicht so wichtig gewesen sein. Und wie lange steht diese Kaffeetasse wohl schon da: einen Tag, zwei Tage, eine ganze Woche? Auch egal. Steht sie halt weiter da.

Ein bisschen wundere ich mich jetzt schon. Ist doch alles untypisch für mich. Ich bin ein ordentlicher Mensch. Also, kein Kontrollfanatiker, kein Pedant, aber doch recht gewissenhaft. Nur: Wann habe ich zuletzt versucht, Ordnung zu machen? Gestern? Vor einer Woche? Vor einem Monat? Ich kann mich nicht erinnern. Doch, ich wollte aufräumen, immer wieder wollte ich es. Viele Anläufe, alle gescheitert.

Auf dem Schreibtisch, zwischen angelesenen Büchern und ungeprüften Kreditkartenabrechnungen: ein USA-Reiseführer. Eigentlich war wieder ein Trip nach drüben geplant: ich und drei Freunde aus der Studienzeit. Ich kenne die Staaten ziemlich gut. Trotzdem, der neue Reiseführer musste sein. Aktuelle, überarbeitete Auflage. Man kann ja nie gründlich genug planen. So denke ich eben, normalerweise. Ich sollte wohl sagen: wenn mein Hirn normal arbeitet. Es ist nichts geworden aus der Reise. Es ist etwas dazwischengekommen. »Es« ist dazwischengekommen.

Die Westküste hatte es werden sollen. Wie damals, 1994, in derselben Besetzung, volle acht Wochen, den Highway No. 1 entlang, von Vancouver bis San Diego. Im Geiste zähle ich meine Aufenthalte in den Staaten durch. Und komme auf sechs. Waren es nicht sieben? Vielleicht habe ich nicht alle Städtetrips mitgezählt. Die hat man so zwischendurch gemacht. Ist ja ein Klacks. Einmal kurz in den Flieger, ein Mittagessen und zwei Kaffee später ist man drüben. Also noch mal rekapitulieren, diesmal chronologisch rückwärts: vom Wochenende in New York vor ein paar Monaten bis zu meinem ersten Besuch im Jahre 1984. Damals habe ich das Land kennen- und schätzen gelernt. Es war mein längster Aufenthalt, als Austauschschüler. Damals begann ich schon auf Englisch zu denken und zu träumen. Ich fand das cool. Mich auch.

*

Februar 1985

»Gregor S., sofort Kaugummi aus dem Mund!«

Mein Klassenlehrer hat endgültig die Nase voll.

Step off. I don't want none of your lip.

Ich kann mich gerade noch ausbremsen. Beinahe hätte ich ihn tatsächlich im New Yorker Schulhof-Slang angepflaumt. Ich fingere ein gebrauchtes Papiertaschentuch aus der Gesäßtasche meiner Jeans und verpacke mein Wrigley's. Jetzt lieber den Mund halten.

»Du wirst das Schuljahr nicht schaffen, wenn du so weitermachst. Und nimm endlich die alberne Mütze ab.«

Eine unverhohlene Drohung. Unterstrichen durch einen weiteren Befehl. Ich tue mich schwer mit diesem Unterrichtsstil, seitdem ich wieder aus Amerika zurück bin. Was für ein Unterschied zwischen einer katholischen Privatschule in Österreich und einer High School in Brooklyn. Dort war schulisch alles easy, ich wurde gleich eine Klasse höher eingestuft. Meine Mitschüler waren durch die Bank ein Jahr älter als ich. Umso angenehmer, dass sie mich problemlos in ihre Mitte aufnahmen, vor allem nach

Schulschluss. Die daraus resultierende Lockerheit habe ich in die Heimat herübergerettet. Kann man auch als Nachteil sehen, wenn man mein Lehrer ist. Ich bin nahe dran, das einzusehen, nicht zuletzt wegen der Drohung.

Also nehme ich auch noch meine Cap ab, die ich als Einziger in der Schule umgedreht auf dem Kopf trage. Als Zugabe modifiziere ich meine Körperspannung. Statt auf meinem Stuhl mehr zu liegen, als zu sitzen, nehme ich die Haltung eines ordentlichen mitteleuropäischen Gymnasiasten ein.

Lighten up, man!

Eigentlich weiß ich gar nicht so recht, ob ich das jetzt in Gedanken zu meinem Lehrer gesagt habe oder ob ich mich damit selbst ein wenig trösten will. Bisher haben mich alle negativen Benotungen der letzten Wochen nicht von meiner demonstrativ zur Schau gestellten Lässigkeit abrücken lassen. Aber nun scheint eine rote Linie erreicht. Sie zu überschreiten könnte einen hohen Preis kosten.

Von nun an wird alles anders. Ich lege den Rückwärtsgang ein und lege mich mächtig ins Zeug. Obwohl ich ein ganzes Semester nachholen muss, schließe ich das Schuljahr mit Auszeichnung ab. Als erster Austauschschüler überhaupt.

*

Der Geschmack von Freiheit und Abenteuer und der Habitus des Erfolgsmenschen – das ist die Spannweite der Flügel, die meiner Seele im Laufe meines Lebens auf ganz natürliche Weise zu wachsen schienen. Wer so tickt, kann gleichzeitig als Banker und Berufsjugendlicher ins fünfte Lebensjahrzehnt ausschreiten. Dachte ich.

Und jetzt? Es wird nichts mehr werden aus unserer USA-Reise. Es wird überhaupt gar nichts mehr werden. Erneuter Blick zum Radiowecker: 00:30 Uhr. Ich habe den Eindruck, immer wacher zu werden. Habe bisher höchstens zwei Stunden geschlafen. Obwohl, diese Feststellung ist fast vermessen. Nur um das klarzustellen: Jemand wie ich ist nicht in der Lage, zuverlässig zu beurteilen, ob er sich im Schlaf-, Wach-, Traum- oder Dämmermodus befindet. Oder in einer Lücke dazwischen. Irgendeine undefinierbare Lücke tut sich da immer für mich auf. Man würde so gern fallen, tief fallen ins Nichts traumlosen Vergessens – und wird doch nur in einen nebelhaften Zwischenraum zwischen Schlafen und Wachen gelockt. Immer wieder. Nichts kann danach so täuschen wie das Gefühl, man habe nicht geschlafen. Umgekehrt funktioniert der Trugschluss übrigens genauso gut.

Die Erfahrung lehrt mich, dass ich in dieser Nacht ohne Hilfe überhaupt keinen Schlaf mehr bekommen werde. Seit ziemlich genau drei Monaten hat sich das so entwickelt. Nicht, dass ich das Datum, an dem meine Misere ihren Ausgang nahm, jetzt exakt zu bestimmen vermöchte. Ich kann mich aber erinnern, dass es mir gestern gelungen ist: mithilfe von Aufzeichnungen über meinen sich ständig verschlimmernden Zustand. Die ich aber schon seit Wochen nicht mehr fortführe. Hat ja doch keinen Sinn. Ein Vierteljahr ist also bereits vergangen, seitdem »es« wieder begonnen hat. Und es dürfte jetzt so an die drei Wochen her sein, da habe ich mir von einer Alternativmedizinerin etwas gegen die Schlaflosigkeit empfehlen lassen.

»Für den Fall der Fälle, das können Sie wirklich bedenkenlos nehmen.«

Ein Naturprodukt also, garantiert biologisch abbaubar wohl. Das sage ich mir immer wieder.

Wenn gar nichts mehr geht, also eigentlich jede Nacht, stehe ich auf, um ein oder zwei Pillen zu schlucken. Ich habe sie bewusst nicht in Reichweite. Nicht, dass ich hoffte, ich könnte noch ohne. Nur: Ich will es mir auch nicht zu leicht machen.

Gefühlte fünf Minuten benötigt einer wie ich, um sich aus der Bettdecke zu schälen und den Weg zum Schreibtisch zurückzulegen. Dort liegen sie, in der obersten Schublade. Ich ziehe sie auf und nehme die Schachtel zur Hand. *Ruhewohl forte*. Der Name soll wohl etwas Beruhigendes ausstrahlen. Mich aber ängstigt er. Muss ich mich schon künstlich ruhigstellen? Habe ich meinen Zustand nicht einmal mehr so weit unter Kontrolle? Ich öffne die Schachtel, nehme den Waschzettel heraus und lese zum x-ten Male:

Mildert Erregungs- und Unruhezustände, fördert die Schlafbereitschaft.

Darauf kommt es doch an, nur darauf. Sage ich mir. Obwohl: Was steht denn unter »Nebenwirkungen«?

Allergische Reaktionen sind in seltenen Fällen nicht auszuschließen.

Betrifft mich nicht. Habe noch immer alles vertragen. Und unter »Gegenanzeigen«?

Bei Schwangerschaft und während der Stillperiode nur nach Rücksprache mit dem Arzt einzunehmen.

Kein Problem also. Dennoch drehe und wende ich die Packung mit spitzen Fingern, als könnte ich mich daran verbrennen. Warum bloß habe ich solche Angst davor?

Ich versichere mich meiner Standhaftigkeit gegenüber »echten« Schlaf- und Beruhigungsmitteln: Noch nie habe ich darauf zurückgegriffen. Selbst in meinen schwärzesten Stunden nicht. Bloß keine Chemiebomben – nein, nein, nicht mit mir! Ich habe es immer noch geschafft, auf Barbiturate, Tranquilizer und dergleichen zu verzichten.

Toi, toi, toi!

Dennoch. Wo liegt da schon der Unterschied? Wo ist die Grenze? Ich bin tief verunsichert. Gewiss, »Naturprodukt«, das hat an sich schon etwas Beruhigendes. Andererseits, beruht nicht jeder Stoff auf der Natur? Plötzlich bemerke ich, dass ich gar nichts analysiere, sondern dass ich zu grübeln beginne. Grübeln kommt zunächst daher wie Nachdenken, und das ist die Falle. Man denkt, dass man denkt, aber man grübelt. Grübeln ist immer tieferes Sich-Eingraben in den Grund des Gemüts. Der bei mir doch schon durch zahllose Grübelgänge unterminiert ist. Ich trage ein düsteres Labyrinth im Hirn, das meine Gedanken verlässlich im Nirgendwo enden lässt. Und die Gefühle in der Angst. Worüber ich grüble? Darum geht es nicht. Ich grüble einfach. Ausdauernd und zäh, mit geradezu leidenschaftlicher Hingabe. Ich grüble mir die Seele blutig.

Und jetzt zerbreche ich mir auch noch den Kopf über chemische Stoffe! Nicht, dass mich das sonderlich interessiert. Schon als Schüler haben mich die Naturwissenschaften gelangweilt. Richtig verstanden habe ich Chemie und Physik eigentlich nie. Die Anordnung der chemischen Elemente auswendig zu lernen, ja, das ging. Aber Zusammenhänge erklären? Warum da gerade etwas in die Luft geht, wenn man Element X dazumischt – nicht meine Sache. Habe ich nie kapiert. Obwohl: »Hat mich nicht interessiert« hört sich besser an. Also bleibe ich lieber bei »Hat mich nicht interessiert«. Nur keine Schwäche zeigen! Jetzt aber grüble ich über alles nach. Ein »Schlafmittel« ist bestimmt synthetisch hergestellt, die Stoffe kommen auf der grünen Wiese nicht vor. Ein »Naturprodukt« dagegen, das hat Mutter Erde unverfälscht freigegeben. Das kommt von der Scholle, sozusagen. Und wie soll ich dann Beruhigungs- und Betäubungsmittel einordnen? Meine Unterscheidung ist künstlich, doch krampfhaft suche ich sie aufrechtzuerhalten. Will mir nicht eingestehen, dass ich seit Wochen jede Nacht ein Mittel zu mir nehme, auch wenn es kaum hilft. Aber irgendetwas muss ich ja tun.

Was ist nur los mit mir? Vor drei Monaten wurde meine innere Welt vom Nebel verschluckt. Worauf ich in mir selbst auch sehe, seitdem liegt ein Schleier darüber. Meine Gedanken planlos, die Gefühle spielen verrückt. Beides scheint nicht mehr zu mir zu gehören. Als ob da ein anderer durch mich hindurch denkt und fühlt. Oft meine ich zu spüren, wie mir ein schwerer, harter Panzer um Brust und Rücken wächst. Erst fühlt es sich an, wie wenn beim Joggen der Pulsmesser zu eng sitzt. Das allein ist schon unangenehm. Dann aber steigert es sich, ich fühle mich wie in einen Schraubstock geklemmt. Es drückt mir das Herz ab, mein Atem ist eingeschnürt. Ich kann mich nicht befreien. Nun steigt der Druck auch von innen her, etwas will nach außen und kann doch nicht. Meine Hand streift über den Brustkorb. Da ist kein Pulsmesser, nichts. Aber dieses Nichts, es zwängt mich ein!

Doch sind es nicht diese körperlichen Beschwerden, die mir am meisten zusetzen. Das ist nur die Begleitmusik. Nein, das eigentliche Problem liegt ganz woanders: Ich funktioniere nicht mehr. In einem ganz und gar umfassenden Sinn. Ich bin am Boden. Ganz tief unten. Grundlos, ansatzlos, urplötzlich ist es gekommen.

Wie ich es doch kenne! »Es« ist mir so vertraut wie ein Bekannter aus ferner Vergangenheit, den man nur zu gern auf Nimmerwiedersehen verabschiedet hätte. Der sich jetzt einfach selbst wieder eingeladen hat. Unverfroren, ungeniert. Mit demselben alten Lied auf den Lippen. Ein trauriges Lied.

Lieber Gott, warum denn doch jetzt wieder? 14 Jahre lang blieb ich verschont …

*

Februar 1997

Mehrere Wochen arbeite ich jetzt in dieser Kanzlei. Die Chefs sind okay. Die Kollegen nett und kooperativ. Alle sind zufrieden. Ich war es auch. Bis gestern. Seit gestern bin ich verzweifelt. Ich stehe neben mir, weiß nicht, warum. Was geschieht nur mit mir? Eine unsichtbare Hand scheint mich niederzudrücken. Ich will ausweichen, mich befreien, aber vergeblich. Mir geht es schlecht, sehr schlecht. Aber ich kann keine Worte demgegenüber finden. Und keinen Grund dafür.

Ein böser Traum. Bald werde ich aufwachen, dann ist es vorbei.

So denke ich. So denkt mein Verstand. So muss man doch denken! Und doch: Irgendwo weiter unten, da sagt mein Bauch:

Es ist ein Abgrund. Du fällst und fällst. Und wenn du ganz unten angekommen bist, wirst du nicht mehr aufstehen.

Wie gut ist es mir doch bis gestern noch gegangen! Habe ich nicht überhaupt immer das Gefühl gehabt, auf die Butterseite des Lebens gefallen zu sein? Ja, ich war glücklich, hätte mit niemandem auf der Welt tauschen wollen. Und nun? Alles weg. Nichts mehr da.

Ich bin ein Nichts.

Ich wähnte mich glücklich. Aber was ist schon Glück? Ich muss mich getäuscht haben. Glück, das gibt es nicht. Alles Lüge, alles Trick. Das Leben ist ein einziger böser Albtraum. Ist unerklärliche, nicht abzuweisende Untröstlichkeit. Wenn ich nur wüsste, *warum* ich so unglücklich bin! Mir scheint, ich kann nicht mehr unterscheiden zwischen meinen Empfindungen. Nein, schlimmer noch: Ich habe überhaupt gar keine Gefühle mehr. Wie auch? Zwischen furchtbar und schrecklich, ist da ein Unterschied? Andere Worte habe ich nicht. Alles ist graues, grausames Einerlei.

Gestern lachte plötzlich jemand. Es hat mich geschmerzt, hat mir gezeigt, dass ich selbst zu keiner inneren Regung mehr fähig bin, die mich aus meiner Verzweiflung holt. Meine Empfindungen spielen sich in einem ganz schmalen Frequenzband ab, ohne Ausschläge zur einen oder zur anderen Seite. Noch tiefer geht nicht, nach oben hin will es nicht gehen. Meine Gefühlswelt ist flach wie ein Brett. Es ist eine Welt ohne Farben. Dort draußen scheint die helle Sonne, aber für mich hat sie keine Strahlkraft und keine Wärme. Ich spüre die Eiseskälte des Winters, obwohl es hier drinnen warm ist.

*

Vor einem Vierteljahr verdunkelte sich mein Leben erneut. Binnen weniger Stunden, das weiß ich noch. Wie das kam, daran erinnere ich mich jetzt nicht. Vielleicht morgen wieder ... Meine Erinnerung ist wie scheues Wild. Flieht bei der geringsten Gefahr, ins Bewusstsein gehoben zu werden. So viel ist klar: Aus heiterem Himmel brach »es« über mich herein. Und alles wurde anders. So tief greifend, so grundlos, so unverständlich. Wie aus dem Hinterhalt erdolcht zu werden, so fühlte es sich an. Nein, ich bin nicht traurig. Nicht frustriert. Nicht bedrückt. Nicht down. Das sind Grundbefindlichkeiten des Lebens. Die kennt jeder. Das hier ist anders. Ganz anders. Es ist keine Reaktion auf ein äußeres Ereignis. Bei mir war nichts, gar nichts. Keine schwärende Seelenwunde. Keine Neigung zur Melancholie. Kein Schock, kein Trauma. Weder Grund noch Anlass.

Jedem von uns widerfährt im Leben Schreckliches. Man wird krank. Irgendwann kommt der Tod – vielleicht schon bald. Jemand trennt sich von uns. Jemand stirbt uns weg. Das gehört zu unserem Dasein. Klar, dass man dann in eine Krise geraten kann. So schlimm dies auch wäre: Es sollte als Zeichen von Gesundheit gelten. Ja, von Gesundheit! Dass sich die Stimmung entsprechend der Lebenslage ändert, ist so etwas von normal. Freudige Ereignisse erzeugen Hochgefühl, unerfreuliche Niedergeschlagenheit. Ursache – Wirkung. Logisch. Bei mir aber hat sich nichts geändert. Gar nichts. Rein lebenstechnisch alles tipptopp, könnte man sagen. Doch plötzlich ist alles anders. Schrecklich. Desolat. Akute Krise. Tödlich ernst. Und kein Mensch versteht, warum. Ich schon gar nicht. Der menschliche Verstand hat auf diese Dynamik keinen Zugriff. Und wenn, dann bringt es nichts. Ich bin und bleibe unten – fertig, aus.

Als wissbegieriger Mensch habe ich alles nachgelesen. Schon damals, vor 14 Jahren. Mein »erstes Mal«, muss ich jetzt wohl sagen.

Ich habe ein ganzes Regal voller Fachliteratur verschlungen. Wollte Gewissheit. Ja, ich weiß jetzt so gut wie alles über meinen Zustand. Es steht in meinen Büchern, dort hinten auf dem Schreibtisch liegen einige davon, mit Lesezeichen gespickt.

Die Niedergeschlagenheit, das Leitsymptom und die Basis der Gefühlswelt des Depressiven, ist für die Dauer der Depression mehr oder weniger immer präsent. Sie tritt plötzlich und scheinbar grundlos ein. Ursache ist eine Änderung des Hirnstoffwechsels – wenn dieser reguliert werden kann bzw. sich selbst wieder reguliert, ist die Krankheit ausgestanden. Deshalb spricht man von einem »episodischen Geschehen«.

Diese Sätze kann ich sogar jetzt herunterbeten. Ich bin zur intellektuellen Null geschrumpft, dazu aber bin ich sehr wohl noch in der Lage. Fast wörtlich zitiert, ich würde drauf wetten! Könnte hinübergehen und die entsprechenden Seiten sofort auffinden.

Wie blanker Hohn klingt in meinen Ohren, was die Experten von sich geben. Auch wenn ich ein Paradebeispiel dafür bin. Das hat mir auch der Neurologe bestätigt, den ich unverzüglich aufsuchte, schon am nächsten Morgen, nachdem die Krankheit erneut eingeschlagen hatte. Schulmäßig verordnete er mir alle notwendigen Medikamente. Präparate zum Wiederaufbau des Serotonin- und Noradrenalinspiegels. Klassische Antidepressiva. Die habe ich auch brav genommen – ich will ja alles dafür tun, um wieder gesund zu werden. Meine Ärzte können sich wirklich nicht über mich beklagen. Meine *Compliance* – so nennt man heute die Mitarbeit des Patienten bei der ärztlich verordneten Therapie – verdient ein *Triple-A-Plus*, wie ich als Banker sagen würde. Hilft leider nichts, solange die Medikamente noch nicht anschlagen. Und das dauert, bis mein Neurotransmitter-Spiegel wieder auf 100 Prozent ist. Dann erst legt sich der Schalter um und die richtigen Botenstoffe werden in vorgeschriebener Menge an die richtige Stelle geschickt. Wie superfein der menschliche Organismus doch abgestimmt ist, nicht wahr? Ein Wunderwerk der Natur, weiß ja jeder. Hat aber für mich einen entscheidenden Nachteil, diese komplexe Logistik unterm Schädeldach: Ich bin da für Schwankungen leider ziemlich anfällig. Und solange dem System nur ein winziges Prozent Funktionsfähigkeit abgeht, bleibt der gesamte Mentalbetrieb im

Eimer. So lange werde ich auch alle Symptome einer dicken, fetten Depression haben. Monatelang, wie man sieht.

Beruhigt mich das jetzt nicht wenigstens ein bisschen? Keine Spur. Beruhigend wäre es für einen Gesunden. Der aber braucht es nicht zu wissen. Mich dagegen lässt selbst die gesicherte Erkenntnis, dass es irgendwann vorbei sein wird, vollkommen kalt. Das ist intellektuelles Wissen. Baut mich jetzt überhaupt nicht auf. Ich weiß, dass »es« auch damals vorübergegangen ist. Ich weiß, dass »es« immer vorübergeht. Und bin trotzdem felsenfest davon überzeugt, dass diesmal alles anders sein wird. Affektive Vereisung, emotionaler Totalschaden: Im glasklaren Wissen um meine günstige Prognose weiß ich trotzdem nicht mehr ein noch aus. Der Graben zwischen dem, was ich weiß, und dem, was ich erlebe, bleibt unüberwindlich. Ich weiß, es gibt Hoffnung – und glaube trotzdem nicht daran. Eine Zerrissenheit, die einen förmlich in den Wahnsinn treibt.

Naturprodukt oder Chemie also? Der Unterschied ist wohl marginal, für mich aber unendlich wichtig. Denn natürlich weiß ich: Ein »richtiges« Schlafmittel, Chemie pur also, schlummert unbenutzt in meiner Wohnung, irgendwo in der sprichwörtlichen unteren Schublade. Ich kann mich jetzt zwar nicht erinnern, wo. Sehr wohl aber daran, dass ich es habe. Es ist da. Für den wirklichen Fall der Fälle. So wie jetzt: Die Kraft der Natur wird heute nicht reichen, sie wird mich nicht in den Schlaf zwingen können.

Geht es dir wirklich schon so schlecht, dass du diesen Schritt tun musst?

Ich fühle mich als minderwertige Karikatur der Astronauten, die als Erste eine andere Welt betraten.

Ein lächerlich kleiner Schritt für einen normalen Menschen – ein Riesenschritt für Gregor S. …

Wenn ich also noch zynisch sein kann, muss das doch ein Zeichen für einen klitzekleinen Rest von mentalem Normalbetrieb sein, oder nicht? Na, wenn es denn hilft, mit einem unsinnigen Tabu zu brechen – vermutlich geht es doch nur um eine geringfügig veränderte chemische Zusammensetzung! Und doch … für mich ist der Unterschied von existenzieller Wucht.

Nein, noch nicht.

Wieder einmal *Ruhewohl forte* also. Diesmal aber vorsichtshalber zwei Pillen: So, weg sind sie.

Sich nicht entscheiden zu können ist das Kreuz, an das die Depression dich nagelt. Aber nicht nur einmal. Nein – viele, viele Male. Ständig. Im Großen wie im Kleinen. Schon sehe ich mich die Wohnung durchstreifen, auf der Suche nach dem »echten« Schlafmittel.

Zur Sicherheit. Egal, wie ich mich entscheide.

Ohne einen blassen Schimmer, wo ich es einst abgelegt habe, finde ich es doch rasch. Das ist nicht eben erstaunlich – bei mir ist meist alles da, wo es hingehört. In diesem Fall: Badezimmer, Wandschrank. Im letzten Winkel, aufgrund des zeitlichen Abstands (das Ablaufdatum ist längst überschritten), aber fein säuberlich in den Bestand meiner Hausapotheke eingeordnet. Eben: Für einen ehemaligen Junggesellen bin ich einigermaßen ordnungsliebend. Nein, wirklich nicht allzu penibel. Immerhin, jede Schwiegermutter in spe hätte ihre Freude an mir. Zumindest, was die äußere Seite angeht.

Schlagartig wird mir die Brisanz meines schnellen Fundes bewusst. Das ist dann aber doch erstaunlich! 14 Jahre ist es her, dass ich das Barbiturat verstaut habe. Damals, während meiner ersten depressiven Episode. O Gott, es bedarf nur eines einzigen gezielten Handgriffs, und schon bin ich wieder mitten im Geschehen ...

Ich lege die Packung doch noch mal beiseite. Der Entschluss hat mich viel Kraft gekostet, obwohl ich mich eigentlich zu nichts entschlossen habe, außer, das Mittel griffbereit zu halten. Aber immerhin, es war ein Entschluss. Von Entscheidungsfreudigkeit war ich in den letzten Wochen nicht gerade geprägt, die Krankheit lässt nichts zu in dieser Richtung.

Zurück ins Bett. Obwohl ich natürlich Angst habe, nicht einschlafen zu können. Bleibe ich wach, beginnt wieder dieses ewige Gedankenkreisen. Es ist nicht allzu warm. Trotzdem schwitze ich. Will sich mein Körper gegen die Krankheit wehren, alles Schlechte aus ihm herausspülen, herauspressen? Ein aussichtsloser Kampf. Bevor ich diese Gedanken weiterspinnen kann, werde ich schläfrig. *Ruhewohl* wirkt, ich nicke ein. Glaube ich zumindest. Klare Grenzen zwischen den Aggregatzuständen meines Bewusstseinsstoffs – das war einmal: Zwischen Wachzustand, Schlaf, Traum und Tagtraum existieren für mich keine Barrieren mehr.

Bin ich eingeschlafen? Zeigt mein innerer Bildschirm schon Eindrücke aus dem Traumreich? Oder denkt »es« in mir, mit einer Restenergie von Wachbewusstsein? Ich weiß es nicht, kann nicht mehr unterscheiden. Ein Zwang liegt auf mir.

ZWEITE STUNDE

Auch das Chaos gruppiert sich um einen festen Punkt, sonst wäre es nicht einmal als Chaos da.

Arthur Schnitzler

Mit weit aufgerissenen Augen. Am ganzen Leibe zitternd. In Schweiß gebadet.

Das ist mein Erwachen. Aber diesmal nicht im Traum, so viel ist klar.

01:17 Uhr.

Tatsache ist, dass ich nur 20, höchstens 30 Minuten geschlafen haben kann. Und wüst geträumt haben muss, der Schreck sitzt mir ja noch in den Gliedern. Als hätte mich eine unsichtbare Faust aus der Dunkelheit in die Finsternis geschleudert. Als erfahrener Grenzgänger zwischen Wach- und Traumwelt aber weiß ich: Trotz heftiger körperlicher Reaktion hat es aber seine Vorteile, wenn Albdruck blitzartig entweicht. Nur eine diffuse Spur von Entsetzen bleibt dann zurück, jede konkrete Erinnerung an das, was man im Traum durchgemacht hat, ist sofort eliminiert.

So finde ich mich jetzt schnell zurecht. Ich bin in meinem Bett, Corinna liegt immer noch schlafend neben mir. Erst mal in Ruhe die Festplatte defragmentieren, den Ausflug in die Erinnerung fortsetzen, vielleicht kommt ja etwas dabei heraus. Meine Depression dauert diesmal schon lange, sehr lange. Wie lange denn also? Ich beginne sofort wieder eifrig in meinem Kopf zu kramen. Wann hat es begonnen? Vor einer Woche, vor einem Monat, vor einem halben Jahr? Ich weiß es nicht. Nicht einmal mehr das. Sosehr ich mich jetzt auch anstrenge, ich kann den Ausbruch der Krankheit nicht zeitlich festmachen. Weiß nur noch, dass »es« wie ein Überfall kam.

Wie aus dem Nichts ereilt mich ein erschreckender Gedanke.

Mein Gott, vorhin habe ich das doch noch gewusst …

Ohne inneren Widerstand, wie in einem geschmeidigen Gleiten, gebe ich mich dem Gedankenstrom hin, der unweigerlich in Verzweiflung mündet. Was nichts Besonderes ist. Ich bin immer bereit zu verzweifeln, und ich weiß um meine Willfährigkeit allem gegenüber, was mich in diese Richtung zieht. Ich sehe in meinen Kopf hinein und ertappe mich dabei, wie ich nach neuen Beweisen dafür suche, dass ich verloren bin. Mich beschleicht ein übler Verdacht: Die Verzweiflung ist für mich als Depressiver eine veritable Disziplin. In ihr übe und vervollkommne ich mich, wie ein Künstler seine Virtuosität trainiert. Oder ein Sportler seine Muskeln. Wirkt da im Verborgenen die Idee mit, dass sogar im tränenlosen Tal absoluter Verzweiflung noch eine Performance hingelegt werden kann? Buchstäblich Leidenschaft, die Leiden schafft?

Doch etwas ist anders heute Nacht. In den Lücken zwischen meinen Gedanken, da spüre ich es. Immer, wenn sie zu einer kurzen Atempause gezwungen sind, während sie sich gegenseitig jagen. Unter der Verzweiflung, in der nächsttieferen Schicht meines Gemüts, da ist nicht Leere, da ist eine dunkle Energie. Darauf zuzugreifen hieße, wirklich auf den Grund zu gelangen. Mit noch mehr Grübel*grip,* sozusagen. Der Zweifel ist ja ein Abkömmling des Verstands. Um in stabile Verzweiflung hineinzuwachsen, muss er die Grenze zum Gefühlsreich passieren. Aber dort mag er sich noch so bereitwillig integrieren – er kann doch nur die doppelte Staatsbürgerschaft erwerben. »Es« begnügt sich jedoch nicht mehr damit, sich an meinem verzweifelnden Verstand zu weiden. »Es« will sich, ohne dass ich erst denkend weichgekocht werden muss, am rohen Fleisch meiner Gefühle satt fressen. Bis dass dieser kostbarste Psychenstoff endlich ganz und gar, unwiderruflich, aufgezehrt ist. Aber noch ist davon etwas da. Immer noch. Ganz unten, im tiefsten Dunkel meiner Seele, da gibt es noch Gefühle.

Ich schäme mich.

Ja, ich schäme mich zutiefst. Dafür, dass mein Geist keinen Zugriff mehr hat auf die Zeitschiene meiner persönlichen Existenz. Dafür, dass ich mich soeben nicht einmal mehr daran zu erinnern vermochte, wie ich vor weniger als einer Stunde den Zeitpunkt meiner Erkrankung immerhin noch indirekt erschließen konnte. Was aber das Beschämendste ist: dass ich jetzt, nachdem ich mich daran erinnert habe, dass ich mich erinnern konnte, nicht einmal in der Lage bin, diese Erinnerung von vor einer Stunde wachzurufen! Mit anderen Worten: Ich stehe so gut wie ohne jede Erinnerung da. Wie angekettet im Jetzt. Damit bin ich kein Mensch mehr, denn es ist die Selbst-Erinnerung, die uns zu Menschen macht. Ich bin also entmenscht, und dafür muss man sich doch schämen!

Ganz und gar im Jetzt: Ist ja nicht so schlimm, sollte man meinen. Wie viele Menschen, gefangen in der Tretmühle ihres Alltags, sehnen sich doch danach, den gegenwärtigen Moment tief und authentisch zu erfahren? Wird uns nicht von Seelenklempnern jedweder Couleur empfohlen, angesichts der Komplexität des modernen Lebens wieder ins Hier und Jetzt zurückzufinden? Klingt gut. Ist es wohl auch. Aber nur, wenn man dabei vibrierendes Leben sinnlich er-lebt. Ich aber vegetiere nur. Festgezurrt im überdehnten Jetzt. Starre dem Terror der Gegenwart ins Auge und erstarre dabei: ein im immerwährenden Entsetzen eingefrorener Menschenrest.

Nur ... selbst dass ich mich schämen muss, scheint nicht gewiss. Schließlich habe ich in der Regel allenfalls zwei bis drei Stunden Schlaf pro Nacht! Muss ich mich etwa schuldig fühlen, wenn unter diesen Umständen mein Verstand aussetzt und mir die Erinnerung schwindet? Ich kann zwar kaum noch etwas gedanklich erfassen, geschweige denn durcharbeiten. Eines aber weiß ich: dass ich nichts dafür kann. Zwei bis drei Stunden Schlaf täglich, wer bietet weniger? Zumindest diese rudimentäre Statistik habe ich parat, Schlussfolgerung inklusive:

Ich kann nichts dafür, dass ich nicht mehr richtig ticke. Also muss ich mich auch nicht schämen.

Kann mich das jetzt endlich beruhigen? Freisprechen von Schuld? Die Scham von mir nehmen? Natürlich nicht. Mein Verstand arbeitet bereits wieder fieberhaft am Gegenteil. Also, ich kann nichts dafür – das wohl nicht, aber das ist ja noch lange kein Grund, sich nicht zu schämen. Zum Beispiel ein kleines Kind, das sich in die Hosen macht: Es kann auch nichts dafür. Hat die Natur ja so eingerichtet. Als Säugling kein Problem. Aber nun steht es da, sagen wir mit anderthalb Jahren. Kann noch nicht mal richtig sprechen. Aber es kann sich schämen. Hat die Hosen voll und spürt, dass da was nicht stimmt. Mama schaut so komisch.

Da hab ich was falsch gemacht.

Mitnichten, sagt uns die Vernunft. Verdauung zu kontrollieren mit anderthalb Jahren ist nicht verpflichtend vorgesehen im Drehbuch des Lebens! Aber das Schämen, das funktioniert bereits. Das Kleine ist völlig frei von Schuld. Und schämt sich trotzdem. Also muss ich das auch tun. Ist angemessen in meiner Situation. Alles andere wäre Selbsttäuschung.

So quäle ich mich stundenlang, jeden Tag und jede Nacht. Ich kann mich für keine Seite entscheiden, mich zu nichts durchringen. Ein ständiges Patt. Bleiernes Schweben: Ja, das gibt es. Da muss etwas sein in meinem Kopf, das für eine unablässige Verlagerung meines mentalen Schwerpunkts sorgt. Ist etwa mein Hirnwasser elektrisch geladen? Vielleicht wird jeder Gedanke, jede Schlussfolgerung sofort durch ihren Gegenpol magnetisiert. Gregor S., die geballte Ambivalenz auf zwei Beinen.

An etwas glauben, von etwas überzeugt sein – das braucht emotionale Energie. Ich aber bin gebrochen, ohne Saft und Kraft. Was stimmt jetzt? Woran glauben? Das festzulegen, das konntest du doch früher! Ein Thema auf dem Tisch – schnell erfasst. Punkt, erledigt. *Next.* Etwas Schwierigeres mochte dauern, aber du wusstest, wie du es knacken konntest: Problem in seine Einzelteile zerlegen, filetieren und Stück für Stück abarbeiten. *Voilà*, die Lösung, bitte sehr. Bedienen Sie sich. *Next.*

Aber jetzt. Selbst einfachste praktische Fragen türmen sich zu unlösbaren Problemen. Soll ich aufstehen? Liegen bleiben? Eine Tasse Tee machen? Einen Spaziergang im Mondschein? Was ist das Richtige? Oder einfach nur das nicht Falsche? Ich kann nicht mehr logisch folgern. Ich kann überhaupt nicht mehr denken. Okay, das ist intellektueller Kram. Aber ich weiß zudem nicht mehr, woran ich glauben soll. An meinen Verstand sowieso nicht. Doch woran sonst? Kein Glauben an irgendwas. Keine Ziele. Gefühle wie lauwarmes Badewasser. Wozu bin ich überhaupt noch da? Kein Platz mehr für mich in dieser Welt. Verzweiflung, Resignation. Ein hoffnungsloser Fall, ganz bestimmt. Aber vielleicht ist das alles nur ein einziger böser

Albtraum. Das kann doch alles nur ein Traum sein! Ja, ich werde bald aufwachen und einfach wieder gesund sein.

Es ist diese überwältigende, alles erdrückende Macht der Krankheit, die meine Welt auf den Kopf gestellt hat. Früher, ja früher, da gab es so etwas: Freude, Glück. Ich kann mich erinnern, ich weiß, dass es das gab, aber ich kann es nicht mehr fühlen. Und nicht nur das. Ich mag kaum mehr an die Existenz *irgendwelcher* Gefühle glauben. Auch Wut und Trauer haben sich von mir verabschiedet. Da ist nur noch Resignation. Scham vielleicht. Aber wenn, dann nur mehr rudimentär vorhanden. Und ich bin mir auch da schon nicht mehr sicher. Richtige, intensive Gefühle: schon lange nicht mehr. Von positiven gar nicht zu reden. Aber auch die anderen, die in den dunklen Tiefen der Seele hausen: irgendwie unwirklich und abgestumpft.

Hass.

Das noch am ehesten. Ja, ich hasse »es«! Irgendwie jedenfalls. Daran merke ich: Ich bin ein anderer. Hass ist kein Thema für mich unter normalen Umständen. Selbst wenn ich mich über andere ärgere, Hass hat da keinen Platz.

Jeder hat recht in seinem Angst- und Denksystem.

Ich weiß nicht, wer das gesagt hat. Ist aber ein kluger Satz. Das System des anderen tickt anders. Anders als meines. Also darf er anders sein als ich. Nicht meiner Meinung. Mir möglicherweise sogar feindlich gesinnt. Ist halt so. Macht mir nichts. Auch ich habe ja Ecken und Kanten. Und lasse sie andere durchaus spüren. Ich kann aber auch einstecken. Wenn meine Nehmerqualitäten ausgetestet werden, bin ich niemandem deshalb böse. Normalerweise. Aber jetzt: »Es« raubt mir alles, nicht nur den Verstand. Es entmenscht mich, bemächtigt sich meiner Persönlichkeit, dreht sie um 180 Grad. Ja, ich hasse »es«. Oder besser: Ich möchte »es« hassen, abgrundtief. Aber auch das geht nicht. Nicht so richtig. Nur ein bisschen. »Es« saugt alle emotionale Energie ab, die ich noch zur Verfügung habe. Für Hass bleibt da wenig übrig. Ich möchte »es« würgen. In Stücke reißen. Töten. Als Strafe. Und damit es aufhört. Aber auch das kann ich nicht. Ich hasse »es«, aber mit angezogener Handbremse. Mir bleibt nur Hass *light*. Und Resignation. »Es« ist zu stark.

Neid.

Lieber Gott, lass mich gesund sein. Alle um mich herum sind doch gesund. Ich hätte allen Grund, ganz grün vor Neid zu werden. Aber wozu? Selbst wenn auch sie erkrankten, sogar sehr, wie ich – machte mich das etwa gesund? Nein. Also bleibe ich gleichgültig. Neid: einfach zwecklos. Auch dieses negative Gefühl, abgehakt. Fehlanzeige.

Wut, Ärger.

Gegen wen: den lieben Gott, Mutter Natur, meine Eltern? Kommen alle in Betracht als Ursachen dafür, dass mir in puncto Stoffwechsel offenbar die falschen Gene mitgeliefert wurden. Dafür, dass ich mich in dieser furchtbaren, ausweglosen Situation wiederfinde. Ob es den lieben Gott tatsächlich gibt? Weiß ich nicht. Eignet sich somit nicht so gut als Zielobjekt von Ärger und Wut. Die Natur? Hat uns alle hervorgebracht, wohl kaum aber sich selbst. Kann also nichts dafür. Ist halt so, wie sie ist. Natur eben. Und meine Eltern? Die haben sich »es« wohl kaum für mich ausgedacht. Geben also auch kein gutes Ziel ab. Ich würde meine Wut schon herauslassen wollen. Vielleicht würde das ja helfen. Aber ich habe keine, »es« hat mir auch diese Variante von Emotionalität abgesaugt. Und, wie gesagt, auslassen an wem? Gleich zwei Probleme also. Jedes für sich ein *Dealbreaker*. Gemeinsam nicht zu überwinden.

Verachtung.

Gegenüber mir selbst vielleicht? Mann, bin ich erbärmlich. Sieht doch jeder. Nein, falsch. Das hatten wir schon mal. Ich bin nicht schuld. Verachtung, fehl am Platz.

Ich bin also nicht einmal mehr in der Lage, negative Gefühle aufzubringen. Ich kann nicht mehr mobilisiert werden, auch nicht zur negativen Seite hin. Mobilisierende Gefühle erfordern, wie es scheint, eine Art kinetische Seelenenergie. Was sich bewegen soll, braucht Treibstoff. Mein Tank aber ist ausgepumpt. Bis auf den letzten Tropfen. So fühlt es sich jedenfalls an. Richtig wütend zu werden, zu hassen oder neidisch zu sein: läuft nicht mehr – aus, Feierabend!

So höre »es« mir doch jetzt einmal zu: Ich habe gar keine Nahrung mehr für dich. Also kannst du dich auch vom Acker machen. Mich endlich in Frieden lassen!

Zwecklos. »Es« glaubt mir nicht. Wir beide wissen nur zu gut: Meine Gefühlswelt ist noch nicht gänzlich untergegangen. Diese Welt besteht noch, allerdings nur im Zustand der Fäulnis. Ich dümple im mentalen Morast, bin selbst ein dicker, zäher Klumpen Gemütspampe.

Jeder Gesunde lebt inmitten seines emotionalen Frequenzbereichs. Seiner ganz persönlichen emotionalen Bandbreite eben. Da geht es rauf und runter. Täglich, stündlich, minütlich, je nach Temperament. Die ganz normale Achterbahn der Gefühle, von null bis 100, je nach Tagesform. Aber ich? Da regt sich so gut wie gar nichts mehr. Permanenter Dauerton, ganz tief unten. Schwankungsbreite +/– zwei von 100. Ja, ich bin wirklich ein exemplarisches Beispiel für akute Depressivität. Auch was die in der Literatur viel beschriebene »Nivellierung des Gefühlslebens« betrifft. Ein Glücksfall für meine Ärzte, ganz sicher. Vielleicht auch für meine Umwelt. Denn wer höchstens einen Abklatsch negativer Gefühle aufzubieten vermag, müsste ja fast ein Vorbild sein. Der Herr Doktor Gregor S.: selbst in schwerer Krankheit frei von negativer Aura. Der friedliebendste Mensch, den man sich vorstellen kann. Das zeichnet mich aus. Aber auch dafür kann ich nichts. Und es hilft auch nur den anderen. Wenn überhaupt.

Das Leiden aber bleibt. Ist Leiden ein Gefühl? Es ist weniger als das – und mehr zugleich: das Leiden, meine einzige echte Teilhabe am Sein. Sonst ist nur Leere. Nichts. Die Zeit scheint stillzustehen. Alles bleibt gleich. Es wird nicht wieder. Ich komme da nicht mehr raus. Keine Hoffnung, keine Zuversicht. Wenn ich doch zumindest weinen könnte, aber nicht einmal das gelingt mir. Ja, auch vorher hatte ich schon lange nicht mehr geweint. Wenn es normal ist, dass ich nicht weine, dann könnte ich doch wenigstens jetzt, da ich nicht mehr normal bin, weinen? Ist da ein Zusammenhang, dass ich es trotzdem nicht kann?

Plötzlich steigt eine Erinnerung auf, wie ein Film vor innerem Auge. Ich sehe mich, wie ich mit zehn Jahren ins Internat kam. Ich wollte das. Es gab keine öffentlichen Verkehrsmittel von unserem Dorf in die nächste Kleinstadt mit Gymnasium. Internat also. Dort war es schön – objektiv betrachtet: eine intakte Klassengemeinschaft, jede Menge Sportanlagen, ein Hallenbad, Fußball jeden Tag. Und subjektiv? Ich weinte. Wochen-, ja monatelang. Ich hatte Heimweh, furchtbares Heimweh, dabei war mein Elternhaus nur 30 Kilometer entfernt. Vater und Mutter erkannten meine Not, wollten mich wieder von der Schule nehmen. Ich verweigerte. Ich würde das durchstehen. Unbedingt. Warum eigentlich? Habe mir die Frage später noch öfter gestellt. Um da keinen falschen Eindruck zu erwecken: Ich habe es nicht bereut. Ich wollte das damals so. Und später war ich froh, mich so entschieden zu haben. Aber warum? All das Leid, wofür? Wollte ich es damals schon allen beweisen? Wohl nicht, so weit war ich noch nicht. Das kam erst später.

Wurde ich subtil gezwungen durchzuhalten? Nein, nicht einmal ansatzweise. Da müsste ich mich schon schwer täuschen. Ganz im Gegenteil. Ich hatte eine liebevolle Erziehung. Erhielt Verständnis. Werte. Nicht etwa, dass mir die Normen der Leistungsgesellschaft – Disziplin, Fleiß, Erfolg – aufgezwungen worden wären. Vielmehr war der liebevolle Umgang meiner Eltern mit mir das beste Beispiel für mich. Das hat genügt.

Warum dann nur diese Qual im Internat? Nichts und niemand hatte mich gezwungen. Warum war ich schon damals diszipliniert bis zur Selbstaufgabe? Noch heute finde ich keine Antwort. Aber zum Mosaiksteinchen in meinem Depressionspuzzle taugt es allemal. Es ist die Biochemie. Grundsätzlich. Aber es ist auch etwas anderes. Oder nicht?

Ich werde das durchstehen.

So dachte, so fühlte ich damals. So kam es dann auch. Irgendwann waren die Tränen getrocknet. Später muss ich es dann irgendwie verlernt haben, das Weinen. Warum? Hat es sich ganz einfach nicht mehr ergeben, weil es keinen Anlass gab? Eher wohl nicht. Nein, es war einfach nicht passend, zu weinen. Disziplin eben. Tränen machen sich nicht so gut. Sind Ausdruck von Gefühlen, die man nicht unbedingt zeigen soll. Heute weiß ich: Gefühle sind an sich schon gut. Machen das Menschsein aus. Hätte jetzt auch gerne welche. Aber solange ich gesund war: nur nicht zu viel davon! Könnte unsouverän rüberkommen. Also keine Gefühle. Nur wenn es sein musste. Da stimmt doch etwas nicht. War ich überhaupt gesund? Nächstes Puzzlestück?

Unwillkürlich muss ich zu meiner Freundin hinüberblicken. Ja, Corinna kann weinen. Sie sieht, was mit mir passiert, tagtäglich. Muss es geschehen lassen, leidet mit mir.

»Warum weinst du nicht auch einmal?«

So fragte sie neulich.

»Ich habe keine Tränen mehr.«

Sie nahm mich zärtlich in die Arme, drückte mich an sich. Ich fühlte ihre Tränen auf meinem Gesicht. Aber ich konnte einfach nicht mitweinen.

Vielleicht liegt es hieran: Wer weint, ist traurig und hat einen Grund dafür, der in seinem Leben liegt. Für meinen Zustand aber gibt es keinen Grund. Er *ist* einfach. Ich aber bin gar nichts. Ausgebrannt, leer, versteinert. Empfindungslos, teilnahmslos. Abgestorben, leblos. Tot eben. Irgendetwas legt sich zwischen mich und die Welt. Eine Barriere, ein Grenzbalken. Ich möchte ihn überwinden, möchte hinüber auf die andere Seite. Dort das pralle Leben mit all seinen Schattierungen und Nuancen – hier öde Eintönigkeit. Dort Fröhlichkeit, Freude, Kraft und Bewegung. Hier Erstarrung, Stillstand, Vereisung. Jemand hat mir den Saft abgedreht. Hat meinem Lebensrad in die Speichen gegriffen. Die Energie, die Begeisterung, die Spannkraft – all das, was Leben ausmacht, ist erloschen. Immer mindestens auf eine Armeslänge entfernt. Dazwischen dieser feine, zähe Schleier, durch den hindurch alles wie entrückt erscheint.

Aber Corinna: Sie weint. Manchmal sehe ich es. Noch öfter wohl kann sie es vor mir verbergen. Sie liebt mich. Das weiß ich. Doch ich fühle es nicht mehr. Auch zu dieser tiefsten, innigsten aller Empfindungen bin ich nicht mehr fähig. Aber ich weiß, dass sie mich liebt, weil sie es mir tagtäglich zeigt. Oder nein: Wissen hat mit Verstand zu tun, aber meinem Verstand kann ich nicht mehr trauen. Also auch kein Wissen. Somit glaube ich es, zumindest daran glaube ich noch. Zu wenig eigentlich. Ich weiß, dass ich ihr unrecht tue: Sie liebt mich, aber ich es kann es nicht fühlen, nicht wissen. Nur registrieren.

Ich nehme deine Liebe zur Kenntnis.

Zu mehr bin ich nicht in der Lage. Nicht mehr. Liebe trifft auf Kenntnisnahme: Passt doch gar nicht zusammen. Wie alles bei mir. Die Dinge sind aus dem Lot, allesamt.

Dabei gab sie mir in den letzten Wochen noch mehr Liebe als zuvor. Kaum möglich – und doch war es so. In der Krankheit, im Leid schärfen sich die Konturen. Gute Freunde werden zu besten Freunden. Lebenspartner zu Lebensmenschen. Die Liebe meines Lebens zum Leben selbst. Corinna also. Voller Liebe. Und ich erwidere ihre Gefühle mit stumpfem Blick und wächsernem Gesicht. Sie ist mir dennoch nicht böse. Sie spürt, dass ich nicht anders kann. Und sie ist hilflos. Wie ein kleines Kind. Gefangen in der Unbegreiflichkeit der Krankheit. Tief betroffen. Unmöglich, zu verstehen, was da passiert. Der Mensch, der mir am Nächsten steht, sieht das Furchtbare aus nächster Nähe. Erfasst es, fühlt es. Mehr als ich selbst. Ihre Antennen sind sensibel. Ich fühle mich abgeschaltet.

Auch jetzt scheint sie meine nochmals gesteigerte innere Spannung irgendwie zu spüren. Sie schläft nicht mehr so ruhig wie vorhin. Sonst fällt mir das gar nicht mehr auf. Ist ja schon Normalzustand geworden. Zusammengekauert liegt sie jetzt da, wendet mir den Rücken zu. Als müsse sie sich schützen. Das sollte sie besser auch. Seit Monaten hat sie einen Schwerkranken an ihrer Seite. Und kann selbst fast nicht mehr. Möchte Stärke zeigen, möchte mir Halt geben. Und ist doch so hilflos, so ohnmächtig. Wenn ich nur etwas für sie tun könnte! Aber ich kann nicht. Ich brauche selbst Hilfe. Ich liebe sie, stelle ich fest. Aber gleichzeitig empfinde ich nichts. Auch nicht für sie. Ich empfinde gar nichts. Für niemanden. Sie ist keine Ausnahme. Das ist nicht meine Schuld. Und schon gar nicht ihre.

»Es« ist schuld. Einzig und allein.

DRITTE STUNDE

Eines Morgens aus unruhigen Träumen erwacht, fand er sich in seinem Bett zu einem ungeheuren Ungeziefer verwandelt …
»Was ist mit mir geschehen?«, dachte er. Es war kein Traum.
Franz Kafka, Die Verwandlung

Der Schlaf muss doch noch gekommen sein. Einfach so, im Vorübergehen. Morpheus' Arme für einen Moment geöffnet. Seliges Vergessen, wenn auch nur für Minuten. Hundemüde bin ich jetzt immer noch.

02:22 Uhr.

Ich wälze mich hin und her. Fange sogleich wieder an zu schwitzen. Herzrasen.

Die Schlaflosigkeit ist Ausdruck einer Störung von psychophysischen Regelkreisen.

Wieder so ein Stehsatz des gebildet Kranken. Aus irgendeinem Wälzer dort drüben, von irgendeinem Schlaumeier. Die Regelkreise also, na und? Eh klar, sonst würde ich jetzt nicht wach daliegen. Was weißt denn du von Schlaflosigkeit? Aus eigener Erfahrung, meine ich. Du weißt doch nur, wie es sich anfühlt, wenn du mal schlecht geschlafen hast. Schleppst dich danach durch den Tag, aber dafür pennst du in der nächsten Nacht wie ein Murmeltier. Mund abputzen – weiterleben.

Ich weiß, wie es ist, wenn die nächste Nacht wieder so ist wie die Nacht zuvor. Und die übernächste auch. Und immer so weiter. Stell dir vor, das geht wochenlang so. Immer schlaflos. *Das* bringt dich ans Limit. Treibt dich noch darüber hinaus. Wie ist das auszuhalten? Keine Ahnung. Jedenfalls nur auf Kosten der Substanz. Der *Lebens-*

substanz. Wie wenn du von innen her langsam aufgefressen wirst, so fühlt sich das an.

Und das ist nur ein einziges Stück der Depression! Neben vielen anderen. Aber mit wem rede ich überhaupt. Mit mir selbst? Klar, ist ja sonst keiner da. Außer Corinna, aber die schläft. Auch sie hat Schlaf nachzuholen. Ich versuche mich also stillzuhalten. Was natürlich dazu führt, dass ich noch aufmerksamer in mich hineinhorche.

Der Schweiß steht mir auf der Stirn. Meine Halsschlagadern pulsieren heftig. Das Herz scheint sich schwerzutun. Mühsam pumpt es das Blut in den Körper. Und diese Lautstärke! Jeder Herzschlag ein Gong, ja fast ein Knall. Kein Wunder, dass ich bei dem Lärm nicht schlafen kann. Wie schafft es Corinna, da nicht aufzuwachen?

Die körperlichen Symptome. Schon schlimm für sich allein betrachtet, aber in der Gesamtsicht fast ein Lichtblick! Körperliche Beschwerden kann ich einordnen, kann sie erklären. Dafür gibt es eine Begründung. Die Krankheit bringt meine physischen Mechanismen durcheinander. Ursache und Wirkung. Kausalität. Das kann ich be-greifen. Für alles andere finde ich keine Worte. Noch weniger verstehe ich es.

Glück, was ist Glück?

Wie komme ich da nur jetzt drauf? Geschenkt! Schlicht sinnlos, nach Gründen für die Sprunghaftigkeit, ja Widersinnigkeit meiner Gedanken zu suchen. Also jetzt »Glück«. Na gut. Da gibt es mindestens tausend verschiedene Antworten. Für mich jetzt aber nur eine: Guter Schlaf, *das* ist Glück.

Meine Bettwäsche ist durchgeschwitzt. Ich muss sie häufig wechseln, fast täglich. Dabei bringe ich kaum noch die Kraft dafür auf. Bis gestern hat es geklappt. Ab morgen werde ich es nicht mehr schaffen. Nein, ab heute. Da naht ja schon wieder ein neuer Tag. Wie eine neue Drohung.

Wieder ein Tag, an dem die Medikamente nicht wirken werden.

Warum denke ich das? Ich weiß doch, dass sie irgendwann wirken *müssen*. Warum also dann nicht darauf hoffen, dass es morgen – endlich! – so weit sein wird? Weil man nicht mehr hoffen kann, wenn man dahinsiecht wie ich. Offenbar ist zu hoffen eine Fähigkeit. Kostet auch Energie. Beides ist mir verloren gegangen. Glaube, Hoffnung, Liebe: alles futsch. *Niente*. Ich kann nicht einmal daran glauben, dass ich den kommenden Tag überhaupt durchstehen werde. Mir wird bewusst, dass die Wirkung des Mittelchens nicht mal eine Stunde angehalten hat. So kurz wie nie. Das ist nicht zu leugnen. Diesem Faktum muss ich mich stellen. Es wird also immer schlimmer, anstatt besser. Das ist klar. Aber geht das überhaupt noch? Droht mir die Kontrolle über mein Leben vollends zu entgleiten? Dass ich nicht lache: Kontrolle! Was denn soll ich überhaupt noch kontrollieren? Ich lebe ja nicht mehr, »es« lebt mich. Wie ferngesteuert werde ich in den kommenden Tag wanken. Werde wieder krampfhaft bemüht sein, den kompletten Zusammenbruch zu verhindern. Ständig damit beschäftigt sein, gewisse Vertuschungstechniken anzuwenden, um meinen Zustand zu verbergen. Aussichtslos. Irgendwann werde ich zusammenklappen ... Na gut, dann bin ich weg, muss diese furchtbare Leere nicht mehr spüren.

Aus einem Impuls extremer körperlicher Unruhe heraus stehe ich wieder auf. Corinna dreht sich um, hat wohl etwas mitbekommen. Ich stehe wie zur Salzsäule erstarrt. Nur nicht aufwachen, bitte! Du musst eh schon so viel mitmachen. Ich bin heilfroh, dass du wenigstens heute einigermaßen schlafen kannst. So verharre ich bewegungslos. Versunken in den Anblick des einzigen Menschen, der weiß, wie schlimm es mir geht. Wirklich? Weiß sie denn, wie es in mir *wirklich* aussieht? Keiner kann das wissen. Nein, das muss man selbst mitgemacht haben. Auf Zehenspitzen schleiche ich ins Wohnzimmer, ziehe so leise wie möglich die Schlafzimmertür hinter mir zu.

Ich schalte den Fernseher an. Versuchen wir es mal mit Ablenkung. Egal, was läuft. Zappen durch die Kanäle. Die Wiederholung der Spätnachrichten. Normalerweise sauge ich Informationen so leicht auf wie ein Schwamm das Wasser. Also reiß dich zusammen, um etwas mitzubekommen! Vergeblich, nicht mal das schaffe ich. Worum geht es? Na, wird schon nichts Wichtiges gewesen sein, immer derselbe Quark. Aber ich kann doch der Frage nicht ausweichen, warum ich so gut wie nichts verstanden habe! Die Antwort ist klar, sie führt mich zur vorab antizipierten Erkenntnis: Mein Geist kann nichts mehr aufnehmen und in sich bewahren. Nicht einmal die einfachen Worte aus dem Mund des Nachrichtensprechers!

Erneuter Versuch. Konzentration! Was läuft heute Nacht? Mühsam, ganz mühsam gelingt es mir, Spielfilme, Nachrichten und Sport auseinanderzuhalten. Mehr geht nicht. Aus, *finito*. Beim Sport bleibe ich hängen, wohl aus alter Gewohnheit: Fußball, irgendeine Aufzeichnung muss das sein, so viel ist klar. Um diese Uhrzeit spielt doch keiner! Da hocken doch nur verlorene Seelen wie ich vor der Glotze. Sport hat mich immer interessiert. Das ist in meinen Genen. Oder sonst irgendwo drin. Da, Lionel Messi! Der FC Barcelona demzufolge. Also doch – diesen Zusammenhang kann ich herstellen …

*

Mai 1992

»72. Spielminute, 1:0, Torschütze: Gregor S.!«

Meine Mannschaftskameraden umringen mich. Wieder einmal ein entscheidendes Tor. Ich bin Stürmer, Torschützenkönig des Vereins und der Liga. Die zweitniedrigste Leistungsstufe eines österreichischen Landesverbands, um das Ganze zu relativieren. Aber immerhin.

Ich bin schnell, unheimlich schnell, 10,90 Sekunden auf der Hundert-Meter-Distanz ist meine beste Zeit. Handgestoppt allerdings. Trotzdem, kein Defensivspieler kann mich halten, ich spaziere quasi durch die Viererkette. So tauche ich unzählige Male allein vor dem gegnerischen Tor auf.

Leider reichen meine technischen Fertigkeiten nicht an meine Dynamik heran. Oft scheitere ich am Keeper, oder das Tor erweist sich als zu klein für mich. »Fußballerisches Unvermögen«, wird dann hinter meinem Rücken geraunt. Das höre ich nicht so gerne. Immerhin, unter dem Strich lässt sich meine Scorerquote sehen.

»Kein Maradona, aber schnell und torgefährlich.« Das trifft es meiner Meinung nach am besten – und reicht allemal zu lokaler Anerkennung und Schulterklopfen an den Biertischen.

Unser Club ist klein und unsere Mannschaft unterklassig, aber wir haben ein tolles Publikum, und der Name des Torschützen wird über Lautsprecher hinausposaunt.

»72. Spielminute, 1:0, Torschütze: Gregor S.!«

Ein unbeschreiblich euphorisches Gefühl.

*

Mir ist kalt ... wo bin ich? Ach ja, das Wohnzimmer. Fußboden, Wände, Decke, alles noch da. Der Fernseher läuft, ich schalte ihn sofort aus. Ich muss mir nichts dir nichts weggetreten sein. In der Hingabe an meinen inneren Film habe ich losgelassen. Augenblicklich hat sich etwas gelöst, sodass mein geschundener Geist eine Auszeit in Zerstreuung nehmen konnte. Ob Traum oder Fantasie, keine Ahnung. Ist ja auch egal. Ganz weit weg jedenfalls war ich. In einer anderen Zeit. In einer anderen Welt, von den Fesseln der Krankheit befreit. Kein Druck, keine Verwirrtheit, keine Qual. Einfach weg, zumindest in Gedanken. Vielleicht eine Minute nur, oder zwei. Aber welche Erholung!

Der erneute Absturz – umso schlimmer. Das Zurückkommen so abrupt, dass mir ein Stich in den Magen fährt. Es tut so weh, diese Kluft zu spüren, zwischen damals und heute. Ja, auch das war ich. Lange her. In unerreichbarer Ferne. Unwirklich. Und jetzt? Ein anderes Leben. Nicht meines. Oder doch? Welches Leben ist das meine – das, welches ich früher lebte, oder das, in welches ich jetzt hineingezwungen bin?

Grübeln, grübeln, grübeln. Ich weiß doch, dass die Depression heilbar ist. Ich brauche nur noch ein wenig zu warten. Ganz bestimmt ... und kann es doch nicht. Das Wissen ist vorhanden, irgendwo. Gespeichert in meiner Hirnrinde, aber ausgesperrt aus meinem Gefühlszentrum. Bis dorthin dringt nichts durch. Hier *ratio*, dort *emotio*. Ja, ich kann sogar Latein, ich kenne viele verschiedene Arten und Weisen, Fruchtlosigkeit herbeizuführen. Zerrissenheit zu zelebrieren. Davon verstehe ich was, da macht mir keiner was vor.

Um Gottes willen, Gregor, glaube es endlich: Das sind alles typische Symptome, die gehören zum Krankheitsbild. Ist die Krankheit weg, sind auch die Symptome weg. Und so wird es kommen, zwingend. Das hast du nicht nur hundert Mal gelesen – du hast es sogar schon am eigenen Leibe erlebt. Hattest auch damals nicht dran geglaubt, und doch warst du irgendwann wieder der Alte. Ja, ich *weiß*, wie es endet: nämlich glimpflich. Aber nein, ich *fühle*, wie es endet: nämlich in der Katastrophe. Ich kann den Gegensatz nicht auflösen. Kann mich nicht in Bewegung setzen. Der Motor ist aus, und ich kann den Anlasser so oft betätigen, wie ich will – da zündet nichts. Permanenter Boxenstopp.

Dieses dumpfe, erstickende Gefühl von Angst, diese ständige Erwartung der Katastrophe. Welche Art von Furchtbarkeit meiner harrt, weiß ich nicht. Ich muss es nicht wissen. Ich *fühle* einfach unsagbar Schreckliches kommen. Das reicht. Diese Empfindung ist so von Gewissheit durchtränkt, sie ist so unwiderlegbar, so überwältigend, dass selbst die stichhaltigsten Gegenargumente zum Schweigen gebracht werden.

Ich weiß, was ist. Ich weiß, was zu tun ist, nämlich geduldig zu warten. Ich würde es auch wollen, *wenn ich nur wollen* könnte. *Lieber Gott, nimm mir alles, aber lass mich klar denken können.*

Die Gedanken, sie kommen nicht zur Ruhe. Sie quälen mich, sie füttern meine Schwermut an. Wenn ein Gedanke mich ein wenig beruhigt, dann zweifle ich ihn so lange an, bis er mir endlich Furcht einjagt ... und dann kommt der nächste. Dasselbe Spiel. Wirr, keine Struktur, immer negativ. Eine unaufhörliche Kette von Assoziationen. Manchmal mehrere auf einmal. Dabei kann ich nicht mal einen einzigen zu Ende führen.

Ich schleiche mich wieder ins Schlafzimmer. Der Reiseführer. Liegt immer noch da. Wer sollte ihn auch weggenommen haben? Während ich mir die Decke über den Kopf ziehe, mich zusammenrolle wie ein Embryo im dunklen Mutterleib, überlege ich, ob Corinna wohl überhaupt noch mitfahren will. In meinem Zustand wäre ich bestimmt kein angenehmer Begleiter. Nein, sicher will sie nicht mehr, das wäre auch zu viel verlangt. Wir bleiben also hier – basta.

Erstaunt nehme ich zur Kenntnis, dass aus meinem inneren Monolog ungewollt ein Dialog wird. Auf einmal zwei Stimmen im Kopf, und beide gehören anscheinend zu mir! Zwei verschiedenen Hälften von sich selbst zuzuhören ist nicht spaßig. Alles andere als normal, selbst für mich.

»Du wolltest doch gar nicht mit Corinna in die Staaten. Das waren andere. Denk nach.«

»Egal. Corinna wird trotzdem böse sein. Prophylaktisch, vorbeugend. Sie wird sich das nicht mehr lange anschauen.«

»Hirngespinste, das sind Hirngespinste. Vergiss das, sie steht zu dir.«

»Lange wird sie sich das nicht mehr anschauen. Du wirst Corinna verlieren.«

»Um Gottes willen, was mache ich dann, ganz alleine? Und Corinna geht dabei mit drauf!«

Zwei Stimmen in ein und demselben Kopf? Bin ich jetzt schizophren? Na und, wenn ich mit mir spreche, habe ich eh immer zwei Probleme: Am einen Ende ist einer, der nur noch stammelt, am anderen Ende einer, der nichts mehr begreift. Dennoch führe ich ausdauernd Selbstgespräche. Eigentlich ständig. Hab ja Zeit, mehr als genug. Stundenlang mache ich das. Vielmehr: »Es« macht das. Die ganze Nacht. Warum eigentlich also immer nur Monologe? »Innere Dialoge« klingt doch spannender. Hab noch gar nichts drüber gelesen – vielleicht bin ich nicht nur ein interessanter, sondern ein völlig neuartiger Fall?

So mahlt die Gedankenmühle ständig dieselben Themen aus: Corinna, mein Job, meine Freunde, mein Vermögen und ja, nicht zuletzt: mein Verstand. Den habe ich schon so gut wie verloren – werde ich jetzt auch noch alles andere loswerden? Schnapsidee! So schnell geht das nicht. Doch nicht alles, schon gar nicht auf einmal. Denk logisch! Aber Logik ist nicht mehr. Nicht mit mir. Mental ist gleich irrational: Nach dieser einfachen Gleichung funktioniere ich. Das Ergebnis noch jeder Rechnung, die ich angestellt habe, lautet: Selbstverständlich ist bald alles zu Ende. Ich bin zu weit unten, ein so großer Schritt nach oben, zurück ins Leben, ist unmöglich, es geht nicht mehr. Vielleicht kann ich das Ganze noch hinauszögern. Nein. Nicht einmal das. Und wozu überhaupt? Nur eine Verlängerung des Leidenswegs. Völlig unlogisch, der Gedanke. In seiner Abwegigkeit aber schon wieder logisch. Passt zu mir. Was zählt jetzt? Doppelte Verneinung, das ist schon wieder Plus.

Was soll der Gedanke? Was will er mir sagen?

Ich habe nichts mehr im Griff, am wenigsten mich selbst. Alles entgleitet mir …

Ich stehe schon wieder neben mir – übertragen gesprochen, denn ich liege ja. Also kann ich auch gleich wieder aufstehen, wörtlich gemeint. Vielleicht nochmals eine Pille *Ruhewohl*? Oder besser gleich zwei? Oder vielleicht doch das Barbiturat, erstmals …? Da ist schon ein Unterschied. Das eine ist Droge, das andere Naturprodukt. Wieder und wieder muss ich mir das vorhalten, es herausstreichen. Also brauche ich nun jetzt ein Schlafmittel, um heute Nacht irgendwie über die Runden zu kommen? Ich bin unschlüssig, wie immer. Sehe mich schon wieder aufstehen – zum wievielten Male? Ziellos, rastlos, planlos pendle ich zwischen Schlaf- und Badezimmer hin und her. Ich greife zur Packung.

Nein, leg sie wieder zurück.

Das schaffe ich nicht mehr. Ich öffne die Schachtel, betrachte die Form der Pillen. Sehen ganz normal aus. Kleiner, als ich es in Erinnerung hatte. Ein gelinder Druck mit dem Finger, und schon schießt eine aus dem Blister, rollt ins Waschbecken, bleibt im Abfluss liegen. Nein, nur ein Gedanke ... Ich klaube sie lieber auf, fummle sie wieder in ihr Plastikbettchen, decke sie notdürftig mit dem nicht zerplatzten Rest des Stanniolüberzugs zu, schließe die Packung und lege das Teufelszeug entschlossen zurück in den Medizinschrank. Gehe wieder zu Bett und denke daran, wie es ist, endlich einschlafen zu können.

Ich hätte es besser wissen sollen. Ein Blick zum Wecker: 02:45 Uhr. Wie spät war es noch gleich, als ich das letzte Mal nachgeschaut habe? Ich besitze kein Gefühl dafür. Zeitschienen-Entgleisung: Auch so könnte man Depression definieren. Als existenziellen Widersinn: ins ewige Jetzt verstoßen zu werden. Vergangenheit und Zukunft: nur mehr Schemen. Immerwährende Gegenwart zieht sich auseinander wie Qualitäts-Kaugummi, so viel ist mir nun klar. Keine Gestaltungsmöglichkeit, kein In-Perspektive-Setzen: alles verschwommen, alles verschleiert, alles verhüllt: Christo für die Seele. Bewusstseins-Burka. Waterboarding für Synapsenendknöpfchen: weiße Folter des Zentralnervensystems, die keinerlei äußere Spuren hinterlässt.

Und plötzlich weiß ich wieder. Wie »es« anfing. Wie »es« über mich hereinbrach. Und wann genau.

*

13. Januar 2011

Es ist schon 8 Uhr. Ich liege immer noch im Bett und komme einfach nicht hoch. Erinnere mich, wie gut es mir bis gestern Abend doch ging. Ich war glücklich, ganz offensichtlich. Und jetzt das. Ich bin mir nicht mehr sicher, was da mit mir passiert ist. Heimlich, still und leise. Und ganz plötzlich. Findet es noch in dieser Welt statt? Der Morgen verspricht einen Tag mit wolkenlosem Himmel und strahlendem Sonnenschein. Ich aber sehe nur dunkle Schatten. Ich muss das Licht anmachen.

Vorhin, gegen 2 Uhr nachts, ging es los:

Ich wache auf, nachdem ich zuvor schon schlecht geschlafen habe. Will aufstehen, schaffe es irgendwie nicht. Drehe mich um, finde nochmals in den Schlaf. Erstmals seit Langem träume ich von der Depression. Der Krankheit, die mich vor 14 Jahren schon einmal ereilte.

Um 4 Uhr ist es schon wieder vorbei mit dem Schlafen, ich bin extrem unruhig. Schwitze. Wälze mich im Bett. Also stehe ich irgendwann auf, gehe ins Wohnzimmer und sehe fern. Ich möchte mich ablenken. Noch ahne ich nichts Böses. Dabei döse ich vor mich hin. Mehrfacher Wechsel zwischen erneutem Einschlafen und Wieder-Aufwachen.

Gegen 7 Uhr bin ich endgültig wach. Fühle mich ausgelaugt, wie erschlagen. Leicht verwundert stelle ich fest, dass der Traum von vorhin fortgesetzt wurde. Ich erinnere mich jetzt auch ganz genau daran: Es ging darum, dass die Krankheit mit voller Wucht zurückgekommen ist. Normalerweise schüttelt man einen schlechten Traum binnen Minuten ab: Man öffnet die Augen, orientiert sich neu, und sehr bald ist alles vergessen. Diesmal aber ist es anders. Der Traum bleibt in meinem Kopf, ich werde ihn nicht los. Das erschreckt mich, obwohl ich immer noch nicht ahne, dass das Geträumte mit diesem Tag erneut Wirklichkeit werden wird.

Beim Frühstück bringe ich kaum einen Bissen hinunter, ich führe das jedoch auf meine Müdigkeit zurück.

9:30 Uhr, Arbeitsbeginn: Ich kann mich kaum konzentrieren. Es geht mir den ganzen Vormittag über nicht gut, aber wirklich krank fühle ich mich nicht. Nur, da ist so ein unbestimmtes Gefühl. Ich erinnere mich wieder an den Traum, und jetzt kommt mir zum ersten Mal der Gedanke: War es vielleicht nicht nur ein Traum – ist etwa die Krankheit zurück? Ich kann es nicht glauben, wahrscheinlich täusche ich mich doch.

Mittags verschlechtert sich mein Befinden weiter. Nein, das ist keine bloße Stimmungseintrübung. Draußen schönster Sonnenschein, aber für mich hat sich die Welt verdunkelt. Ja, jetzt scheint es gewiss: Die Krankheit ist zurück. Furchtbarer Schrecken.

Das gibt es doch gar nicht! Lieber Gott, bitte nicht!

Da ist immer noch die leise Hoffnung, dass es nur ein kurzes Tief ist.

Vielleicht geht es noch vorüber!

Doch in meinem Innersten weiß ich, dass es nicht so sein wird.

13 Uhr: Mir wird speiübel. Ich eile auf die Toilette. Ich muss mich übergeben.

Ich schleppe mich durch die nächsten Stunden. Sage mir: Einige Termine noch, dann habe ich es geschafft, dann kann ich wenigstens raus hier.

Doch nun kann ich der Wahrheit nicht mehr ausweichen: Die Krankheit ist wieder da, ist mit voller Wucht zurückgekehrt. Binnen weniger Stunden bin ich voll reingekippt. Ich fühle mich total wertlos, möchte am liebsten Schluss machen. Ohne Anlass, ohne Grund. Ist aber so. Mit dem letzten bisschen Kraft, über das ich noch verfüge, telefoniere ich mit meiner Schwester. Erzähle ihr das Furchtbare, ringe um Worte. Auch sie ist geschockt. Sprachlos.

Um 17 Uhr, pünktlich wie selten, verlasse ich die Bank. Ich muss einfach raus, weiß aber doch, das wird nichts nützen, die Krankheit geht mit.

Eine knappe Stunde später bin ich zu Hause. Sitze regungslos da. Bete.

Lieber Gott, lass es nur ein Traum sein.

Ich weiß, so ist es nicht.

Um 19 Uhr kommt Corinna nach Hause. Sie erkennt sofort, dass etwas nicht stimmt. Sie weiß ja von meiner früheren depressiven Episode. Den ganzen Abend über sprechen wir miteinander. In Worten, und mit langen Blicken. Verzweiflung steht im Raum wie dicker, feuchter Nebel. Ich fröstle. Corinna weint. Ich selbst habe keine Tränen.

In der folgenden Nacht machen wir beide kein Auge zu. Halten uns nur, so fest es geht.

*

Die Tür zur Erinnerung. Immer wieder klopft man an, begehrt Einlass. Immer wieder vergeblich. Und ganz plötzlich, schon nicht mehr erwartet, springt sie auf und gibt die Vergangenheit preis. Der schaurigen Faszination meines schlimmsten Tages ergab ich mich eben so bereitwillig wie vorhin dem Zauber unbeschwerter Stunden. Doch bin ich jetzt dabei nicht eingeschlummert. Natürlich nicht.

Aber ich *muss* doch schlafen! Sonst klappe ich noch ganz zusammen. Diese Ruhelosigkeit bringt mich einfach um! Und die Verzweiflung siegt: Ich stehe wieder auf, nehme Kurs auf die Badezimmertür. Stehe davor, öffne sie aber nicht. Erst mal auf die Toilette, auch wenn keinerlei Bedürfnis zu verspüren ist. Es gilt, den Zeitpunkt, an dem ich die rote Linie überschreite, um jeden Preis hinauszuschieben. Da bin ich eisern, dies ist die letzte Bastion meines freien Willens.

Es ist doch nur ein Schlafmittel.

Ja, aber auch ein Symbol für meinen Kampf gegen die Krankheit. Einen Kampf, den ich nicht gewinnen werde. Ein Kampf, der gar keiner ist. Kämpfen heißt, seine Stärken, seine Waffen einzusetzen. Ich habe keine Waffen mehr, bin wehrlos, wie ein kleines Kind, das den Mutterleib verlässt. Alles, was ich erringen kann, ist ein Pyrrhussieg. Ich gebe das Letzte für den untauglichen Versuch, die Verzweiflung nicht endgültig die Oberhand gewinnen zu lassen.

Wenn ich ein Schlafmittel nehme, dann hat die Verzweiflung gesiegt, unwiderruflich. Dann ist es aus.

Wieder stehe ich vor der Badezimmertür. Ich zögere erneut. Gehe dann doch hinein. Betätige den Lichtschalter, greife wieder zur Packung, öffne sie, nehme eine Pille heraus, drehe sie mehrmals zwischen meinen Fingern hin und her – und lege sie wieder in die Packung zurück. Die Packung selbst räume ich jedoch nicht mehr weg, sie bleibt auf dem Badezimmertisch liegen. Schicksal, nimm deinen Lauf!

Ich wende mich ab, versuche, das Badezimmer zu verlassen, mich noch einmal aufzubäumen. Meine Hände zittern. Ich drehe mich um, greife zur Pille, nehme ein Glas, lasse Wasser hineinlaufen und schlucke das Präparat.

Ich habe es getan. Ich gehe zu Bett. So tief unten war ich noch nie.

VIERTE STUNDE

Manche Dinge sind nicht zu begreifen – und fast nicht zu ertragen.
Blog-Eintrag eines anonymen Depressionskranken

Ebenso gültig aus gleicher Warte:

Das Leben ist der Güter höchstes nicht. Der Übel größtes aber ist die Schuld.
Friedrich von Schiller

Die nächste Inspektion meines Zeitpunktermittlers gestatte ich mir erst, als ich es vor brennender Neugier nicht mehr aushalte. Aufgewacht bin ich schon vor etwa zehn Minuten. Mindestens, wie mir doch scheint. Ich muss jetzt wissen, wie die Wirkung des Barbiturats einzuschätzen ist! Muss wissen, wie viel Zeit seit meiner letzten bewussten Erinnerung vergangen sein könnte.

03:31 Uhr.

Ein niederschmetterndes Ergebnis. So etwas hätte ich mir auch denken können, schließlich ist draußen immer noch tiefste Nacht. Sogar der Schlag mit der chemischen Keule scheint keine einzige Minute zusätzlichen Schlafs herbeizuführen. Lediglich nochmals verstärktes Schädelbrummen.

Mit dem Mute der Verzweiflung, besser: mehr aus Verzweiflung, denn mit Mut stemmt sich ein Teil meiner selbst gegen den Drang eines anderen Teils, mir sogleich auszumalen, was eine offensichtlich vollständige Unempfindlichkeit gegenüber schärfsten chemischen Schlafmitteln zu bedeuten hat. Wie und in welchem Maße wird das die kommende Katastrophe beschleunigen? Sie noch krasser ausfallen lassen? Und schließlich zu ihrer endgültigen Unumkehrbarkeit beitragen?

»Denk positiv!«

Freunde und wohlmeinende Zeitgenossen haben mir das hundertfach ins Stammbuch geschrieben. Erst gestern bekam ich es wieder zu hören. Es tat so weh, als wenn mir jemand direkt ins Gesicht gelacht hätte. Wie, wie denn nur soll ich »positiv« denken? Entweder mein Denken springt wie ein Affe von Ast zu Ast, oder ich vermag überhaupt keinen Gedanken zu fassen. Schon gar keinen positiven. Ich will ja, aber ich kann nicht.

Ablenkung. Die hilft, wie du weißt.

Aha, kleiner Dienstweg also. Das kenne ich doch aus dem Konzern. Klappt dort eigentlich fast immer. Warum also nicht auch beim gleichermaßen undurchschaubaren System in meinem Oberstübchen?

Über dem Schreibtisch hängen, fein säuberlich eingerahmt, die Originalzeugnisse meiner akademischen Studien. Als sichtbarer Ausdruck gelungenen Lebens. Eigentlich der perfekte Reiz, um meine blank liegenden Nerven zu massieren und zu einer minimalen Reaktion von Wohlgefühl zu stimulieren. Mit besten Empfehlungen vom pawlowschen Hund. Aber wenn du gegrüßt wirst, dann grüß zurück, egal, wer es ist. Habe ich schon als Knirps von meiner Mutter zu hören bekommen.

*

Juni 1994

Großer Festsaal der Universität Wien. Ein altehrwürdiges Gebäude aus dem Jahr 1365.

Geigenmusik zur Eröffnung der Sponsionsfeier. Salbungsvolle Reden von Honoratioren der Uni. Sie geben sich überzeugt, dass die Absolventen sich der Alma Mater durch überdurchschnittliche berufliche Erfolge als würdig erweisen werden. Subtiles Eigenlob, das nicht stinkt und die Adressaten ebenso subtil unter Druck setzt.

Normalerweise habe ich für derlei Pomp nichts übrig, irgendwie peinlich das Ganze. Lieber hätte ich die Möglichkeit genutzt, mir die Urkunde in der Verwaltungsstelle abzuholen, anstatt mich dem hier zu unterziehen. Aber man tut das ja nicht für sich selbst, sondern für seine Familie, vor allem für die Eltern, damit sie den Ehrentag des Filius in würdigem Rahmen miterleben können, mit Stolz.

Ich bekomme meine Urkunde überreicht, mit Händeschütteln seitens des Dekans und unter hörbarer Nennung meines Namens:

»Magister Gregor S.«

Nicht schlecht. Macht schon was her.

*

Na bitte, funktioniert doch, der innere Ausflug in die heile Welt der Vergangenheit. Diesmal sogar auf Anforderung. Könnte das etwa ein Rettungsring sein? Ein Ansatz, um sich am eigenen Schopf aus dem Sumpf zu ziehen?

Weit gefehlt. Eine unsichtbare Hand hat die Grübelmaschine schon wieder angeworfen. Kavaliersstart, von null auf hundert in wenigen Sekunden.

Irgendwie komisch, diese Zurschaustellung deiner Urkunden. Diese Selbstfeier. Und warum auch noch im Schlafzimmer?

Na ja, so groß ist meine Wohnung nicht. Ich hatte sonst wohl keinen Platz übrig. Außerdem hängt es da doch gut, direkt über meinem Schreibtisch.

Aber im Schlafzimmer? Berufliche Statussymbole am heiligen Ort der Ruhe und Intimität?

Bisher hatte ich doch kein Problem damit! Jetzt auf einmal schon. Der Grübelmotor ist angesprungen und läuft und läuft ... *Dieser* Tank ist niemals leer.

Warum also stelle ich so etwas überhaupt zur Schau? Und warum ausgerechnet im Schlafzimmer? Will ich etwa mit meiner intellektuellen Potenz Eindruck schinden – quasi als Andeutung meiner ...? Wäre mein Verstand tatsächlich dermaßen potent, müsste mir eigentlich ganz schnell ein anderer Platz dafür einfallen. Also muss das Ganze wohl eine unbewusst ausgesendete Botschaft sein.

Wie hat eigentlich Corinna reagiert, als sie die Urkunden das erste Mal dort sah? Ich glaube noch zu wissen, sie schaute mir leicht amüsiert ins Gesicht. Wie sie es halt tut, wenn sie mich wieder mal erkannt hat. Ich bekomme dann immer ein etwas ungemütliches Gefühl und erwarte, dass sie etwas sagen wird. Aber sie warf mir nur einen vieldeutigen Blick zu und ging zur Tagesordnung über.

Jedenfalls eine fragwürdige Entscheidung, Embleme meines beruflichen Ehrgeizes im Schlafzimmer zur Schau zu stellen! Ein wenig Understatement stünde mir schon an. Also am besten schubladisieren, die Dinger – aber wo? Und wie, sodass sie nicht leiden? Etwa verstauben oder geknickt werden. Sind ja schließlich Originaldokumente. Ich muss das jetzt mal so richtig durchdenken. Aber wie könnte ich eine so entscheidende Frage in meinem Zustand durch- und zu Ende denken? Würde ja nur Mist dabei herauskommen! Entscheidende Frage? Als ob das alles so wichtig wäre. Mann, jetzt reiß dich zusammen und steh dazu! Du hast dir deine Abschlüsse hart erarbeitet. Und nicht aus krankhaftem Ehrgeiz, sondern um beruflich erfolgreich zu sein. Geld verdienen muss ich ja, geerbt habe ich schließlich nichts. Ist doch immer gut gelaufen, bisher. Oder etwa nicht? Ich beziehe ein gutes, viele würden sagen, sogar ein sehr gutes Gehalt. Habe auch so einiges auf der hohen Kante. Besitze sogar ein paar Immobilien, die mir zusätzliche Sicherheit verschaffen.

Ich bemerke zunächst nicht, dass ich schon wieder in die Falle tappe. Wenn Grübelei zur festen Gewohnheit wird, dann folgt sie einer Spiraldynamik: Die Gedanken bewegen sich im Kreis und gleichzeitig, wie von einer psychischen Gravitationskraft gezogen, nach unten. Die Gedanken des Grüblers suchen sich ihren Weg wie Wasser, dem Umwege nichts ausmachen, weil es immer dorthin fließen kann, wo es abwärts geht. Mit gleichermaßen naturwüchsiger Zwangsläufigkeit findet der grübelnde Intellekt seinen vorgezeichneten Weg in den Klüften des Gemüts. Er greift, wenn für die nächste Kreisbewegung der Gedanken weder schlüssige Argumente zur Verfügung stehen noch eine inhaltlich nahe liegende Assoziation sich aufdrängt, zu einem trivialen, aber höchst effektiven Notbehelf: der Eselsbrücke. Es ist dies eines der erschreckendsten Beispiele für die banale Einfachheit jener mentalen Mechanik, die einen fortgeschrittenen Grübler den Terror seiner Situation aufs Schärfste spüren lässt.

Für meine abgekämpfte Denkfunktion, natürlich auch angesichts klaffender Leerstellen im emotionalen Bereich, sind sogar unschuldige Ausdrücke wie »Geld verdienen« und »Sicherheit verschaffen« kraftvolle Reizworte, um meinen Grübeltrieb scharfzumachen. Wie den sprichwörtlichen Esel auf die frisch gezupfte Karotte. Und schon bewegt sich die Gedankenspirale eine weitere Drehung in die Tiefe.

Was ist, wenn ich meinen Job verliere?

Die Frage steht im Raum, bedrohlich wie ein gewetztes Messer.

Mein Gott, so kann das doch nicht mehr weitergehen! Einer wie du, dem der Arbeitgeber eine große Verantwortung überträgt, der darf doch nicht depressiv sein ... Das sind doch keine Idioten! Die werden irgendwann merken, dass du wertlos bist. Dann werden sie dich fallen lassen. Du wirst deine Kreditraten für die Wohnung nicht mehr zahlen können. Dann versteigert die Bank. Muss ich vorher ausziehen, oder werde ich mitversteigert? Was wird der Käufer sagen, wenn er mich noch in der Wohnung sieht, weil ich es nicht geschafft habe, vorher auszuziehen?

»Was machen Sie noch da?«

Er wird mich achtkantig rauswerfen wollen. Ich aber werde nicht gehen. Nicht weil ich nicht will, sondern weil ich nicht kann. Wohin auch? Ich habe ja keine Kraft mehr. Fünf Schritte raus auf den Gang. Kein Schritt weiter ist noch möglich. Er wird also die Polizei rufen. Gregor S. abgeführt, mit Polizeieskorte. Im Treppenhaus die Nachbarn. Das Letzte, was sie von mir sehen werden. In Handschellen. Endstation Gosse. Ein unfassbares Ende.

Aber Moment. Welcher Kredit? Das interessiert mich jetzt doch. Ganz leise stehe ich auf. Das wievielte Mal eigentlich? Nur nicht Corinna wecken! Meine Dokumentenmappe. Irgendwo muss sie sein. Da, rechts unten im Schreibtisch. Ganz hinten der Grundbuchauszug meiner Wohnung. Tatsächlich: kein Pfandrecht, kein Kredit. Da habe ich es amtlich: Man kann mich nicht rausschmeißen. Die Wohnung gehört mir – und zwar zu hundert Prozent. Oder ... vielleicht hat man nur vergessen, die Grundschuld einzutragen? Bald werden sie es merken, dann kommen sie. Dann ist es vorbei. Dann wartet die Gosse. Doktor Gregor S. ... in der Abflussrinne. Undenkbar noch vor wenigen Monaten, Realität wohl schon in naher Zukunft. Was werden die Leute sagen?

Hypochondrischer Verarmungswahn.

Sagen nicht die Leute, das sagt die einschlägige Literatur. Also reiß dich zusammen! Halt dich an das, was du weißt über deine Krankheit. Nur dieses eine Mal! Könnte doch bald vorbei sein. Vielleicht morgen schon. Nein, morgen ist ja heute ...

Ich schaue zu Corinna hinüber. Sie schläft immer noch, wie es aussieht. Erst gestern haben wir wieder diskutiert. Sie glaubt mir einfach nicht.

*

11. April 2011

»Woran denkst du?«

Ihre Frage macht mich darauf aufmerksam, dass ich lange, möglicherweise stundenlang nichts mehr von mir gegeben habe.

»Es wird nicht mehr werden.«

Unverdrossen versucht sie sich an einem Themawechsel:

»Heute Abend Kino. Wie vereinbart?«

Sie probiert das immer. Will mich wegbringen von meinen destruktiven Gedanken. Das gelingt in letzter Zeit so gut wie nicht mehr. Es wird immer schlimmer. Diese Gedanken sind ständig da. Während ich spreche, während ich schweige. Immer. Egal, was um mich herum passiert. Ich mag mir kaum vorstellen, wie meine persönliche Ausstrahlung beschaffen sein muss. Ein kleines Wunder, dass Corinna mich immer noch aufzubauen versucht, auch wenn ich nur mehr negativ rede.

»Ich habe keine Kraft mehr. Alles ist so sinnlos.«

»Aber du weißt ja. Das ist die Krankheit. Das geht vorbei. Da, die Bücher. Du hast doch alles nachgelesen. Die wichtigen Stellen sogar markiert.«

Aha, ein Vorwurf: Gregor, wieder mal penibel. Muss markieren, exzerpieren, komplizieren. Kann kein Buch einfach so lesen. Nein, er muss es bearbeiten. (So denke ich jetzt, dass sie über mich denkt, und weiß doch, dass ich ihr damit unrecht tue.)

»Ja, steht drin. Gilt aber nicht für mich. Ich bin anders. Ein ganz schwerer Fall. Solche schaffen es nicht in die Bücher. Die bringen sich vorher um.«

Ich beiße mir fast auf die Zunge. Spüre förmlich, wie sie zusammenzuckt. Jetzt ist es an mir, das Thema zu wechseln. Irgendetwas anderes, egal, was. Ich höre mich selbst plötzlich sagen:

»Ich werde meine Arbeit verlieren.«

Untauglicher Versuch. Das ging ja so was von in die Hose! Corinna starrt mich entgeistert an. Ich nutze die Pause, um den Keil noch tiefer hineinzutreiben.

»Ich kann nichts, aber auch gar nichts mehr. Sie werden draufkommen, dann bin ich weg.«

»Aber du bist 14 Jahre in der Bank, die hätten dich schon längst rausgeschmissen.«

»Ja, aber ich konnte sie täuschen, jetzt kommen sie mir auf die Schliche.«

»Du hast zwei abgeschlossene Studien, einen Doktor, ein gutes Gehalt. Glaubst du, die geben dir das, weil sie so nett sind?«

»Ich weiß eh nicht, warum sie das tun. Wahrscheinlich ist noch niemandem aufgefallen, wie unfähig ich bin. Ich kann diesen Job nicht mehr machen.«

»Dann mach etwas anderes, verändere dich im Konzern. Du hast früher die komplexen Deals durchgezogen, mach das wieder.«

»Aber das hab ich ja alles schon vergessen.«

Corinna kennt die Absurdität meiner Gedanken, unzählige Male schon musste sie sich das anhören. Es ist meine Krankheit, ich weiß das. Unter normalen Umständen denke ich nicht so. Auch das weiß ich. Aber ich bekomme mich nicht in den Griff. Corinna bleibt dran.

»Dann verlass diese Bank. Fang was ganz Neues an.«

Ich starre sie ungläubig an.

»Wie denn? Ich kann schon meinen jetzigen Job nicht, was Neues schon gar nicht.«

*

Das große Bücherregal. Da steht so einiges zum Thema Depression. Vor 14 Jahren habe ich diese Bücher gekauft, ihren Inhalt förmlich aufgesogen. Wollte Bestätigung, dass ich nur krank bin. Habe ich auch bekommen. Ein krankes Hirn, durch die Neurotransmitter aus dem Gleichgewicht gebracht. Aber heilbar. Einige milde Gaben in Form von Medikamenten, und das Ganze kommt wieder ins Lot. Fragt sich nur, wann genau. Die Botenstoffe im Hirn werden wie über ein drahtloses Kommunikationssystem in den Körper gelenkt. Das reagiert auf jede Störung mindestens so empfindlich wie das Magnetfeld der Erde auf einen Sonnensturm. Peng – und schon bricht das ganze schöne Netzwerk in sich zusammen. Das verstehen viele nicht, wenn sie von Depression reden. Die Medikamente stellen lediglich den Stoffwechsel wieder her, den ein gesundes Hirn aufweist. Keine bewusstseinsverändernden Drogen. Kein Eingriff in die Persönlichkeit. Einfach Medikamente gegen eine Krankheit wie jede andere auch. Allerdings eine Krankheit mit ungeheurer Auswirkung. Fast jede Krankheit betrifft einen bestimmten Teil des Körpers, selbst der Krebs greift nur bestimmte Organe an. Die Depression aber trifft den Menschen in seinem Menschsein. Den ganzen Menschen. Das Hirn steuert alles. Aber: Diese Krankheit ist heilbar.

Steht in den Büchern. Gilt nicht für mich. Ich bin verloren.

Fast alle meine Symptome kann ich eins zu eins nachlesen. Ich bin ein klassischer Fall, ein Lehrbuchbeispiel. Ein Geschenk für jeden Psychotherapeuten und Psychiater! *Eines* aber habe ich nicht. Fast triumphierend stelle ich es fest. Ein Symptom habe ich an mir nicht entdeckt. Auch diesmal nicht. Überall war von »Schuld« die Rede, einer *vorgestellten* Schuld. Präzise: von einer Einengung des Denkens, die massive Schuldgefühle hervorbringt. Typische Themen des Depressiven sind das: Schuld und Sünde. Steht in jedem Buch. Der kleinste Fehler wird zur Katastrophe, und immer weist der Zeiger der Schuld auf einen selbst. Schwere, unverzeihliche Schuld meint er auf sich geladen zu haben, der Depressive. Alles falsch gemacht zu haben. Endresultat: der unwiderstehliche Drang, seinem schuldhaften und sinnlosen Leben ein Ende setzen zu müssen.

Welcher Kranke ist denn *wirklich* schuld an seiner Krankheit? Vielleicht ein Raucher an einem Lungenkrebs und ein Übergewichtiger am Herzinfarkt. Aber schuld an einer Depression?! Nie und nimmer! *Ich* jedenfalls nicht. Die Symptome meiner Krankheit sind massiv, ich bin zu schwach, um sie zu ändern. Aber ich habe sie nicht verursacht! Mein Zustand ist erbärmlich – ja, auch ich denke an Selbstmord. Immer öfter sogar. Aber Schuld, nein, Schuld habe ich nicht auf mich geladen. Habe *ich* etwa meine Neurotransmitter durcheinandergebracht? Sicher nicht. Nun ja, eine gesündere Lebensführung kann schon helfen, um gesund zu bleiben. Aber kann es einen so plötzlich in den Abgrund treiben, wenn man hie und da über die Stränge schlägt? Nein, schuld bin ich nicht. Auch nicht an meinem – durchaus wahrscheinlichen – Suizid.

Hier denke ich völlig logisch. Aber nur hier, nur in diesem einen Punkt. Ein kleiner Rest an gesundem Menschenverstand, ein Überbleibsel der »richtigen« Welt, meiner Welt. Ein hauchdünner Strohhalm nur – und schon knickt er um:

Wenn ich keine Schuld fühle, aber Schuldgefühle zur Depression gehören, stimmt dann eigentlich meine Diagnose?

Vielleicht habe ich etwas ganz anderes. Vielleicht bin ich ja schizophren. Oder psychotisch. Was gibt es noch? Wenn ich also gar nicht depressiv bin, dann stimmt das mit der Heilbarkeit ja auch nicht ... Ich habe es gewusst. Unwillkürlich den richtigen Schluss gezogen: Es wird tatsächlich nicht mehr.

Das Schlafmittel entfaltet offenbar doch noch eine gewisse Wirkung. Im Dämmer zwischen Wach- und Traumbewusstsein hausen diese schattenhafte Gestalten. Warten auf mich. Sobald dieser Nebel sich lichtet, dann dieser Blick ins Nichts. Ich sehe mich am Schlafzimmerfenster stehen. Ich möchte mich in die Tiefe stürzen. Es ist kalt. Ich scheine zu zögern. Noch ...

FÜNFTE STUNDE

Wenn man seiner eigenen Meinung mal richtig nachgeht, trifft man meistens auf eine bessere.

Ernst Happel

Und, leider:

Ärzteausbildung: Wie, wenn man spätere Busfahrer als Jumbopiloten ausbildet. *Gerhard Kocher*

Habe ich jetzt nun geschlafen? Geträumt jedenfalls nicht. Den prüfenden Blick zur Uhr erspare ich mir jetzt. Bringt ja doch nichts, außer vermehrtem Frust. Mein Ausstieg aus dem Schattenreich des Unterbewusstseins erfolgt diesmal quälend langsam. Nicht erholsamen Schlaf hat mir der Tabubruch Barbiturat beschert, sondern noch schwerere Glieder und einen dicken Brummschädel. Benebelt ist nicht mehr allein mein Denken. Nebel scheint es jetzt überall zu geben, worauf ich auch sehe. Benommen und trotzdem extrem unruhig: Das kann nur das Schlafmittel sein. Ich fühle mich wie auf dem Sprung. Absurd! Springen, wohin? Unwillkürlich steigt die Erinnerung an das letzte innere Bild vor dem erneuten Einnicken auf. Ich wische es hastig beiseite, wie man mit fahriger Handbewegung Krümel vom Esstisch auf einen ohnehin schmutzigen Küchenboden befördert.

Ablenkung. Bitte noch ein bisschen Ablenkung, bis es endlich hell wird. Diese Nacht ist so unendlich lang, und die Dunkelheit macht mich einfach fertig. Bevor es richtig tagt, scheint der Mond noch schnell den Dienst quittiert zu haben. Oder dämmert es schon?

Das ganze Zimmer liegt nun im Halbschatten. Weder im Licht noch im Dunkeln. Unwillkürlich meint man, so könnte gleich alles zu schweben beginnen und fortdriften ins Nirgendwo. Wo ist Rettung? Wo ist etwas zum Anhalten?

Ablenkung. Vielleicht funktioniert der Trick ja noch einmal. Da hinten an der anderen Wand, noch ein Zertifikat. Rechts, zwischen Kleiderschrank und Tür.

*

Mai 2008

Ein Kellerlokal im Siebten Bezirk, Abschlussfeier mit einem Dutzend befreundeter Kommilitonen. Gerade haben wir unser Wirtschaftsstudium erfolgreich abgeschlossen. Für mich das Zweitstudium. War eigentlich gar nicht geplant. Als ich nach dem Juraabschluss in der Bank meine berufliche Laufbahn begonnen hatte, merkte ich bald, dass es mir, gemessen an meinen eigenen Ansprüchen, an betriebswirtschaftlichen Kenntnissen mangelte. Diese Wissenslücken hieß es, zu beseitigen. Neben dem Job belegte ich also ein paar Kurse an der Uni, zunächst aus reinem Interesse, ohne eingeschrieben zu sein. Aber warum eigentlich nicht inskribieren? Wenn ich mir sowieso die Arbeit machte, dann könnte ich mir dafür doch auch die Scheine ausstellen lassen.

»Was du schwarz auf weiß hast, das kannst du getrost nach Hause tragen!«

Wie das so ist: Nach und nach kamen die Studienbelege zusammen. Nur Fächer, die mich interessierten. Irgendwann war praktisch das ganze Studium erledigt. Fast unabsichtlich. Jetzt konnte ich den Rest auch noch machen. Und nun bin ich hier. Vorgeglüht wurde schon. Jetzt aber abfeiern, bis zum Abwinken!

*

Da wirkt wohl schon ein gewisser Abnutzungseffekt? Das Sich-Einlassen auf die Erinnerung hat zwar noch leidlich funktioniert, aber keinerlei emotionales Echo hervorgebracht. Vergangenheit bleibt Vergangenheit, Gegenwart bleibt desolat. Na, immerhin: doppelter

Magister, später dann noch Doktor der Jurisprudenz, das hat doch was. Schmeichelt schon ein bisschen. Aber was heißt das denn? Den Wisch für den Dr. jur. habe ich mir dann einfach im Büro der Uni abgeholt. Auf die pompöse Abschlussfeier verzichtet. Ich war ja schon voll berufstätig. Dem universitären Kindergarten längst entwachsen. Was doch zeigt, dass mir an jeglicher Titelhuberei nichts, aber auch gar nichts liegt. Ich kenne viele, die stehen da weit mehr drauf. Typisch Österreich. Ein schönes Land, sehr schön sogar, aber auf irgendeine Art und Weise müssen auch wir unsere Komplexe ja ausleben. Vor nicht mal 100 Jahren, ja, da waren wir noch wer in der Welt. Aber hallo! Und jetzt: auf die natürliche Größe zurechtgestutzt. Das tut weh. Titel lindern da den Schmerz. Ich aber bin nicht titelsüchtig. Jedenfalls nicht übermäßig, ein bisschen vielleicht. Nur wo's konveniert, Herr Geheimrat: Ihnen gegenüber lasse ich den Doktor schon mal raushängen. Aber immer lässig, ganz lässig. Anlässlich meiner Bewerbung bei einer internationalen Großbank, da wird er mir wohl genutzt haben. Ganz bestimmt. So ein Titel ist schon ein sauberer kleiner Karriere-Turbo.

Drei Abschlüsse also. Ich habe immer gern dazugelernt. Bin von Natur aus wissbegierig. Lese viel. Nein, nicht nur die Zeitung und Sachbücher. Ja, auch Romane. Gutes Thema, um mit Frauen ins Gespräch zu kommen, aber nicht nur deshalb interessant. Ich bin zwar Banker, aber kein Barbar. Gehe nicht nur ins Fitnessstudio, sondern auch ins Theater. Na ja, das könnte natürlich noch ein bisschen öfter sein. Fußball ist im Zweifel halt doch interessanter als die Bühne. In unregelmäßigen Abständen also nur in die *Burg*, aber immerhin. Sich geistig anregen lassen, fremde Menschen auf sich wirken lassen, andere Lebensstile in sich aufnehmen – auch das ist mein Ding. Man lernt nie aus, und man muss seinen Grips so stark und frisch halten wie die Pumpe in der Brust. Immer auf der Höhe seiner geistigen Möglichkeiten bleiben. In einer Zeit, da man dem Horoskop die Bedeutung einer charakterlichen Visitenkarte zumisst, sehe ich mich als Vernunftmensch alter Schule. Wobei: Emotionale Intelligenz ist schon auch vorhanden. Ich arbeite jedenfalls dran.

Das war einmal.

Bestes Beispiel gestern. Bevor die Depression meine Psyche flächendeckend zubetoniert, ließ ich hastig eine metaphysische Notgrabung vornehmen. Im mentalen Untergrund könnte ja, wenn schon nichts Wertvolles, so doch vielleicht wenigstens etwas Brauchbares vergraben liegen. Normalerweise halte ich überhaupt nichts von diesen selbsternannten Seelenexperten, die mit vorgeblich uraltem Wissen moderne Wracks wieder lebenstüchtig machen zu können behaupten. Aber ist das, was wir für Wahrheit halten, wirklich so viel mehr als ein Deckel auf einem Fass ohne Boden? Diese Frage stelle ich mir ernsthaft, seitdem mein hirnmetabolisches Problem wieder akut geworden ist. Mein Denkaggregat auf Umkehrschub zu stellen kann dann zur unwiderstehlichen Versuchung werden. Anders gesagt: Es kann ja nicht schaden, eine andere Meinung einzuholen, oder?

Gestern war es also so weit. Ich begab mich zu einer Energiearbeiterin. Hände auflegen. Gebete. Mantras. Zerschneiden astraler Energiekabel mit Erzengel Michaels Schwert. Das übliche Zeugs eben. Ich glaube nicht daran und erhoffte jetzt doch alles davon. Schon das erschien mir positiv. Hoffnung! Wann hatte ich die zuletzt? Überflüssig zu sagen: Erfolgsfaktor der Behandlung gleich null. Ich war hinterher nicht mal enttäuscht. Eben nur deprimiert, wie immer.

Ich registrierte das sehr aufmerksam. Was mir in meiner Misere – bisher! – immer noch bleibt, ist dieses innere Controlling, das selbst jede noch so gedämpfte Emotion aufspürt und als pulsierenden Lebensrest bilanziert. Daran versuche ich mich zu halten. Und mich aufzubauen – ja, ich versuche es nach wie vor! Und als ich die Tür dieses zügellos bedufteten Walhalls in einem Hinterhof am Spittelberg wieder hinter mir zuzog, verspürte ich tatsächlich so etwas wie eine Gefühlsregung: eine Spur, nur eine Spur von ... Mitleid. Diese Frau hatte sicher die allerbesten Absichten. Verlangte auch kein Entgelt. Unerschütterlich im Glauben an ihre Methode. Ich kenne den Typus. Habe schon während meiner ersten Episode einschlägige Erfahrungen gesammelt. Diese Leute brauchen keine Ausbildung, nicht mal einen Gewerbeschein. Jeder kann das machen, wenn er kein Geld dafür nimmt und in seiner Wohnung ein paar Räucherstäbchen abbrennt. Fast alles Amateure. Liebhaber ihrer Zunft. Das weiß man doch. Allerdings will man es nicht wahrhaben, wenn man sie braucht. Oder wenn man glaubt, sie zu brauchen, weil man keinen Ausweg mehr sieht. In mir finden sie potenziell einen dankbaren, willfährigen Klienten. Ich müsste es besser wissen. Mann, das hat dir doch damals auch nichts genützt. Keiner konnte dir helfen. Und jetzt fängst du wieder damit an. Jetzt bist du schon wieder so weit. Es kann zu einer Sucht werden, das weißt du doch. Was ist nur los mit dir? Doktor S., der souveräne Verstandesmensch als Okkultgläubiger …?

Vergiss das. Denk logisch. Es ist die Krankheit, du weißt das. Nach der Krankheit ist alles wieder okay.

Ich möchte mich jetzt einfach nur ankuscheln und dabei einschlafen. Wage aber nicht, Corinna zu wecken, damit sie mich in den Arm nimmt. Wäre ja auch eine fruchtlose Übung. Völlig wirkungslos mittlerweile. Haben wir schon so oft probiert. Bringt nichts mehr, außer vielleicht ein bisschen Trost. Ja, das ist auch etwas, aber auf Dauer hilft sie mir mehr, wenn sie einigermaßen bei Kräften bleibt und das hier bis zum Ende mit mir durchsteht. Dafür aber braucht sie ein Minimum an Nachtschlaf. Da werde ich sie doch jetzt nicht stören. Sie also nur anschauen und ein bisschen von schönen Stunden träumen …

Es gelingt nicht mehr, das Kopfkino anzuknipsen, nicht für eine Minute. Doch immerhin vermag ich mir vorzuhalten: Um wie viel schrecklicher wäre es doch, jetzt allein zu leben. Niemand, der einen streichelt oder umarmt, wenn man in Angst und Schrecken ist. Der ein gutes Wort für dich hat, wenn du selbst wortlos bist. Der sich, ohne Dank zu erwarten, um Essen und Trinken kümmert, weil man dafür selbst zu apathisch ist. Der einen mit milder Strenge dazu anhält, dem eigenen Äußeren weiterhin wenigstens ein Minimum an Aufmerksamkeit zu schenken. Für einen Menschen wie mich, der auf ein gepflegtes Erscheinungsbild stets Wert gelegt hat, ist es eine Schmach, bei sich selbst eine Tendenz zur Schlurfigkeit festzustellen. Bei meinem ersten Mal, da lebte ich allein. Allein, aber nicht einsam, so hatte ich mich vorher gefühlt. Ein glücklicher Single. Aber dann, als die Depression zuschlug: krankgeschrieben, ohne stabilisierenden Tagesrhythmus. Da kann man sich nur verlassen und verloren fühlen. Auch wenn Familie und Freunde helfen, wenn sie dich mit durchtragen. Wie habe ich das nur ausgehalten? Ich kann es mir gar nicht mehr vorstellen, jetzt, da Corinna da ist. Das ist ungleich besser.

Einsamkeit verdoppelt die Not in der Depression. Aber andererseits: Jetzt ist Corinna da, und ich möchte mich trotzdem umbringen. Am Alleinsein kann es also nicht liegen. Die Krankheit schert sich nicht um die Begleitumstände. Wischt alles weg. Beherrscht alles.

Trotzdem, ich kann Corinna nicht dankbar genug sein. Doch bin ich nicht dazu in der Lage. Das Wort »Danke« schafft es einfach nicht aus meinem Munde heraus. Womit ich beim heikelsten aller meiner Themen wäre. Wurde auch Zeit. Wie ein Korkenzieher windet sich mein Denken in alles, was Problematik verheißt. Irgendwann sitzt es fest, und es geht nicht weiter nach unten. Aber anstatt dass der Korken freudig herausploppt, bleibt er eingepresst im Hals der Flasche hängen. Und das Denken mit ihm.

Sex.

Ich weiß, dass es das gibt. Oder geben muss. Nein, im Ernst: Erotik ist nachgerade das Gegenstück, die Antithese meines Zustands. Ist Lebenskraft, Elan, Leidenschaft, Feuer. Ich aber bin mürbe, kraftlos, ausgelaugt. Ein geschlechtsloser Untoter. Kein Wunder, dass ich keine Lust auf Sex habe. Kein Verlangen. An Corinna liegt es nicht. Ich bin krank. Nicht, dass wir es nicht trotzdem probiert hätten. Aber es ist tatsächlich so, dass ich an bestimmten Stellen des Körpers schlicht nichts mehr spüre. Nicht einmal sexuelle Fantasien sind noch möglich. In dieser Verfassung Liebe zu machen, wenn es denn überhaupt ginge, wäre wie Zähneputzen. Nein, stimmt nicht, Zähneputzen macht ein frisches Gefühl im Mund. Körperlich zu lieben, ohne etwas zu empfinden, kann nur eine lähmende Leere in der Seele hinterlassen. Es zu versuchen und nicht zu können reißt den Abgrund, den ich in mir trage, nur noch ein Stück tiefer auf.

Ich bin ein Mann. Als solcher nicht frei von männlichem Stolz und den typischen Eitelkeiten. Da war es schon schlimm für mich, dass es körperlich und mental einfach nicht mehr funktionierte. Aber ich kann das verkraften. Dank Corinna. Wir haben darüber gesprochen, doch nicht das hat mir am meisten geholfen. Ich sage ja meistens auch nicht viel. Natürlich habe ich nichts gegen ein gutes Gespräch. Ich kann jetzt nur einfach keines führen. Und ich habe gelernt, dass es ein anderes Werkzeug gibt, um einander näher zu kommen. Oder sich nahe zu bleiben, wie wir beide. Ich meine das

Schweigen. Das Schweigen nicht als peinliche Stille zu betrachten, sondern sich darin zu begegnen. Nur darin zu verweilen. Gemeinsam. Zueinanderzufinden, beieinanderzubleiben, ohne zu reden. Aus ihren Augen und Händen lese ich, dass sie mich liebt. Trotzdem. Das ist es, was uns bleibt.

Doch da gibt es noch etwas, und das lässt mich schon wieder untröstlich zurück. Sex ist Geben und Nehmen. Beides kann ich nicht mehr. Zu geben vermag ich nicht, weil ich vollkommen erschöpft bin, bis auf den Grund ausgeschöpft. Ich habe nichts mehr, das ich noch geben könnte. Obwohl ich völlig verarmt bin, ist es mir aber trotzdem unmöglich, zu nehmen. Ich kann weder etwas an- noch aufnehmen, weil mein Panzer undurchdringlich ist. Ich kann selbst von meiner Frau nichts mehr nehmen, und ich kann auch sie nicht mehr nehmen. Die Krankheit hat mich auf perfide Weise autark gemacht.

Werde ich jemals wieder lieben können?

Corinna im Schlaf. Ich betrachte ihren Körper. Sie ist schön, das sehe ich, obwohl ich es jetzt nicht genießen kann. Als ich sie meinen Freunden vorstellte, wurde gefrotzelt, ob sie mit mir als Partner etwa freiwillig aus ihrer Liga abgestiegen sei. Wie eben Männer so sind. Mir hat das geschmeichelt. Damals.

Jetzt aber. Wieder nur so eine bohrende Frage: Was habe ich denn überhaupt an mir, das Corinna anziehend finden könnte? Mein Körper – unattraktiv. 186 Zentimeter, recht stattlich. Auch das Gewicht passt, normalerweise: 78 Kilo. Eigentlich Idealmaße. Na gut, das Kopfhaar ansatzweise bereits gelichtet. Mir eine Glatze zu rasieren wäre cool. Aber nicht konservativ genug in meiner Position. Infolgedessen muss ich immer aufpassen, dass ich oben herum nicht so verzupft aussehe. Mittlerweile bin ich auf 70 Kilo runter, wie gesagt – mein Appetit hat sich verdrückt. Keinerlei Bauchspeck mehr, also muss das, was da jetzt nach vorn über den Gürtel will, wohl der Magen selbst sein. Sollte der nicht automatisch kleiner werden, wenn man praktisch nichts mehr isst? Sehen wir der Wahrheit ins Auge: Was dort immer schon fehlte, sind die Muskeln. Früher habe ich mit Charme wettzumachen gesucht, was mir an männlicher Schönheit abgeht. Hat eigentlich nicht so schlecht funktioniert. Aber jetzt? Nur bräsiges Dahindämmern. Esprit? Fehlanzeige! Was also könnte Corinna an mir überhaupt attraktiv finden? Warum nur sollte sie mich lieben? Sie täuscht sich bestimmt in mir. Nein, ich habe sie getäuscht. Irgendwann wird der ganze Schwindel auffliegen, und dann …

Schon wieder habe ich eine Pirouette innerer Verwirrung gedreht. Alles Gedanken, die mich nur immer weiter reinreiten. Kein Entrinnen. Es geht ausschließlich nur in eine Richtung: abwärts. Vollkommen sinnlos, etwas dagegen zu tun. Nichts mit abschütteln. Die Richtung ist vorgegeben, das Ende zwingend.

Ich bin Unvereinbarkeit auf zwei Beinen. Ambivalenz in Person. Nicht stimmig. Wertlos.

Noch ein Schlafmittel? Lieber nicht, sie helfen ja nicht.

Ich drehe mich auf die Seite, versuche krampfhaft an etwas anderes zu denken. Keine Chance mehr. Das Kopfkino hat endgültig zugemacht. Die Depression ist omnipräsent. Es gibt nichts, was nicht von ihr überlagert wird. Sie ist übermächtig. Soll ich weiter in der Vergangenheit graben? Vor drei Monaten ging es mir noch gut. Da stand ich mitten im Leben. Aber diese Zeit liegt schon unwirklich lange zurück. Im Übrigen: War ich damals wirklich gesund, oder bildete ich mir das nur ein? Und was heißt überhaupt gesund? Jetzt bin ich krank, sehr krank, das steht fest, aber gesund: Wie fühlt sich das überhaupt an? Das Gegenteil von jetzt – aber wie sieht das aus?

*

April 1997

Unerklärlich düstere Gedanken und Gefühle plagen mich.

Ich bin nichts wert. Ich kann nichts. Ich spüre mich nicht mehr. Ich habe auf dieser Welt nichts verloren. Die Zukunft ist düster. Es gibt keinen Ausweg. Es ist bald vorbei …

So geht das schon seit Wochen. Was ist nur mit mir los? Ich habe bereits mehrere Ärzte konsultiert. Sie haben nichts gefunden, außer leeren Worten.

»Akutes Stresssyndrom.«

Dabei verspüre ich keinen Stress. Keinen übermäßigen jedenfalls.

»Wenn Sie wieder besser schlafen, ist es vorbei.«

Ja, ich schlafe schlecht. Aber das ist doch die Wirkung, nicht die Folge meines miserablen Befindens.

»Ich kann Ihnen Stimmungsaufheller verschreiben. Keine Angst, das ist ein ganz modernes Mittel. Nur für eine Übergangszeit, damit Sie aus Ihrer Krise herauszukommen.«

Krise? Das klingt so, als sei ich ein Fall für die Klapse. Aber wo sind denn meine Probleme? Ich bin da von einem Tag auf den anderen reingerutscht. Ohne Anlass, grundlos verzweifelt: Das bin ich.

In meiner Not wende ich mich an einen Priester, den ich noch aus meiner Mittelschulzeit kenne. Er ist inzwischen Krankenhausseelsorger geworden. Ich schildere ihm, wie es mir geht und wie es dazu kam.

»Gregor, ich kenne dich. Lebensfroh, aufgeweckt, zugänglich – so bist du. Jetzt aber wurdest du ein anderer, um 180 Grad gedreht. Ein Häufchen Elend, ein Schatten deiner selbst. Depression, Gregor, du hast eine Depression. Ich habe bereits viele Menschen wie dich gesehen, als Gemeindeseelsorger und auch jetzt im Krankenhaus. Ich bin mir ziemlich sicher. Da, die Adresse eines Freundes, er ist Neurologe.«

So also ist das. Ein Priester stellt dir die Diagnose, nicht ein Arzt. Depression? Was ist denn das schon wieder? Ich habe davon gehört, habe aber keine Vorstellung davon. Ist das nicht die Krankheit, die melancholische, pessimistische Menschen heimsucht? Aber mich? Ich bin doch das genaue Gegenteil von schwermütig.

Noch am selben Tag vereinbare ich den Termin.

Der Neurologe hört mir geduldig zu. Hin und wieder macht er sich Notizen. Ich schildere meinen Leidensweg der vergangenen Monate. Jedes Detail berichte ich, nur ja nichts auslassen. Nicht die Diagnose verfälschen. Hin und wieder stelle ich selbst eine gezielte Frage.

»Herr S. meint, ich hätte eine Depression.«

»Ja, unzweifelhaft. Sie haben alle klassischen Symptome. Ein Paradefall quasi. Aber gut behandelbar, ich kann Sie beruhigen.«

Jetzt ist es raus, das Unfassbare. Warum aber haben mehrere Ärzte das nicht erkannt? Warum waren sie nicht in der Lage, die richtige Diagnose zu stellen? Warum musste meine Leidenszeit unnötig verlängert werden? Wie ist das möglich? Ein Arzt muss doch während seines Studiums davon gehört haben, diese Krankheit ist ja nicht exotisch. Nur ein paar gezielte Fragen in die richtige Richtung, und ich wäre vielleicht schon wieder gesund.

»Ich, gerade ich, eine Depression? Das hat doch keine Logik. Ich bin ja das genaue Gegenteil von depressiv, wie kann das mir passieren?«

»Die häufige Frage eines erkrankten Menschen. Eine Depression ist eine Anomalie des Neurotransmitterstoffwechsels. Wenn die Botenstoffe Serotonin und Noradrenalin vom Körper nicht in ausreichendem Ausmaß gebildet werden und demzufolge dem Gehirn nicht zur Verfügung stehen, trübt sich die Stimmung eines Menschen zwangsläufig ein. Mit gezielt wirkenden Medikamenten – Antidepressiva – wird ein Ausgleich geschaffen, bis sich die natürliche Balance wiederherstellt, und Sie fühlen sich auch wieder besser.«

Aha. Habe verstanden. Hört sich irgendwie plausibel an. Der menschliche Organismus. Ein komplexes, geradezu unergründliches System. Dennoch bin ich skeptisch. Einerseits bin ich froh, eine Diagnose zu haben. Aber Medikamente, die in meinen Gehirnstoffwechsel eingreifen? Antidepressiva! Klingt, als wenn ich also doch in die Klapse gehöre.

»Sie brauchen keine Angst zu haben. Früher musste mit Beruhigungsmitteln und Drogen, Tranquilizern etwa, gearbeitet werden. Dem Patienten wurde quasi eine rosarote Brille verpasst. Die heutigen Medikamente hingegen stellen nur den Zustand her, der bei gesunden Menschen von Natur aus gegeben ist. Sie machen weder süchtig noch greifen sie in irgendeiner Weise in Ihre Persönlichkeit ein.«

Selbst das wäre mir jetzt egal. Nur Hilfe, bitte. Irgendeine. Ich bin beruhigt. Doch eine Frage habe ich noch.

»Aber wie ist das passiert? Und warum ich? Ich bin doch wirklich nicht gerade der Paradefall eines Depressiven.«

»Jetzt schon. Gegenfrage: Warum bekommt ein Mensch Krebs? Eine Laune der Natur. Warum leidet jemand an Eisenmangel und ist blass im Gesicht? Eine Laune der Natur. Warum sind Sie männlich? Eine Laune der Natur. Warum Ihr Gehirnstoffwechsel verrücktspielt? Eine Laune der Natur. Genaueres wissen wir nicht.

Noch nicht. Vielleicht werden wir es nie wissen. Aber glauben Sie mir, Sie sind in guter Gesellschaft.«

Ich verstehe. Dennoch kann ich es nicht so richtig fassen. Nur ein paar Botenstoffe durcheinander, und ich möchte mich umbringen?

»Und noch eins: Die Medikamente wirken nicht gleich. Der Botenstoffaufbau braucht seine Zeit. Erst in einigen Wochen wird es Ihnen wieder besser gehen.«

*

Seit 14 Jahren weiß ich, dass all meine schwarzen Gedanken ausschließlich auf der Krankheit beruhen und mit dieser wieder verschwinden werden. Dennoch bin ich nicht in der Lage, diesem Wissen zu vertrauen. Mein Verstand ist suspendiert, ich folge ausschließlich meinen Ängsten und Idiosynkrasien. Dem Gefühl völliger Wertlosigkeit, grenzenloser Sinnlosigkeit.

Versuchen wir es nochmals.

Die Hoffnungslosigkeit ist nur subjektiv vorgestellt, die objektiven Begleitumstände geben keinen Anlass zur Sorge. Auch bei mir nicht.

Ich bete es herunter, es ist mein Glaubensbekenntnis, Vaterunser und Katechismus in einem. Kommentar und Exegese folgen auf dem Fuß:

Du hast einen sicheren Job, eine liebevolle Lebensgefährtin, treue Freunde – und die richtigen Medikamente. Dazu noch so einiges, woran du jetzt nicht einmal denkst.

Egal. Welche Verteidigungslinien auch immer du errichtest – die Hirnstoffwechsel-Hisbollah ist längst in alle Zellen deines Nervensystems eingesickert. Die legitime Regierung abgesetzt. Im Staatssender nur noch Putschisten-Propaganda. Die Ideologie der neuen Machthaber ist allgegenwärtig.

Da geht nichts mehr. Da ist nichts mehr. Da wird auch nichts mehr werden. Nur eine Möglichkeit: das Ende.

Ein einfacher Ausweg. Der letzte, finale Schritt. Würde alle Probleme lösen. Ich hasse mich dafür, weil ich immer wieder daran denke. Warum finde ich keinen anderen Weg? Warum nur kann man es sich nicht ins Hirn brennen lassen:

Es ist doch nur die Krankheit!

Wo bleibt die Forschung – hier, wo sie wirklich gebraucht wird? Da muss doch Geld vorhanden sein. Unsummen werden sonst für jeden Mist ausgegeben. Keiner weiß das besser als wir, die Geldbeweger und Geldvernichter aus der Finanzwirtschaft. Was nützen denn alle verfügbaren Medikamente gegen die Volkskrankheit Depression, wenn die Therapie so lange dauert, dass die Leute lieber freiwillig den Löffel abgeben? Weil sie es einfach nicht mehr aushalten. Weil sie in ihrem eigenen Saft schmoren und niemand sie da rausholt. Weil es einfach zu lange dauert, bis die Therapie anschlägt! Lieber das Problem totschweigen, nicht wahr. Nur nicht zur Kenntnis nehmen. Könnte ja an unserem sauberen Selbstbild kratzen. Der Depressive als Aussätziger der postmodernen Leistungsgesellschaft. Ach, wenn man nur wollte!

Selbstmordgedanken verfolgen auch mich. Schon länger. Ganz klar. Pläne habe ich viele gemacht. Alle wieder verworfen. Ich war wohl noch nicht so weit? Nur als abstrakte Möglichkeit. Die letzte Entschlossenheit, die fehlte. Noch. Mit dem Selbstmord zu spielen, ihn in Gedanken zu planen und praktisch vorzubereiten schafft eine Anmutung von Sicherheit. Und es verschafft einen Kick. Wie die Spekulation mit einem hochkomplizierten Finanzderivat. Entweder ich ziehe die Option, wenn der Leidensdruck ganz und gar unerträglich wird. Oder ich verkaufe sie wieder und streiche die seelische Rendite ein: Den roten Knopf der Selbstvernichtung drücken zu können – das ist die letzte Bastion des freien Willens. Die Regierung mag abgesetzt sein, aber sie überlebt in einem Kellerloch. Sie kann nicht mehr regieren, aber sie vermag in der Niederlage noch eine letzte Entscheidung zu treffen. Der Untergang ist eh zwangsläufig, aber die Gewissheit, über das Wann und Wie entscheiden zu können, ist Freiheit.

Heute ist es bei mir anders als sonst. Nicht abstrakt. Kein Gedankenspiel mehr. Klarer. Überlegter. Die Gedanken laufen in eine bestimmte Richtung. Es bringt mich näher heran.

Ende 2009 nahm sich der deutsche Fußballnationaltorwart Robert Enke das Leben. Er warf sich vor den Zug. Als ich das erfuhr, lief es mir eiskalt über den Rücken. Ich bin ja selbst Fußballer, das verbindet. Nun ja, ins deutsche Team hätte ich es nicht geschafft.

Auch die richtige Staatsbürgerschaft hätte da nicht geholfen. Jedenfalls war ich tief berührt. Es wurde mir sogar etwas unheimlich, weil ich eine so starke Affinität mit diesem Mann verspürte. Schon zuvor war mir »es« bei ihm aufgefallen. Ja, da war etwas. In seinem Gesicht. In geringfügigen Nuancen dessen, was über ihn geschrieben wurde. Andere werden »es« überlesen haben. Ich nicht. Seit meiner ersten Episode habe ich dafür ein Sensorium entwickelt. Ich spüre »es« einfach. Auch bei anderen.

Obwohl ich damals gesund war, war Enkes letzter Gang doch ein Anlass, mich mit der Frage des Freitods zu befassen. Grundsätzlich. Nicht wirklich konkret auf mich selbst bezogen. Dazu bestand kein Grund, nicht im Geringsten. Nicht damals. Aber ich wusste nur zu gut, dass ich Jahre davor selbst knapp davor gestanden hatte. Immerhin, eines konnte ich nun ein für alle Mal vor meinem Gewissen klären: Wer sich dafür entscheidet, Hand an sich selbst zu legen, ist kein Sünder. Obwohl sich ein Mensch sein Leben nicht selbst geschenkt hat, muss er – ganz allein – es doch leben. Deshalb gehört es auch niemand anders. Es ist seins. Er muss es leben, weil er kein anderes bekommen kann. Da kommt niemand raus. Folglich darf ein Mensch auch nicht gezwungen werden weiterzuleben, auch wenn er es nicht will, dieses Leben. Auch nicht unterschwellig, indem ein Szenario von Schuld und Sünde aufgebaut wird.

Diese Schuld nehme ich nicht auf meinen Rücken.

Heute ist es anders. Es ist hautnah, fast. Ein spezielles Handwerkszeug ist ja nicht erforderlich, ich müsste mich nur an ein Bahngleis begeben und auf den nächsten Zug warten. So einfach ...

... ist es nicht.

Die Regierung ist selbst in Bezug auf die ihr verbliebene allerletzte Entscheidungsmöglichkeit gespalten. Man steht mit dem Rücken zur Wand, und das Kabinett diskutiert!

Hatte Enke nicht Frau und Kinder? Wie konnte er ihnen das antun?

Wie würden wohl meine Hinterbliebenen auf eine solche Verzweiflungstat reagieren? Allein die Vorstellung, wie ihnen die Todesnachricht überbracht wird, verschafft mir einen Kloß im Hals. Ich kann den Gedanken nicht ertragen. Ich will ihnen das nicht antun. Aber der Leidensdruck wird übermächtig, ich muss wohl.

»Mama, sorry, aber ich konnte nicht anders.«

Meine Mutter wird ihres Lebens nicht mehr froh werden. So viel ist klar.

Corinna: am Boden zerstört. Aber sie ist jung, wird wieder Abstand gewinnen und in ihr Leben zurückfinden. Jedenfalls will ich das glauben.

Mein Vater: gefasst nach außen hin, zerbrochen im Inneren. Er ist nicht mehr der Widerstandsfähigste. Das wäre schlicht zu viel für ihn.

Corinna ist bei mir. Ich bin nicht allein. Jemand, der mir zuspricht. Hoffnung macht. Oder es wenigstens versucht. Mich in den Arm nimmt und mir Wärme gibt. Selbst wenn ich es nicht erwidern kann. Es ist einfach schön, dass sie da ist. Aber sie kann mir nicht wirklich helfen. Sie versucht es immer wieder. Doch es ist sinnlos. Hilfe ist im Programm eines Depressiven nicht vorgesehen. Prallt nutzlos an ihm ab. Unzugänglich, weggeschlossen im inneren Hochsicherheitstrakt. Ausbruch unmöglich.

Ich weiß um unsere tiefe Verbundenheit. Ich weiß, dass sie mir helfen will. Aber gleichzeitig spüre ich nichts. Hätte ich noch Gefühle, so würde ich Corinna lieben, innig.

»Warum ich?«

Sie verstand die Frage nicht sofort.

»Warum ich? Warum nicht ein anderer, warum überhaupt?«

Corinna hatte eine langjährige Beziehung aufgegeben, für mich. Mir unbegreiflich, warum.

»Du hast ein Häufchen Elend genommen, ein Nichts, einen Niemand. Wie hältst du das aus?«

Sie versuchte mich zu trösten, ihr versagt dabei fast die Stimme. Sie kennt das von mir, seit Monaten schon. Meine selbstzerfleischende, selbstquälerische Art. Sie weiß langsam nicht mehr, was sie dem noch entgegensetzen kann. Hat schon so wahnsinnig viel versucht. Sogar selbst Bücher darüber gelesen. Gleich als es begonnen hat. Es kann Angehörigen Sicherheit im Umgang mit dem Betroffenen geben, wenn sie sich mit der Krankheit beschäftigen. Wenn alle Beteiligten wissen, dass es vorübergehen wird. Dennoch, die Traumatisierung ergreift auch das Umfeld des Erkrankten. Je nachdem, wie stark die inneren Abwehrkräfte sind, wie groß die Verbundenheit untereinander ist, hält man durch – oder nicht.

Sie weiß, dass es sinnlos ist. Dass sie mich aus meiner Abwärtsspirale nicht herausholen kann. Sie hat aufgegeben.

»Aber ich liebe dich doch.«

Der Satz robbte sich wie aus weiter Ferne an mich heran. Perlte von mir ab wie lauwarmes Wasser.

»Das bin doch nicht mehr ich. Du hast einen anderen geliebt.«

Sie kämpfte mit den Tränen. Niemand kommt mehr an mich heran. Nicht einmal sie. Sie hat es versucht, immer wieder. Sie hat es nachgelesen. Sie weiß, es kann nicht anders sein. Und doch muss sie es versuchen. Immer wieder. Immer wieder. Immer wieder. So ist sie eben. Meine Reaktion ist so sicher wie das Amen in der Kirche.

»Ich bin wertlos, völlig wertlos, du wirst mich verlassen.«

Corinna weinte. Ich bekam es kaum mit. Ich war mit meinen Gedanken schon wieder ganz bei mir.

SECHSTE STUNDE

Hätt ja immer jutjegange.

Kölner Volksweisheit

Und nicht zu vergessen:

Wenn nichts passiert, passiert nichts.

Wolfgang Schäuble

05:15 Uhr. Immer noch wach, war nicht anders zu erwarten. Dumpfe Schwere im Kopf. Der ist leer und steht trotzdem unter Strom. Ich werde nicht mehr einschlafen, kann eigentlich nur noch auf den Tag warten. Wann wird es denn endlich hell? Lange dürfte es doch nicht mehr dauern.

Und was dann?

Tag oder Nacht – was macht das schon für einen Unterschied. Ich schmore immer in der Hölle, ich nehme den Ort meiner Verdammnis mit, wohin auch immer ich gehe. Im Bodensatz eines dunklen, morastigen Sees gründle ich, wie ein Karpfen. In der Bewegungsarmut ist er ganz bei sich, der Karpfen: von Haus aus keiner, der vor die Tür geht. Der körpernahe Schlamm, das ist sein Zuhause. Darin räkelt er sich, im Trüben fühlt er sich wohl. So muss es sein, und so ist es auch. Auch ich suhle mich, ebenso beflissen: im mentalen Modder. Da bin ich aber gar nicht zu Hause. Ich fühle mich höchst deplatziert. Ausgegrenzt. Ausgesetzt.

Dieses prekäre Halblicht macht mich noch wahnsinnig. Immer ist es da, auch an diesem gleißend hellen Tag, der jetzt anzubrechen droht. Es ist und bleibt in meinem Kopf. Das Licht besiegt die Dunkelheit – steht doch in der Bibel, oder? Für mich lässt helles Licht die Finsternis in meinem Herzen nur finsterer erscheinen. Nein, eigentlich stimmt das nicht. Es ist dort nicht stockdunkel. Das wäre ja ein eindeutiger, unbezweifelbarer Zustand. Gesicherte Verhältnisse, sozusagen. Die aber gibt es nicht mehr. Nicht bei mir. Nicht Schwarz – Grau ist meine Farbe. Grau ist die Farbe der lauen Gefühle. Und der lauernden Unentschiedenheit. Qualvolles Hin und Her, ohne Auf und Ab. Warten auf den Moment der Entscheidung.

Mein Gott, es muss jetzt doch etwas passieren!

Nein, ich möchte am liebsten im Bett bleiben, mich verstecken.

Lieber Gott, lass bitte die Sonne heute nicht aufgehen.

Wenn die Sonne doch aufgehen sollte, ist das ein Zeichen. Dann muss ich handeln. Dann werde ich es tun. Dann ist es vorbei.

Gott.

In meiner Küche hängt ein Kruzifix. Über der Tür. Einst rettete mich ein Priester. Zumindest vermittelte er die Rettung. Er erkannte mein Leiden als das, was es war: gottgegeben. Wenn er schon meine temporäre Erlösung herbeizuführen vermochte, dann könnte es sein Chef vielleicht für immer? Aber warum sollte der? Wenn er das wirklich wollte, wenn ich ihm so wichtig wäre, warum hat er mich dann da überhaupt hineingeritten? Sollte ich also mit Gott hadern? Oder mit seinem Sohn? Mit beiden? Viel zu viele Möglichkeiten auf einmal. Da muss ich ja eine Entscheidung treffen, und dafür bin ich einfach zu schwach.

Mein Geist hat sein bevorzugtes Fortbewegungsmittel, den Verstand, in die Box geschickt. Doch der Motor läuft weiter – im Leerlauf, aber mit Vollgas. Höchster Verschleiß. Ich habe keine Kraft mehr weiterzukämpfen, versuche es dennoch. Ein Kampf gegen die Denkmaschine, die mit allerhöchster Drehzahl läuft, aber ohne Kraftübertragung. Da kommt nichts auf die Kurbelwelle. Gedanken, Worte, Bilder, Träume – eine wilde Jagd ohne Fahrer am Steuer. Blanker Terror ist es, wenn auch nur blitzartig zu erfassen, dass man völlig intelligenzfrei denken kann. Ohne Ziel. Ohne Bezug zu irgendetwas, das wahr und wirklich ist. Ohne Verbundenheit mit Sinn und Verstand.

Beten.

Ja, das könnte es sein. Kein Allheilmittel, aber vielleicht eine Überbrückungsmaßnahme. Nur für den Moment. Eine Atempause lang. Beten ist Bahnhofsmission für den unbehausten Geist. *One-Night-Stand* für den Spirit, wenn der Mensch keine dauerhafte Partnerschaft mit seinem Schicksal einzugehen vermag. Das Gebet ordnet den mentalen Betrieb. Es fokussiert. Und erhebt. Sollte es jedenfalls. Sicher nicht bei mir. Aber immerhin, versuchen wir es.

Erst hole ich mir ein Glas Wasser aus der Küche. Werfe dem Schmerzensmann über dem Eingang im Vorübergehen verstohlen einen Blick zu. Mein Seelenverwandter? Ans Kreuz hat man ihn genagelt. Ich habe mich immer gefragt, warum so etwas Brutales im Mittelpunkt einer Religion steht, die von sich selbst sagt, es sei die der Liebe. Nun ja, ich habe nicht wirklich zu Ende gefragt. Ich bin halt religiös erzogen worden. Weiß nicht, ob es einen Gott gibt. Einen Glauben schon. Doch, ich glaube an etwas. Wenn ich auch zugeben muss: Ich weiß nicht so richtig, woran. Was können wir in unserem porösen Hirn schon bewahren von dem, was überall ist? Zwischen Himmel und Erde. Und darüber hinaus. Aber egal. In der Krankheit greift jeder danach: nach dem rettenden Strohhalm. Da wird Religion wieder wichtig. Man beginnt zu beten.

Ich setze mich mit meinem Glas Wasser an den Küchentisch. Für den Bruchteil einer Sekunde wird mir schwindlig. Gleich wieder vorbei. Ich blicke auf zum Kreuz.

Lieber Gott, hilf mir!

Das reicht mir jetzt nicht. Ganz oder gar nicht! Ich stehe auf, knie vor dem Kreuz nieder.

Herr Jesus, lass es gut sein, ich kann nicht mehr.

Der Kreuzweg Jesu. 14 Stationen des Leidens. Jedes Jahr zu Ostern feiert die Christenheit sein Martyrium. Auch Gregor S. mit von der Partie. Jesus, ans Kreuz genagelt, wenige Stunden später tot. Davor unendlicher Schmerz. Kein Happy End. Trotzdem harmonisch und feierlich, der Gottesdienst. Und dann? Raus aus dem Dom, rein ins Leben. Ich aber bleibe auf meinem Kreuzweg. Welche Station mittlerweile? Sechs, sieben oder schon 14, kurz vor dem Ende?

Ich habe einen Zettel in der Hand. Weiß nicht, wie er da hingekommen ist, wie bestellt ist er plötzlich da. Ich muss ihn wohl aus dem Schlafzimmer mitgenommen haben. Ach ja, auf dem Nachttisch hatte ich ihn liegen. Für alle Fälle. Was steht denn da? *www.*

heiliggeist-berlin.de, Gebete in schwierigen Zeiten. Na ja, so bin ich eben. Korrekt bis in die Haarspitzen, und wenn mir der Allerwerteste auch auf Grundeis geht: immer die Quelle mit angeben, so habe ich es eben gelernt.

»Guter Gott!

Du verlässt mich nicht.

Ich habe keinen anderen Helfer als dich, keinen anderen Vater, keinen anderen Erlöser, keinen anderen Halt.

Zu dir bete ich. Nur du kannst mir helfen. Die Not ist groß, in der ich stehe. Die Verzweiflung packt mich an, ich weiß nicht mehr ein noch aus. Ich bin ganz unten, und ich komme allein nicht mehr hoch.

Wenn es dein Wille ist, dann befreie mich aus dieser Not.

Lass mich wissen, dass du stärker bist als alle Not und alle meine Feinde.

Du verlässt mich nicht. Ich weiß das. Dafür danke ich dir.«

Irgendwann habe ich das ausgewählt. Zufällig? Das trifft es genau! Wie ein Schlag auf den Hinterkopf. Mehrmals bete ich es, zuerst leise, dann vor mich hingemurmelt. Lauter geht ja nicht, ich will Corinna nicht wecken. Und dann finde ich die Sentenzen, die mich besonders tief berühren.

»Die Verzweiflung packt mich an.«

Ja sie hat mich im Würgegriff.

»Ich bin ganz unten, und ich komme alleine nicht mehr hoch.«

Ich brauche Hilfe. Ich muss mich für Hilfe entscheiden. Aber wie?

»Lass mich wissen, dass du stärker bist.«

Bitte, bitte, sei stärker als »es«!

Plötzlich wieder dieser Schwindel. Wie ein Strudel, der mich in die Erinnerung zieht. Schon einmal kniete ich vor diesem Kreuz. Ein einziges Mal. Unter ganz anderen Vorzeichen. Aus Freude. Aus Dankbarkeit.

*

Ende 2010

Ein kleines Restaurant im Ersten Bezirk. Unser erster Kuss. Ich bin wie elektrisiert, habe mich kaum getraut. Miteinander ausgegangen sind wir schon öfter, aber ich habe mich immer zurückgehalten. Eher untypisch für mich. Bisher habe ich mich nicht sonderlich mit langfristigen Beziehungen aufgehalten. Oder wollte es vielleicht doch nie so richtig klappen? Jedenfalls habe ich mich mit einer Anzahl von Affären darüber hinweggetröstet. Meine pubertäre Phase hat wohl etwas länger gedauert. Doch ich war mit meinem Leben sehr zufrieden, warum sollte ich etwas ändern?

Bei Corinna war das gleich anders. Ihr ging es genauso. Habe das sofort bemerkt. Sie konnte mich nicht täuschen. Unsere ersten Gespräche. Immer wieder hat sie ihren Kopf zurückgeworfen. Ist sich mit ihren Fingern durchs Haar gefahren. Bingo, das war es! Bringt doch etwas, ab und zu einen psychologischen Ratgeber zu lesen. Nicht nur, um zu erfahren, warum Männer beim Zuhören und Frauen beim Einparken Probleme haben, sondern auch fürs Flirten. Corinna hatte gerade nonverbal mit mir kommuniziert. Ihr selbst war es wohl gar nicht bewusst, dass sie Interesse an mir bekundet hat. Für mich aber lag in dieser Geste eine wichtige Botschaft.

Da sitzen wir nun. Wissen noch nicht recht mit der Situation umzugehen. Doch unsere Hände finden wie selbstverständlich zueinander. Mir schlägt das Herz bis zum Hals. Wir sind glücklich.

Wieder zu Hause angekommen, knie ich nieder, vor dem Kreuz. Ich danke Gott. Dieses Glück!

Für sie will ich mein Leben ändern.

*

Nun knie ich wieder hier. Nur wenige Monate später. Corinna und ich sind ein Paar. Wir könnten so glücklich sein.

Die Versuchung ist groß, eine möglicherweise existierende höhere Macht, an die ich mich ja gerade gewendet habe, für meine Misere verantwortlich zu machen. Vielleicht könnte ich dann wenigstens einmal so etwas wie Wut empfinden. Doch wäre es gerecht, wenn ich

Gott schuldig spräche? Wenn ich mein Leben betrachte – also, mein ganzes Leben – und ihn darin als bestimmende Kraft auffasse, dann muss ich doch sagen: Er hat mich eigentlich sehr freundlich behandelt. Ich bin insgesamt gut weggekommen. Oft sogar unverschämt gut.

Im Vorraum hängen Fotos. Erinnerungen an mein früheres Dasein. Das gute Leben. Urlaube, Studienaufenthalte, Familie und Freunde. Heinz und ich im Schulterschluss. Mit glasigen Augen, jeder ein Bier in der Hand ...

*

Wien, Oktober 2000

»Ach, lass ihn stehen!«

Heinz will, dass ich mich locker mache. Wir verstehen uns gut, und er ist in Feierlaune. Er meint meinen Aktenkoffer. Der steht neben meinem Barhocker auf dem Boden. Ich wollte gerade aufstehen und ihn kurz in die Bank bringen, bevor ich mich so richtig auf die Trinkerei einlasse.

»Du wirst ihn schon nicht vergessen, Gregor.«

Immerhin ist Heinz mein Vorgesetzter. Das entlastet mich jetzt aber nicht wirklich, es setzt mich eher unter Druck. Denn die Verantwortung bleibt bei mir. So sind eben die Regeln. Und ich habe nun mal die schlechte Angewohnheit, das gute Stück bei jeder Gelegenheit stehen zu lassen. Mit oder ohne Alkoholeinfluss, völlig egal. Wenn mir das heute passiert, wird es mir kaum helfen, dass ich mich mit meinem Chef bereits duze.

Vorhin haben wir den perfekten Deal abgeschlossen: die Finanzierung eines Bürogebäudes, Transaktionswert rund 60 Millionen. Selbst für unsere Abteilung, die auf Pump gebaute Schiffe, Jets und Immobilien mit virtuellem Geld einer internationalen Großbank in den Verwertungskreislauf der Realwirtschaft einspeist, ein fetter Brocken.

Ich bin zwar noch nicht lange dabei, doch überträgt man mir bereits komplexe Aufgaben. Es kostete mich Wochen, nur um die gesellschaftsrechtlichen Fragen dieses Geschäfts zu klären. Die Unterschriftszeremonie in einem Luxushotel vorhin nahm volle zwei Stunden in Anspruch. Nun werden mein Vorgesetzter und ich mit der Geschäftsführung den Erfolg begießen. Mein Ritterschlag im Management des Hauses! Im silbernen Koffer zu meinen Füßen: die Originalverträge ...

Wie sieht das denn aus, wenn ich mich jetzt, nach dem ersten Glas Champagner, klammheimlich absentiere? Oder soll ich mich etwa bei der Geschäftsführung mit gewohnheitsmäßiger Schusseligkeit entschuldigen?

»Ach geh, lass ihn jetzt dort unten! Du wirst das Ding schon nicht vergessen.«

»Dein Wort in Gottes Ohr, Heinz.«

Die Nacht wird lang. Die Geschäftsführer haben sich längst verabschiedet, da hängen wir beide noch am Tresen. In einer Szenekneipe im Siebten Bezirk.

Dorthin kehre ich am nächsten Tag nochmals zurück. Gott sei Dank. Mein Koffer ist noch da. Ich habe ihn erst auf der letzten Station unserer Sause stehen lassen.

*

Hat der Herrgott damals seine Hand über mich gehalten? Wie so oft? Ich habe mich immer sicher gefühlt. Ist ja noch immer alles gut gegangen. Wer konnte mir denn was? Bin doch stets davongekommen, immer mit allem durchgekommen. Das macht übermütig. Wer sich als Liebling der Götter zu fühlen beginnt, der dreht gerne schon mal auf.

*

Januar/Februar 1996

»Gibt es hier ein Lokal, das noch geöffnet hat?«

Der Taxifahrer müsste es doch wissen. Zusammen mit meinen Freunden Franz, Georg und Walter habe ich in einem gottverlassenen Nest in Oberösterreich übers Wochenende ein Tenniscamp gebucht. Jetzt sind hier die Bürgersteige hochgeklappt, aber wir sind noch längst nicht bereit für die Nachtruhe.

»Nun ja, es gibt da schon noch was. Direkt an der tschechischen Grenze. Ein Etablissement, Sie verstehen.«

Also nichts wie rein ins Taxi. In der Rotlicht-Bar entdecken wir Stefan, seines Zeichens Kellner in unserem Hotel. Er lädt uns sofort ein. Wir sind etwas erstaunt ob dieser Großzügigkeit, aber gut. Unsere Session dauert bis in die Morgenstunden, es werden eine ganze Reihe teurer Flaschen geleert. Die Zusatzdienstleistungen nehmen wir nicht in Anspruch. Zurück im Hotel, führt unser Weg direkt zum Frühstück.

Wo ist denn Stefan? Er hatte doch gesagt, er habe Frühdienst. Die Hotelbesitzerin klärt uns auf. Ihr Blick ist ernst.

»Es fehlt Geld in der Kasse, wir vermuten Stefan dahinter.«

Wir schauen uns verdutzt an.

»Na, das wird ein Spaß, wenn wir dann als Zeugen vor Gericht auftreten dürfen«, platzt es aus mir heraus. Scheint's, ich bin immer noch in Feierlaune.

Georg und Walter grinsen. Franz aber ist nicht zu Scherzen aufgelegt. Er erbleicht.

»Um Gottes willen, wenn das meine Frau erfährt!«

Das hätte er lieber nicht sagen sollen.

Bald ist mein gemeiner Plan geschmiedet. Ich mache gerade mein Gerichtsjahr, ein Praktikum für Jus-Absolventen. Da schnuppert man auf der unteren Ebene der Rechtsprechung ins Gerichtsleben hinein. Verantwortung hat man keine, interessant ist es allemal. Und man wird gar nicht so schlecht bezahlt. Außerdem ist das Gerichtsjahr Voraussetzung für eine Rechtsanwalts- oder Richterkarriere. Ich versichere mich der Komplizenschaft zweier Praktikantenkollegen und weihe Georg und Walter in meinen Anschlag ein. Dann schicke ich Franz eine Zeugenladung zur vorgeblichen Verhandlung von Stefans Diebstahl. Kein Problem für mich, ich habe ja Zugang zu den erforderlichen Schriftvorlagen und Stempeln. Außerdem einen Schlüssel zum Verhandlungsraum. Der Termin ist für 17.00 Uhr angesetzt. Meine Ausbildungsrichterin hat dann zuverlässig bereits Feierabend. Alles sauber durchgeplant – eine lupenreine Amtsanmaßung.

Ein Kollege spielt den Richter, der andere den Schriftführer. Franz schöpft keinen Verdacht. Kreidebleich wartete er auf seine Vernehmung. Natürlich als letzter Zeuge.

»Zeuge Franz Rapolder, Zimmer 258 bitte.«

Aufnahme der Personalien.

»Sie waren also am besagten Abend auch im Etablissement *Four Roses*.«

»Ja.«

»Was haben Sie dort gemacht?«

»Wir saßen an der Bar und haben einige Flaschen Wein getrunken.«

»Sonst nichts?

»Nein.«

»Das ist aber interessant. Die anderen drei Zeugen haben bereits ausgesagt, Sie seien mit einer Dame aufs Zimmer gegangen.«

»Was für ein Quatsch! Natürlich nicht! So eine Sauerei!«

Franz ist noch nie vor Gericht gewesen. Und er steht voll unter Stress, wegen seiner Ehe. Er riecht den Braten nicht, obwohl der doch ziemlich streng duftet: Der Angeklagte ist nicht zugegen und der Richter eigentlich viel zu jung. Bei Verfahren vor dem Bezirksgericht gibt es außerdem gar keinen Schriftführer. Und noch viel weniger Videoaufzeichnungen – aber wir wollen uns doch noch lange an unserem Spaß erfreuen. Dem armen Tropf geht der A... dermaßen auf Grundeis – es fällt ihm nicht einmal auf, dass dieses Gericht sich gar nicht für den eigentlichen Gegenstand der Verhandlung interessiert.

»Ja, wenn das so ist. Dann werden wir Ihre Frau benachrichtigen müssen.«

Es ist so absurd, jetzt muss der Groschen doch fallen! Fehlanzeige.

»Herr Rat, könnte man die Sache nicht auf andere Weise aus der Welt schaffen?«

Von hier an geht es einfach nicht mehr. Der »Richter« kann sich vor Lachen nicht mehr halten. Die anderen »Zeugen« – auf den Zuschauerplätzen, was ebenfalls ein Unding ist – ebenso wenig.

Noch immer rafft es der Ärmste nicht. Er steht nach wie vor unter Strom. Ist zutiefst verwirrt.

Wir klären ihn auf. Er ist mir noch lange böse.

*

Franz hat mir längst verziehen. Aber bin ich da nicht zu weit gegangen? Ich musste einfach den Witzbold geben. So war ich wohl. Leichtfüßig stieg ich anderen auf die seelischen Hühneraugen, wenn ich mir nur etwas davon versprach. Ich habe ja trotzdem immer noch Menschen gefunden, die mich mochten. Mit denen ich meinen Spaß hatte. Auch manchen derben Spaß. Mein Kampfschmunzeln war legendär.

Bin ich heute denn anders? Besser so gefragt: Werde ich anders sein, wenn es mir irgendwann doch wieder besser gehen sollte? Jedenfalls den Franz verstehe ich jetzt besser.

Soweit ich zurückdenken kann, habe ich mich als eine Art Sonntagskind empfunden. Immer gut drauf. Immer *on top of the world*. Möglichst die coolste Sau sein. Gern den Tiger mal am Schwanze ziehen. Aber dann der Absturz. Plötzlich in des Tigers Maul. Wie aus heiterem Himmel. Ursache und Wirkung? Nein, sagt die medizinische Wissenschaft.

Nein, sage ich.

Aber wie wäre es damit: Komplementarität. Deckel und Topf. Tag und Nacht. Yin und Yang. Welle und Teilchen. Himmelhoch jauchzend – zu Tode betrübt.

Manisch und depressiv.

Nein, das ist es nicht. Ich bin gut drauf, meistens. Aber himmelhoch jauchzend? Nein. Zu Tode betrübt? Ja, jetzt, sogar mehr als das. Dem Tod ins Auge blickend. Aber sonst? 28 Jahre gesund, fünf Monate Horror, 14 Jahre gesund und jetzt wieder drei Monate knapp am Abgrund. Da sind die Intervalle viel zu lang. Hat nichts mit »manisch und depressiv« zu tun. Nein, das ist es nicht. Hab ich amtlich. Von meinem Neurologen. Unipolare Depression, klassisch. Aber was dann?

War da was? *Ist* da was? Ich bin strukturiert, diszipliniert. Mein Tag ist getaktet. Wie ein Uhrwerk. Es belastet mich nicht. So bin ich halt. Gibt Sicherheit. Aber ist diese eiserne Disziplin normal? Kann das etwas damit zu tun haben?

Nein, nein – jetzt bloß kein neues Fass aufmachen.

SIEBENTE STUNDE

Death's gotta be easy, cause life's hard.

50 Cent

Vom Flur ins Wohnzimmer. Ich lasse mich in einen Sessel fallen. Fernseher an. Ablenkung. Irgendwie auf andere Gedanken kommen. Sechs-Uhr-Nachrichten bei *ntv*. Die EU-Granden mal wieder in Brüssel versammelt, um den Euro zu retten. Oder den eigenen Kopf. Mit unbewegtem Gesichtsausdruck. Die müssen wohl auch depressiv sein. Kein Wunder. Nichts für mich.

Nächster Sender. Die *Millionenshow*. 15 richtige Antworten, und du bist Millionär. Ich mag die Sendung, normalerweise. Meine Allgemeinbildung ist nicht schlecht, dennoch hätte ich keine Chance. Nur einmal, vor ein paar Jahren, da gab es eine Sendung ausschließlich zum Thema EU. War wohl irgendein feierlicher Anlass. Eines meiner Fachgebiete. Ich konnte alle 15 Fragen beantworten, ohne Wimpernzucken. Nur leider war ich vor dem Fernseher, nicht vor der Kamera. Jetzt würde ich mich sogar dabei als absolute Niete erweisen. Mein Denkapparat ist sehr einseitig aufgestellt. Und gefühlsmäßig stehe ich derzeit nicht auf leichte Kost. Also Fernseher wieder aus.

Bei leichter Schlaflosigkeit zählt man Schäfchen. Bei schwerer Depressivität zählt man nach, wie viele Menschen im selben Boot sitzen. Dann weiß man wenigstens, dass man nicht allein leidet. Wenn schon einsam.

Nach Schätzungen der Weltgesundheitsorganisation zeigen vier Prozent Prozent aller Menschen Symptome einer Depression, Schwankungsbreite +/– ein Prozent. Bei einer Weltbevölkerung von sieben Milliarden Menschen sind das 210 bis 350 Millionen Erkrankte. Hier und jetzt. Jeden Tag.

Nach Schätzung des deutschen Bundesgesundheitsministeriums machen – bei hoher Dunkelziffer – mindestens circa zehn Millionen Deutsche bis zum 65. Lebensjahr eine Depression durch.

Über 10.000 Menschen nehmen sich im Schnitt jedes Jahr in Deutschland das Leben, weltweit sind es rund eine Million. Neunzig Prozent aller Selbsttötungen stehen in Zusammenhang mit einer psychischen Erkrankung, am häufigsten mit einer Depression.

In Österreich werden laut Hauptverband der Sozialversicherungsträger jährlich 900.000 Menschen wegen seelischer Probleme behandelt. 840.000 schlucken Psychopharmaka. Nicht gerade wenig für ein Volk von acht Millionen. Die Zahl der Erwerbsunfähigkeitspensionen aufgrund psychischer Erkrankungen wuchs seit 1995 um 116,7 Prozent, die Zahl der Spitalsaufenthalte aufgrund psychischer Leiden seit Mitte der 1990er-Jahre um 96,6 Prozent. Im Jahr 2009 verursachten psychische Erkrankungen Kosten von 2,4 Milliarden Euro. Wo habe ich die Zahlen her? Weiß ich nicht mehr. Irgendwann notiert. Guttenberg lässt grüßen – hängt mich doch hin: Ein *GregorPlag Wiki* wär gar nicht so verkehrt. Die Urheberrechtsverletzung könnte mich was kosten, aber es würde vielleicht Aufmerksamkeit für das große Problem Depression generiert. Ganz nebenbei: Ich kenne sie, meine Statistiken. Meine Zahlen habe ich immer parat. Sowieso in der Bank. Jetzt auch in der Krankheit. Sobald es um Krankheit, Depression und Tod geht, funktioniere ich sogar heute noch. Sehr eingeschränkt, aber ich funktioniere. Also immer dann, wenn mich mein Verstand damit noch tiefer in die Hoffnungslosigkeit treiben kann. So werde ich wohl auch meinen Freitod perfekt planen. Durchstrukturieren bis ins kleinste Detail. Und dann der Vollzug: nur ein Kinderspiel.

Wie war doch gleich der Name jener österreichischen Judoka, die vor wenigen Tagen Selbstmord beging? Richtig, Claudia Heill. 30 Jahre. Silbermedaillengewinnerin bei den Olympischen Spielen 2004 in Athen. Kein Anzeichen für Fremdverschulden. Kein Abschiedsbrief. Suizid ohne Vorwarnung. Hatte sie sich nicht durch einen Sprung aus dem sechsten Stock ihrer Wiener Wohnung das Leben genommen.

Die Medien gingen erstaunlich sensibel mit dem Thema um, allerdings war sehr bald klar, dass es sich um Selbstmord handelte. Vereinzelt wurde wie üblich die Frage nach dem Warum gestellt. »Schwere Depressionen«, hieß es dann ganz pauschal. Was wirklich in ihr vorging, kann nur Claudia selbst gewusst haben. Natürlich war niemand zu einer Antwort fähig. Wie sollte man auch in einen anderen Menschen hineinblicken können – schon gar nicht in einen Menschen, der zu einer solchen Verzweiflungstat fähig ist. Das Innere des Depressiven ist ein einziges Fragezeichen. Sogar für ihn selbst. Um wie viel mehr dann für Gesunde. Nur der Depressive kann den Depressiven verstehen – nicht im analytischen, sondern im empathischen Sinne.

Wie schrieb de Saint-Exupéry in *Der kleine Prinz*?

»Adieu«, sagte der Fuchs, »hier mein Geheimnis. Es ist ganz einfach: Man sieht nur mit dem Herzen gut. Das Wesentliche ist für die Augen unsichtbar.«

»Das Wesentliche ist für die Augen unsichtbar«, wiederholte der kleine Prinz, um es sich zu merken.

Die Gesunden sind wie der kleine Prinz. Sie sind noch nicht so weit. Sie sehen nur die äußere Hülle, das Wesentliche können sie nicht begreifen. Ich bin der Fuchs. Ich sehe mit dem Herzen. Sehe, wie es Claudia ergangen ist. Spüre ihre Verzweiflung, spüre sie körperlich. Ihre Seelenqual, wie groß! Claudia ist aus dem Fenster gesprungen. Auch meine Wohnung liegt im sechsten Stock.

*

März 2011

Zunehmend mache ich mir Gedanken darüber. Nicht, ob ich mich von dieser Welt verabschieden werde. Nein, sondern wann und wie. Wobei ich mit dem »Wann« größere Probleme zu haben scheine als mit dem »Wie«. Ich schiebe die genaue Bestimmung des Zeitpunkts auch jetzt, da ich die Art und Weise doch schon abschließend geklärt habe, immer noch hinaus. Beim »Wie« habe ich natürlich einen pragmatischen Ansatz gewählt. Nach dem klassischen Ausschlussverfahren: Indem man analysiert, was aus ganz bestimmten Gründen nicht infrage kommt, bleibt schließlich ganz automatisch das übrig, was geht.

Von vornherein nicht infrage kommt Erhängen. Den passenden Strick gäbe es zwar in jedem Baumarkt. Aber die Schlinge so zu binden, dass sie sich fest genug zuzieht, wenn der Körper fällt, erscheint mir als geradezu fachmännisches Unterfangen. Die Sache vorher zu üben ist naturgemäß ausgeschlossen. Und ich möchte auf keinen Fall in die Verlegenheit kommen, mit halb gebrochenem Genick und bei vollem Bewusstsein qualvoll zu verscheiden.

Ebenso abwegig: das Erschießen. Ich bin nicht im Besitz eines Waffenscheins, und da dürfte es nicht so einfach sein, an ein passendes Schießeisen zu kommen. Ich sollte im Übrigen doch auch bei meinem letzten Gang den mir eigenen Stil wahren, indem ich Aufwand und Nutzen in ein passables Verhältnis zueinander setze.

Pulsadern aufschneiden? Ist mir irgendwie unsympathisch. Dazu setzt man sich doch wohl in die Badewanne und lässt Wasser ein. Warum eigentlich? Auf alle Fälle behagt mir die Vorstellung nicht, dass meine Wohnung aufgebrochen wird und man mich dann nackt in einer solchen Schweinerei liegend vorfindet. Außerdem: Schneidet man längs oder quer?

Sich vor den Zug werfen: auf jeden Fall die wohl todsicherste Methode. Effizienz pur, das könnte mir liegen. Obwohl: Die Vorbereitung dürfte aufwendig werden, wenn man auf keinen Fall lange auf sein schnelles Sterben zu warten gedenkt: Welcher Zug? Welcher Bahndamm? Wie bestimme ich einigermaßen genau den Zeitpunkt der Überfahrt des Zuges? Die Abfahrt vom Bahnhof ist ja nicht maßgebend, ich kann schließlich nicht direkt hinter der Bahnsteigkante warten. Außerdem: Wenn ich einen Fehler mache, liege ich auf dem falschen Gleis, und nichts passiert. Nein, alles zu unsicher.

Ein Sprung aus dem Fenster? Ja, das ist es! Es muss nur weit oben genug sein und der Aufprall meines Körpers am besten auf Asphalt, Stein oder Beton erfolgen. Jedes Fenster meiner Wohnung dürfte diese Voraussetzungen erfüllen.

Womit wir wieder beim »Wann« wären. Der Zeitpunkt ist, rein sachlich gesehen, beliebig. Ich »könnte« jederzeit. Allerdings: Es geht auch um Stilfragen. Um sich umzubringen, schmeißt man sich bei uns nicht einfach aus dem Fenster. Nein, man defenestriert sich. Will sagen, es kommt auch auf den Eindruck an, den man mit seinem Sterben hinterlässt. Das heißt für mich: Nicht nur das Fenster, sondern auch die Tageszeit muss stimmen. Fenstersturz bedeutet mit hoher Wahrscheinlichkeit, öffentlich zu sterben. In besonderem Maße, wenn ich mich tagsüber aus meinem Wohnzimmerfenster stürze. Unten auf der Straße ist dann immer Betrieb. Nachts aber ist es dort sehr ruhig. Im Umkehrschluss: Wollte ich von dort aus meinen Gang ins Jenseits antreten und einen relativ stillen Tod bevorzugen, dann ginge das nur im Dunkel der Nacht. Dann kann ich mich aber auch gleich für das Fenster zum Hof entscheiden. Dort hätte ich fast komplette Wahlfreiheit, in zeitlicher Hinsicht, um ein Verscheiden ohne Voyeure möglichst sicherzustellen.

*

Warum tue ich es nicht? Warum schaffe ich es nicht, meinem Dasein ein Ende zu setzen? Ich bin zu schwach. Ein Mann ohne Mumm und Mut, ein Klumpen Fleisch ohne moralische Kraft. Ich sehne mich danach, dass mein Bewusstsein endlich hinter einer Nebelwand des Vergessens in süßem Schlafe verweht. Aber keine Chance, auch nicht hier in meinem Lieblingssessel. Meine Gedanken: fahrig, flatterig, hektisch, wie ein Schwarm Fliegen, der sich hungrig auf die faule Frucht meines emotionalen Elends stürzt. Mein Kopf scheint zu zerspringen. Ein körperliches Symptom des Drucks, der auf mir lastet, der inneren Spannung, die mich zerreißt.

Das Wohnzimmerfenster. Es liegt Richtung Gehsteig, und der ist steinhart. Dieses Fenster zieht mich jetzt geradezu magisch an. Die Entscheidung für die Art und Weise meines Suizids ist doch längst gefallen. Aber ist der sechste Stock wirklich hoch genug, um meinem Leben zuverlässig ein Ende zu setzen? Schlimmer noch als der Gedanke an Selbstmord ist für mich die Vorstellung, den Sprung mit schwersten Verletzungen zu überleben und meine verbleibenden Jahre als körperlich, womöglich auch geistig Schwerstbehinderter zu verbringen.

Was ist, wenn es doch schiefläuft?

Unerträglich, die Vorstellung des Versagens, des Scheiterns nicht nur im Leben, sondern auch im Sterben. Ich brauche Sicherheit, notariell beglaubigt gewissermaßen. Ich werde den ganzen Vorgang in Gedanken bis ins Letzte durchspielen, um alles niet- und nagelfest zu machen.

Ich komme mir etwas blöd dabei vor, kann aber nicht anders, als auf das Fensterbrett zu klettern. Quasi die Generalprobe. Das Fenster lasse ich sicherheitshalber geschlossen. Nicht, dass ein Unfall passiert! Da stehe ich nun, etwas eingeklemmt. Ich war doch immer der Meinung, dass meine Jugendstilwohnung sehr hohe Fenster und richtig breite Blumenbänke hat. Sicher wäre es jetzt bequemer, wenn das Fenster offen stünde, aber wie gesagt …

Die Morgensonne scheint. Ein Tag, fast zu schön, um zu sterben. Ich habe gelesen, dass Erleichterung eintritt, sobald die Entscheidung zum finalen Schritt gefallen ist. Dann ist es innerlich geschafft! Der Selbsttötungsakt – nur mehr eine unbedeutende Ausführungshandlung. Das Ringen mit sich selbst, über das Ob, Wann und Wie, all das hat vorher stattgefunden. Die Entscheidung ist gefallen, jetzt geht es lediglich um den unbedeutenden Rest.

Erleichterung? Nicht bei mir. Ich habe den Entschluss gefasst, mich umzubringen, weil ich den irrsinnigen Druck nicht mehr aushalte. Ich will tot sein, aber ich möchte nicht sterben! Ein Widerspruch, der mich überhaupt nicht mehr überrascht. Mein Zustand in den vergangenen Wochen war eine einzige Ungereimtheit. Nichts war logisch, nichts mehr begreiflich. Aber gut, noch ist das Fenster ja zu. Ich schließe die Augen und knipse wieder mein Kopfkino an. Diesmal gelingt es.

Ein letzter Blick nach unten. Dann der finale Schritt. Nach draußen. Ins Nichts. Freier Fall, keine zwei Sekunden. Zu kurz, um dabei ohnmächtig zu werden. Ich erlebe mein Fallen in seiner ganzen Schrecklichkeit bei vollem Bewusstsein. Ein letztes Aufbegehren meines Überlebenswillens. Aber es ist ja zu spät. Den Aufprall spüre ich nicht. Nur noch ein Haufen zerdrückten Fleisches und zerschmetterter Knochen.

Die Hausmeisterin ist gerade auf Kontrollgang, sie hat das dumpfe Geräusch gehört. Ihr Schrei – markerschütternd. Sie hastet herbei, starrt auf meinen Körper, kann das Geschehene nicht fassen. Ein weiterer Schrei will sich ihrer Kehle entringen, aber es kommt nur zu einem erstickten Gurgeln. Fenster werden aufgewuchtet. Frauen im

Nachthemd beugen sich vor, um nichts zu verpassen. Männer in gerippten weißen Unterhemden legen vor Erstaunen die Köpfe schräg. Einen einzigen Augenblick lang nur. Aber was für ein Augenblick: gesättigt von zerdehnt-pathetischer Zeitlosigkeit. Es gibt ja keinen größeren Lärm als schreiende Stille. Auch das anschließende Gebrüll der Männer, das ohrenbetäubende Gekreische der Frauen ist im Grunde nur ein Echo dieses einzigen Augenblicks, randvoll mit herzzerreißender Stille. So viele Leute jetzt doch schon wach! Meine Entleibungs-Schildwache. Blitzartig haben sie alle gleichzeitig das Handy am Ohr. Wenn da mal nicht bei 112 die Leitungen zusammenbrechen.

Und alles blickt auf mich. Nicht auf eine Leiche. Auf mich, denn ich lebe noch. Ein Sturz aus 14 Meter Höhe, auf Beton, aber ich lebe noch. Unzählige Knochenbrüche, meine Bauchdecke ist aufgeplatzt, die Organe quellen heraus. Inmitten der immer größer werdenden Blutlache ist mein Fleisch zur klumpigen Masse verformt. Da ist eigentlich gar kein Körper mehr. Nur ein Sammelsurium zerquetschter Organe und geborstener Knochen. Die meisten Funktionen haben bereits versagt. Doch das Herz arbeitet noch. Pumpt das Blut aufs Pflaster. Gehirnaustritt. Zu wenig übrig, um zu leben, aber zu viel, um zu sterben. Der Notarzt braucht endlos erscheinende fünf Minuten. Er bahnt sich den Weg durch eine Traube von Gaffern. Die Straße ist blockiert. Abtransport. Ich bin nicht bei Bewusstsein. Aber ich lebe.

Ich öffne die Augen. Lasse mich langsam, ganz langsam vom Fensterbrett herabgleiten. Ich bin ganz ruhig. Zufrieden mit meiner Generalprobe. Gute Idee. Ein Sprung aus dem Fenster, mit den Füßen voraus, kommt also nicht infrage. So viel steht fest. Am besten wäre es wohl, sich langsam kopfüber hinausgleiten zu lassen. Dann stürzt man mit dem Kopf voran die Hauswand hinunter. Ein schneller Tod durch Genick- und/oder Schädelbruch samt weiterer multipler Verletzungen müsste nach menschlichem Ermessen gesichert sein. Alle Probleme gelöst.

Wirklich? Welches Leid füge ich damit meinen Lieben zu?

Corinna schläft nach wie vor. Draußen ist es gleißend hell geworden.

ACHTE STUNDE

Ein Meisterstück der Schöpfung ist der Mensch schon deswegen, dass er bei allem Determinismus glaubt, er agiere als freies Wesen.
Georg-Christoph Lichtenberg

Oder, mit anderem Zungenschlag:

Ich sage nicht Nein, dass ich nicht zurücktrete.
Bruno Kreisky

Ich liege wieder im Bett. Auf dem Rücken, mit über der Brust gefalteten Händen. Die Augen geschlossen. Wie ein Toter im Sarg, nur dass ich am Leben bin. Doch muss ich zwischendurch wieder für ein paar Minuten weggedriftet sein, denn Corinna geht durchs Zimmer. Ich habe es nicht mitbekommen, wie sie aufgestanden ist. Ganz leise, wie immer. Sie übt Rücksicht, obwohl sie natürlich weiß, dass ich zu diesem Zeitpunkt längst wach bin.

07:19 Uhr.

Ich drehe mich auf die Seite, wende ihr den Rücken zu. Bringe kein Wort heraus. Spüre ihren tief bekümmerten Blick. Nein: Spüren, das kann ich ja schon lange nicht mehr. Vermuten trifft es besser …

In diesem Moment kippt etwas um in meinem Innern. Ich habe die klare Empfindung, da rutscht etwas weg. Das muss der Boden selbst sein, auf dem mein Gehäuse steht. Etwas wallt aus der Tiefe herauf, schwillt an zu einem Wogen, das den Horizont unter sich zu begraben scheint. Und mich mit. Eine unsagbare Traurigkeit bemächtigt sich meiner, geboren aus Liebe, die sich zeigen will – aber aus Schwäche versteckt wird. Dazu die Scham: Warum nur bin ich nicht zu einem einzigen zärtlichen Wort in der Lage, zu einem noch so kleinen Zeichen der Verbundenheit? Zur Scham tritt Wut, so etwas wie heiliger Zorn gar: Oh, könnte ich doch nur diesen Dämon der Krankheit fassen und in jene Hölle zurückschleudern, der er entstiegen sein muss!

Warum ich?!?

Im inneren Raum, wo sich all das in Sekundenbruchteilen abspielt, ist immer noch Platz für eine weitere Regung: Mitleid. Nein, genauer: Mitgefühl. Ich fühle für Corinna. Für einen Moment erlebe ich nicht nur ihre Betroffenheit, ihr eigenes Mitfühlen mit mir, sondern ich fühle, wie *sie* leidet. Dass auch sie selbst vor die Hunde geht. Und dass sie es voll und ganz akzeptiert, weil es wegen und zusammen mit mir geschieht. Fast kann ich jetzt doch weinen.

Dieses neuartige Ineinander von Fassungslosigkeit und Distanz konfrontiert mich mit meinem eigenen Psychodrama: Einerseits haut es mich geradezu um, solche emotionale Intensität bin ich schlicht nicht mehr gewöhnt; andererseits bleibe ich auf der Hut, ein neugieriger Beobachter des Mysteriums gemischter Gefühle. Als innerer Zeuge dessen, wie mein seelisches Fundament umbrochen wird.

Dem letzten Gedanken nachsinnend, frage ich mich: War das wieder mein überpenibles Controller-Controlling, nur eine Schrittlänge entfernt von der geistigen Insolvenz? Ging es etwa darum, das innere Auge zu üben, bis die endgültige Vollkommenheit des Ruins erfasst wird? Oder beginnen doch die Medikamente endlich zu wirken?

Corinna verzichtet darauf, zu fragen, wie es mir geht. Sie sieht es, sie weiß es. Kann nur noch zur Tagesordnung übergehen. Entschwindet ins Bad. Mit ihr auch jede lebensbejahende Gemütsbewegung meinerseits. Im Reflex erstickt. Von einer Sekunde auf die andere ist die alte Teilnahmslosigkeit zurück.

Ich werde nicht mehr einschlafen, so viel steht fest. Sei es, weil ich sowieso nicht mehr schlafen kann, sei es, weil es nicht in meinen Tagesplan passt. Heute habe ich ja tatsächlich einiges vor. Immerhin werde ich mich umbringen. Dafür muss man sich Zeit nehmen. Links neben mir die leere Betthälfte, dahinter das Schlafzimmerfenster: jetzt auch eine Möglichkeit, da ich Corinna ja nicht mehr störe, wenn ich mich dort hinunterstürze. Immer beruhigend, wenn man Alternativen hat. Aber erst mal bleibe ich noch liegen, bis ich allein bin.

Es ist mein letzter Tag, der letzte Morgen. Umso bewusster nehme ich meine Umgebung wahr. Das Rauschen des Wassers aus dem Badezimmer. Draußen auf dem Gang fällt eine Zimmertür ins Schloss. Offenbar ist auch der Lift gerade in Betrieb. Im Hof ruft der Kuckuck. In der großen Linde, mitten im inneren Geviert der Wohnanlage, hat er sein Domizil bezogen. Und geht mir dort schon seit Wochen schwer auf die Nerven. Nicht nur, weil er mich in meinem Ruhebedürfnis stört. Das natürlich auch, aber an Schlaf war ohnehin nicht zu denken, meistens. Nein, da ist noch etwas anderes. Die bloße Gegenwart eines Kuckucks in meiner Umgebung passt mir nicht. Eigentlich sein ganzer Lebenswandel: kommt ungefragt hierher, stellt mitten im Frühling sein limitiertes stimmliches Repertoire ungeniert zur Schau, und seine Frau legt ihre Eier auch noch in fremde Nester. Wenn das kein Ausdruck von träge in sich ruhender, ihrer selbst gewisser Vitalität ist! Der Kuckuck in meinem Hof als Protagonist eines schrankenlosen Lebens, das kein Auge auf seine eigene Kompatibilität haben muss, sondern das urwüchsig und bedenkenlos, ohne jede Rücksprache mit der Umwelt, einfach seinen Gang nehmen darf.

Auch jetzt hallen die Hofwände wider von diesem einfallslosen Vogel-Blabla. Kuckuck, Kuckuck! Aber ich stelle fest, es berührt mich nicht mehr. Irgendwann wird eben alles egal. Diese Art von Teilnahmslosigkeit ist doch aber ein gutes Zeichen! Ich kämpfe nicht mehr. Das Ende rückt näher, ganz von allein. Ich will es ja so.

Kindergeschrei, auch aus dem Hof. Kenne ich ebenfalls, zur Genüge. Zwei lebhafte Buben, noch im Vorschulalter. Es ist kaum halb acht, und die sind tatsächlich jetzt schon aktiv. Angeführt von ihrem allzu rüstigen Opa, der ebenso wenig stillsitzen kann. Erziehung erfolgt bei ihm im schnarrenden Befehlston. Der Mann war ein hohes Tier beim Bundesheer, Oberst oder so ähnlich. Bei jeder Gelegenheit reibt er das allen unter die Nase. Ich habe sein Spiel mitgespielt. Klar, ich bin höflich – aber musste ich so tun, als wenn ich ihn bewundere ob seiner Zackigkeit? Schon, ich war selbst bei seinem Verein, aber ohne vergleichbare Karriere. Auf der Musterung wurde ich immerhin als fliegertauglich eingestuft. Man fragte mich, ob ich mich nicht verpflichten wolle. Ausbildung zum Kampfpiloten, wäre das nichts? Ein bisschen davon geträumt habe ich schon. Auch Tom Cruise fliegt Kampfjets. Jagt russische MiG-28 über dem Indischen Ozean. Gewinnt das Herz seiner Ausbilderin Kelly McGillis. *Top Gun* – archaischer Sexappeal. Aber der Stallgeruch des österreichischen Bundesheeres – eher nichts für mich. Ursprünglich hatten wir 24 Eurofighter bestellt. 18 sind es dann geworden. Sparpaket. Auch bei der Ausrüstung hieß es abzuspecken. Nur zwei oder drei sind mithin gleichzeitig einsatzbereit. Begrenzte Aufstiegsmöglichkeiten für Piloten, im doppelten Sinne. Nein, ohne mich. Lieber weiter Witze machen über die Schlagkraft unserer Truppe, etwa für den Fall eines Einmarschs der Liechtensteiner. Natürlich werde ich nicht witzeln in Gegenwart meines Nachbarn, des schneidigen Obristen a.D.

Aber den Befehlston gegenüber seinen Enkeln, den könnte er ihnen und mir heute schon ersparen.

Die Nachbarschaft, ob tierisch oder menschlich – auf Dauer kein ergiebiges Thema. Wer hätte gedacht, dass Langeweile im Zustand akuter Depression zum Problem werden könnte? Ich jedenfalls nicht. Nun weiß ich es besser. Oder bin ich jetzt doch dabei, endlich wieder ein bisschen normal zu werden? Die Gedanken springen nach wie vor von Ast zu Ast, und der Affengeist fühlt sich dabei leidlich unterhalten, wenn ich ehrlich bin. Doch noch bin ich nicht so weit, dass mich solche Fragen beschäftigen wie die nach sinnvollen Aufgaben für meine Gedankenproduktion.

»Kuckuck, Kuckuck«, ruft's aus dem Hof, schon wieder. Mein gefiederter Freund war ebenfalls schon Thema bei der *Millionenshow*. Naturwissenschaften – wie gesagt, meine Schwachstelle. Oder gehört die Kunde von allem, was zwei Beine und Flügel, Federn und einen Schnabel hat, in einen anderen Fachbereich? Federvieh zu beobachten ist doch auch nur so ein zum Hobby aufgemöbelter Ennui. Bei den Herzensgebildeten sind sie doch wohl nicht zu verorten, diese grün bemäntelten Rentner mit umgehängtem Fernglas und einsatzbereiter Kamera, wie sie mit ihren zum Himmel gereckten Köpfen durch den Wienerwald stiefeln. Endlich wieder zu Hause, wälzen sie noch Fachbücher, um das eigene Vögel-Halbwissen aufzupolieren, während die Frau Arztserien guckt. So sieht also ein exemplarischer Fall aus der Hauptrisikogruppe für den Seeleninfarkt aus. Nein, nein, da lobe ich mir meine endogene Depression. Da weiß man doch, was man hat, und ohne sich dafür bei schlechtem Wetter draußen rumtreiben zu müssen.

Ha, ich weiß auch was Ornithologisches! Seinen Namen verdankt mein Freund draußen im Hof dem auffälligen Ruf des Gattungsmännchens. Guten Tag, *Herr* Kuckuck, was für ein ausnehmend gut vernehmbarer Reviergesang, mit penetranter Betonung auf der ersten Silbe. Die Tonhöhen liegen zuverlässig eine kleine Terz auseinander. Auf diesem Intervall bauen auch die *Blue Notes* im Blues auf – wussten Sie das, Herr Kuckuck? Warum nur empfinde ich dann keinerlei Sympathie mit Ihnen, obwohl ich so was von den Blues habe? Muss wohl dran liegen, dass Ihnen, Mister Kuckuck, jedes Blues-Feeling abgeht: jene ergriffene Langsamkeit, die noch jede Schwermut zum relaxten Groove werden lässt. Wohlgemerkt: Schwermut, nicht Depression. Und entsprechende musische Begabung vorausgesetzt, versteht sich. Immerhin haben Sie die Blue Notes doch offenbar in Ihren Kuckucksgenen. Den Swing aber augenscheinlich nicht. Statt *Kúckuck* sollten Sie es mal mit *Kuckúck* versuchen. Betonung auf der Zwei und der Vier. *Offbeat* – auf den beiden leichten Taktteilen mit den Flügeln schlagen. Da Sie ja nicht mitklatschen können. Das schaffen Sie schon! Oder wollen Sie etwa gar nicht? Haben Sie sich mit Ihrer psychomotorischen Deprivation schon abgefunden?!? Bitte bedenken: Vom schrägen Vogel zum Depressiven ist der Weg nicht so weit ... Kein Wunder, dass Mrs. Kuckuck so nicht zu erotischer Response zu verleiten ist. Lässt sich nur zu einem leidenschaftslosen Lautgeratter herbei, statt sich auf gechillten Romantik-Beat einzugrooven. Während Mr. Kuckuck vielleicht noch als musikalischer Dilettant durchgeht, muss Mrs. Kuckuck wahrlich als klangliche Barbarin gelten. Null Bock auf gepflegtes Balzen. Na, sie weiß wohl nur zu gut, dass sie bei Mr. Kuckuck nicht auf lebenspartnerschaftliche Kompetenz zählen darf. Und hat mit Sicherheit keine Lust, das Muttertier zu spielen. Wahrscheinlich deshalb die Ablage der gemeinsamen Nachkommenschaft in der Vogel-Babyklappe.

Seit der *Millionenshow* weiß ich das alles. Das mit den Blue Notes ist allerdings von mir. Und das mit der Babyklappe natürlich auch.

Nichts als nihilistische Juxerei mit gedanklichem Stopfmaterial, um klaffende seelische Hohlräume notdürftig aufzufüllen, damit sich dort nicht schon wieder blanke Verzweiflung und nackte Angst einnisten. Erstaunlich allerdings, zu welchen Eskapaden ein ansonsten so löchriges Gedächtnis und ein abgekämpfter Verstand zwischendurch fähig sind.

In der Küche die Espressomaschine. Corinna hat ihre Morgentoilette beendet. Gleich wird sie hereinkommen. Da ist sie schon, setzt sich auf die Bettkante. Den Kaffee stellt sie vorerst auf meinen Nachttisch. Was kommt jetzt?

»Du willst dich nicht mehr wehren, ich täusche mich nicht, oder?«

Ihre Stimme ist belegt. Sie ist entschlossen, den Stier bei den Hörnern zu packen. Verpackt ihre Frage nicht in Subtexte. Und sie hat recht, wie recht sie hat! Mit aller Kraft habe ich mich monatelang gegen die Krankheit gewehrt. Jedenfalls glaube ich das. Oder war es doch nicht so? Was habe ich wirklich getan? War es genug? Nein, es kann nicht genug gewesen sein, denn ich bin ja schon längst nicht mehr zu irgendetwas in der Lage.

Scharfe Kehrtwendung. Raus aus dem Banalitätsmodus, rein in die Verzweiflungsspirale.

Doch wieder ist etwas anders. Ich stemme mich nicht mehr dagegen. Gegen die dunkle Wolke der Apathie, die mein Gemüt binnen Sekunden überschattet. Gegen die erneute Entfesselung meiner inneren Dämonen. Nun kehrt tatsächlich fast so etwas wie Friede ein. Ich kann nicht mehr, ich will nicht mehr, ich muss nicht mehr. Es ist vorbei, die Schlacht ist geschlagen. Ihr Ausgang ist klar, logisch und zwingend.

»Du gibst dich auf.«

Ja, ja, ja, doch, genauso ist es, ich kann nicht mehr!

Das schreie ich heraus, aber nur innerlich. Ich bringe es nicht übers Herz, es zu sagen. Corinna beginnt zu weinen, versucht, es zu verbergen, indem sie den Blick abwendet. Ich möchte antworten, schaffe es nicht, bringe kein Wort heraus. Versuche es nochmals. Nur Gemurmel, monoton, unverständlich. Zu sprechen bedeutet eine ungeheure Kraftanstrengung. Corinna versteht mich nicht. Und wenn sie die Worte verstünde, bliebe ihr deren Sinn doch verschlossen. Nur wer das hier selbst durchmacht, kann mich jetzt verstehen. Ein gesunder Mensch kann es nicht. Es ist zu schwierig, nein: zu anders.

Doch Corinna spürt, sie empfindet, wie schlecht es mir heute Morgen geht. Mehr noch als sonst. Aber sie will sich ihre Erschütterung nicht anmerken lassen. Weil sie mich nicht noch tiefer hinabstoßen will. Auch ich bin bereit, den letzten Rest Kraft darauf zu verwenden, meinen Zustand so weit wie möglich vor ihr zu verbergen, um sie nicht noch weiter zu beunruhigen. Da ich nichts sagen kann, schon gar nichts Ermutigendes, schweige ich weiter. So täuschen sich zwei verzweifelte Menschen wechselseitig halbwegs Normalität vor. Keinem gelingt es. Beide wissen es.

Ich bin müde, so müde. Derselbe Dämon, der mich in der Nacht mit Unruhe quält, hindert mich am Tag, Fahrt aufzunehmen. Drückt mich nieder in bleierne Müdigkeit. Teuflisch. Je nach Tageszeit wechselt die Krankheit die Strategie, um mich an der gesunden Ausübung meiner normalen Funktionen zu hindern. Da hat sich die Natur ein wirklich fieses Spielchen ausgedacht. Und sucht sich zum Spielen den Schwächsten. Mich.

Corinna verlässt das Zimmer. Ich möchte ebenfalls aufstehen, schaffe es aber nicht. Eigentlich unerklärlich, aber ich kann es wirklich nicht. Zuerst das rechte Bein, dann das linke Bein: aufsetzen, aufstehen. Die Theorie ist klar. Aber die Praxis – der erste Schritt in den Tag, der Weg aus dem Bett: unmöglich. Verzweiflung, immer wieder Verzweiflung. Ich weiß, dass ich nichts kann, hatte mich doch soeben noch damit abgefunden. Aber dass ich jetzt noch nicht einmal aufstehen kann, das haut mich doch wieder um. Vielmehr, es lässt mich gar nicht erst hochkommen. Noch ein Versuch: wieder nichts. Nein, es ist nicht dieses Nicht-Wollen, wenn man sich nochmals ins warme Bett kuscheln möchte, es ist schlicht, ergreifend und wörtlich ein Nicht-Können. Es geht einfach nicht! Kein Antrieb, keine Lebensenergie, die Batterien sind leer. Jede Kleinigkeit erschöpft mich. Auch das steht in der Literatur, tausendfach. Ich sollte vorbereitet sein. Dennoch, unbegreiflich.

Nächster Versuch. Heute soll ich zum Arzt. Aber wie soll das gehen, wenn ich nicht in die Gänge komme? Egal, nichts geht mehr, weil ich mich vorher sowieso umbringe. Aber auch dazu muss ich ja erst aufstehen. Also noch mal von vorn. Erst alles durchspielen, im Geiste:

Gaaanz langsam den rechten Fuß aus dem Bett, dann den linken. Aufsetzen, durchatmen, aufstehen. So einfach!

Kein Gesunder *denkt* auch nur im Ansatz diesen Ablauf durch. Es geschieht einfach, jeder Schritt eingespielt. Ein Depressiver dagegen muss jeden Schritt zweimal tun. Zuerst in Gedanken, dann tatsächlich. Nicht immer gelingt das. Der Motor läuft, der Gang ist eingelegt, aber die Handbremse bleibt angezogen. Man sitzt fest. Die Bremse lässt sich nicht lösen. Ja, auch vor der Krankheit hatte ich Hemmungen auf bestimmten Gebieten. Ich muss immer mal wieder Reden schwingen, bin rhetorisch ja auch ganz gut drauf. Aber ich bin dann nervös, auch wenn man es mir nicht anmerkt. Eine Hemmung eben. Aber dagegen kann man etwas tun. Goethe hatte Höhenangst. Er überwand sich und ging auf Berge, immer wieder. Irgendwann war es vorbei. Konkrete Befürchtungen, konkrete Handlungsanleitung, konkrete Problemlösung. Ich aber bin gleichsam abstrakt gehemmt. Das klingt harmloser, als es ist. Es betrifft mich in meiner Gesamtheit und bei jeder Gelegenheit. Ich kann im Endeffekt gar nichts tun. Und ich kann nichts *dagegen* tun. Jetzt kann ich nicht einmal mehr aufstehen, wie soll ich da noch *leben* können? Nicht einmal zu sterben wird mir heute möglich sein.

Corinna ist zurück. Versucht mühsam, Haltung zu bewahren.

»Heute schaffe ich es nicht zur Arbeit.«

Die ersten Worte, die ich seit Langem herausbringe. Unglaublich, aber ich bin bisher tatsächlich immer noch jeden Tag ins Büro gegangen. »Geschlichen« trifft es besser. In meiner Abteilung erwartet mich ein stark eingeschränktes Arbeitsprogramm. Gut gemeint, aber das macht es fast noch schlimmer. Allein schon die Gewissheit, in Kürze nur noch in den Monitor vom PC zu starren und nichts machen zu können. Nichts. Aber ich bin aufgestanden, habe mich hingequält.

*

Anfang April 2011

Ich bin kaum noch fähig, irgendeine zähl- und messbare Arbeitsleistung zu erbringen. Besprechungen, das geht noch so recht und schlecht, da kann ich mich dank meiner Erfahrung durchschwindeln. Dabei muss ja die Initiative nicht von mir ausgehen. Aber es ist mir mittlerweile gänzlich unmöglich, ein Projekt voranzutreiben und zu managen – was im gesunden Zustand eine meiner Stärken ist. Sogar die vermeintlich einfachen Dinge fallen mir schwer und schwerer, ein zielgerichtetes, strukturiertes Arbeiten ist, offen gestanden, mittlerweile unmöglich. Mein Akku ist erschöpft. Kein Saft mehr drauf.

Ich sitze vor dem PC, möchte schreiben, aber die Finger machen nicht mit. Sie gehorchen den Befehlen des Kopfes nicht mehr. Bleiben einfach reglos. Ich schreibe üblicherweise schnell, sehr schnell, an mir ist eine Top-Schreibkraft verloren gegangen. Und nun dies!

Für einen beflissenen Menschen wie mich erzeugen unerledigte Aufgaben inneren Druck. Das mag man sehen, wie man will, aber wenn man im oberen Leistungsbereich dahinzuschnurren gewohnt ist, funktioniert eine Deadline wie ein Turbolader für ein modernes Auto: Durch Rückführung überbordenden Drucks in den Energiekreislauf wird noch mehr Leistung freigesetzt. Vorausgesetzt, man ist gesund und fühlt sich motiviert. Jetzt ist mir dieser Weg verschlossen. Ich sehe mich einem ständig wachsenden Berg von Arbeit gegenüber, der mich nervös und flatterig werden lässt und das Gefühl des Versagens steigert. Je mehr ich mich aufzuraffen versuche, umso tiefer bergab geht es mit meiner Stimmung. Dann kommt das schlechte Gewissen.

»Was werden die anderen sagen, während du die Hände in den Schoß legst, während sie deine Aufgaben mit übernehmen?«

Ein Teufelskreis.

»Krankschreiben lassen? Das ist ja noch schlimmer. Zu Hause fällt dir nur die Decke auf den Kopf. Du bist suizidgefährdet. Wenn du allein bist, umso mehr.«

Eine liebe Kollegin, Irene, sie arbeitet im gegenüberliegenden Zimmer, wacht über mich. Niemand hier kennt meine Probleme so gut wie sie. Ich habe Vertrauen zu ihr. Fast täglich kommt sie herüber, weil ich mich nicht überwinden kann, selbst den Schritt zu machen. Bereitwillig berichte ich ihr über meinen Zustand. Immer dasselbe eigentlich. Sie hört mit unveränderlicher Aufmerksamkeit zu. Schon das hilft ein wenig, weit mehr als gute Ratschläge. Heute merkt sie, dass ich kaum noch die Kraft aufbringe, mich auf dem Sessel zu halten.

»Geh nach Hause.«

Ich aber weiß, dass es dort auch nicht besser sein wird. Die Krankheit klebt an mir, sie lässt sich nicht abschütteln. Ich nehme sie mit, egal, wohin ich flüchte.

*

Heute aber geht es einfach nicht mehr. Corinna scheint es geahnt zu haben, dennoch erschrickt sie. Sie hat ein feines Gespür, sie erkennt: Etwas ist anders.

»Das macht nichts. Ruh dich aus. Ich werde deine Assistentin informieren.«

Soll wieder beruhigend klingen. Normalität vortäuschen. Ruh dich aus, dann bist du bald wieder fit. Gilt für Gesunde. Nicht für mich. Aber sie hat ja recht: Es geht um Ruhe, obwohl anders, als sie meint. Um die ewige Ruhe.

Am liebsten würde auch sie zu Hause bleiben, um mich zu unterstützen. Aber wir beide wissen, dass sie das nicht kann. Niemand kann das. Heute also schaffe ich es nicht einmal ins Büro, und die Leute werden denken, ich schone mich. Dabei ist mein Arbeitsplatz, so merkwürdig das vielleicht klingen mag, mein eigentlicher Schonraum, den man mir einräumt, damit ich tagsüber möglichst abgepuffert existieren kann. So viel ist klar: Auf mein Soziotop Arbeitsplatz zu verzichten und ins Alleinsein zu gehen ist ein bedeutsamer Schritt. Leider in die falsche Richtung. Vor Stunden das Schlafmittel, ein erster Tabubruch. Nun noch das Krankfeiern, ich nenne es jetzt einfach mal so. Ich war ja während meiner Tätigkeit für dieses Institut noch nie krank, habe in der Hinsicht einen astreinen *Track Record*. Jetzt aber ist es so weit. Ich funktioniere nicht mehr, endgültig und unwiderruflich. Was werden sie sagen? Ist doch egal, in zwei Stunden bin ich tot. Spätestens um neun Uhr, dieses Limit setze ich mir jetzt mal. Nicht lange herumfackeln. Bring es hinter dich. Ich brauche mir um die Firma also keine Sorgen mehr zu machen. Sie werden das auch ohne mich schaffen. Ich habe es immer geahnt, jetzt können sie den Beweis antreten. Das beruhigt mich. Ich kann mich in Ruhe umbringen.

Corinna schickt sich an, die Wohnung zu verlassen. Sie ahnt nicht, was ich vorhabe. Das konnte ich vor ihr verheimlichen. Ich aber weiß: Es ist ein Abschied für immer. Wo also bleibt die traurige Feierlichkeit, die man bei so einem wichtigen Anlass empfinden sollte? Empfinden *müsste*? Aber da ist nichts. So schlimm ist es also um mich bestellt, dass nicht einmal mehr jetzt, da ich mich soeben von der Liebe meines Lebens getrennt habe, nicht die Spur von passender Stimmung aufkommt. Viel schlimmer also, als selbst ich es bisher annahm. Andererseits: Zu mehr als einer billigen, melodramatischen Abschiedsszene wäre ich sowieso nicht in der Lage. Die Sache pragmatisch anzugehen passt eigentlich nicht schlecht zum lakonischen Stil, der mich derzeit kennzeichnet.

»In 15 Minuten rufe ich dich noch mal an.«

Sie will sich vergewissern, dass es mir gut geht. Sie ruft täglich mehrmals an, will den Kontakt halten. Heute also schon in einer Viertelstunde, als Aufstehhilfe gewissermaßen. Küsst mich auf den Mund und geht.

Irgendwie schaffe ich es doch aus dem Bett. Langsam, aber ganz unmethodisch. Auf jeden Fall mit dem falschen Bein aufstehen, denn keines von beiden ist heute das richtige. Die Morgentoilette: nur das Nötigste, muss ja nicht lange vorhalten. Aber man sollte seinem Schöpfer nicht ungewaschen gegenübertreten. Also vielleicht doch duschen, zur Feier des Tages. Auch wenn ich den Schritt über die Wange der Duschkabine nicht sofort schaffe. Nächster Versuch: wieder nichts. Dank Corinna habe ich es bisher noch jeden Morgen gepackt – aber jetzt, ohne sie? Wann eigentlich habe ich das letzte Mal morgens nicht geduscht? Vielleicht während einer meiner Campingurlaube in grauer Vorzeit? Der urbane Habitus liegt mir eindeutig mehr. Ich sehe mich durchaus als »metrosexuell« – das ist aus »metropolitan« und »heterosexuell« zusammengesetzt und bezeichnet den bewusst ausgestalteten Lebensstil eines Mannes, der auf Frauen steht, aber keinen gesteigerten Wert auf ein maskulines Rollenbild legt. Metrosexuelle Männer lassen auch die weibliche Seite ihrer Persönlichkeit zu und zeigen durchaus Verhaltensweisen, die traditionell eher dem Lebensstil der Frau oder dem Stereotyp des homosexuellen Mannes zugeordnet wurden. Baby-Macho hat mich eine ältere Dame mal liebevoll genannt.

Und jetzt?

Zwei Schritte zum Waschbecken hinüber. Der Blick in den Spiegel. Fischig-glasige Augen, die bewegungslos in ihren Höhlen sitzen. Sehr passend zu einem depressiven Stummfisch. Pralle Tränensäcke wie bei einem Alkoholiker. Wirres Haar, was ich eigentlich nie zulassen würde, weil die kahlen Stellen meines Schädels dann eine besondere Leuchtkraft entfalten. Na, so ein, zwei Tage ohne Körperpflege wird wohl gehen, oder? Aber halt, ich will mich ja umbringen. Körpergeruch? Nur äußerlich, wird doch den lieben Gott nicht stören. Entspricht zudem voll und ganz dem Innern, und warum ihm, der ohnehin allwissend ist, noch etwas vortäuschen wollen? Außerdem, das wird keine Rolle spielen, wenn ich blutüberströmt auf dem Betonboden von Trottoir oder Innenhof liege und meine Gedärme ihre Dämpfe in die Umwelt entlassen.

Die Wange der Duschkabine ist keine 50 Zentimeter hoch. Ein einziger Schritt, innerhalb einer halben Sekunde. Ein Nichts für einen Gesunden, schier unmöglich für einen Depressionskranken. Ich versuche es noch einmal. Wieder vergeblich. Ich werde also ungeduscht versterben. Verweile dafür noch ein wenig am Waschbecken, vor dem Spiegel. Wieder dieser Anblick. Normalerweise blickt mir ein kraftstrotzendes Energiebündel entgegen. Nun ja, nicht gerade ein Adonis, aber doch einigermaßen zufriedenstellend. Männer brauchen nicht mehr. Haaransatz schon etwas schütter, aber noch im Rahmen und von vorne gesehen noch ganz erträglich. Außerdem gucken mich fast alle Frauen von unten her an. Da fällt es eh weniger auf. Und das Gesicht? Ein paar Falten weniger könnten es schon sein. Aber sonst nichts einzuwenden. Normalerweise. Jetzt schaut da ein anderer zurück. Dunkle Ringe unter den Augen, trockene Haut. Die könnte Tagescreme gebrauchen. Geht nicht, ich verspüre eine tiefe Abneigung dagegen, zur Tube zu greifen.

*

Ein paar Tage zuvor.

»Mann, wie schaust du denn aus?«

Er hat es nicht gesagt, aber die Frage steht ihm ins Gesicht geschrieben. Ja, ich sehe scheiße aus, ich weiß das. Er gibt mir die Hand. Nur jetzt keinen schlaffen Händedruck. Kraft vortäuschen.

»Irgendwie wirkst du so ... schwerfällig. Bist du krank?«

O Gott, er hat mich. Meine gespielte Entrüstung, wie er das glauben kann, irritiert ihn. Er hat ja nur wohlmeinend gefragt. Normalerweise sehen Leute, die eine Grippe bekommen, so aus. Wer würde denn glauben, dass er einen psychisch angeschlagenen Menschen vor sich hat? Es war keine Anspielung auf meine Krankheit, ich muss das begreifen. Er hat ganz neutral gefragt. Wahrscheinlich sogar ehrlich mitfühlend. Könnte ja tatsächlich die Grippe sein, die meine Glieder erlahmen, meinen Gesichtsausdruck matt werden lässt.

Solche Zwischentöne höre ich längst nicht mehr. Ich reagiere unangemessen. Dabei sollte ich hier besonders vorsichtig sein, schließlich kenne ihn nicht so gut. Er braucht wirklich nichts zu wissen. Soll auf keinen Fall etwas bemerken. Ich reiße mich zusammen. Versuche, äußerlich ganz locker zu wirken. Mit kräftiger Stimme zu antworten. Sie versagt zwischendurch. Ich spreche undeutlich, ich merke das selbst.

Er ist peinlich berührt, weiß nicht, wie er mit der Situation umgehen soll. Wir tauschen ein paar Floskeln aus und legen beide Wert darauf, die Begegnung nicht allzu lange dauern zu lassen.

*

Auf dem Weg zurück ins Schlafzimmer – er nimmt mehrere Minuten in Anspruch – kommt mir meine Gesprächstherapeutin in den Sinn. Seit einigen Wochen gehe ich hin. Mehr um Corinna zu beruhigen, als dass ich mir wirklich etwas davon verspreche. Aber sie hat ja recht, man muss alles versuchen. *Musste.*

Wie nichtig mir das alles erschien. Entweder ich saß nur da und sagte nichts. Das geht, auch in einer Gesprächstherapie. Zwingen kann dich so eine Therapeutin ja zu nichts. Du bist ja schließlich freiwillig da. Das ist dann aber kein Schweigen der sinnvollen Art. Sondern eines, das einen noch leerer macht, als man ohnehin schon ist. Wenn das noch geht – aber es passt immer noch ein bisschen mehr Leere in einen hinein als zuvor. Auch die Leere kann sich ausdehnen. Es ist dann eine Leere, die einen zu verschlingen droht. Man geht in sie hinein und wird dabei selbst immer leerer. Da das fürchterlich unangenehm ist, habe ich mir vorgenommen, beim nächsten Mal unbedingt zu reden. Ich habe mich vorbereitet. Auch das geht. Ja, man kann sich darauf vorbereiten, vor einem anderen Menschen zu hadern, zu jammern und zu flehen, was das Zeug hält. Dies ist ja die Grundhaltung, in der man sich in einer Depression befindet. Ich sitze also vor ihr und erzähle immer dasselbe. Dass ich unfähig sei. Dass mich nichts weiterbrächte. Dass dieser unendliche Druck nicht zu ertragen sei. Dass ich wisse, niemand könne mir helfen. Und, was das Schlimmste sei: Ich wüsste auch, dass es nichts bringt, zu wissen, was ich weiß. Und ich wüsste sogar, dass auch das Wissen, dass es nichts bringt, dass ich es weiß, nichts bringt. Nicht mal ein neues, wenn auch nutzloses Wissen brächte es, weil ich das alles ja schon immer gewusst hätte …

Sie hört mit wichtigtuerischer Professionalität zu und gibt die Depressiven-Versteherin. Auch ihr sei klar, es gehe nicht viel. Aber ganz kleine Schritte, die könnte doch sogar einer wie ich gehen. Kleine Erfolgserlebnisse, das also ist die Masche. Dafür lohne es sich, auch ein bisschen zu kämpfen. Klar, nicht zu viel. Das schaffe ja nur Enttäuschungen. Im schlimmsten Fall eine Traumatisierung. Unbedingt zu vermeiden! Also bleibe nur eines: Ansprüche runterschrauben. Klingt nicht nur banal, ist es auch. Und dann die praktische Umsetzung: ein Tätigkeitstagebuch. Man soll aufschreiben, was man getan hat, und am Ende des Tages sehen, dass doch etwas war und nicht nichts war.

Ich frage mich die ganze Zeit: Was soll das bringen? Sollen die verschiedenen Stimmen in meinem Kopf ihre jeweiligen Erfahrungen und Standpunkte darlegen? Soll das ein Facebook für meine multiplen Ichs werden, wo sie ihre lieben Grüße an mein komatöses Selbst hinterlassen? Denkt sie allen Ernstes, dass das meinen Hirnstoffwechsel wieder ins Lot bringt? Ich weiß doch alles über meine Krankheit, was soll da ein Tagebuch? In welchem Verhältnis steht die Qual des Aufschreibens zum seelischen Gewinn? *Cost-income ratio* unbefriedigend, würde ich als Banker sagen. Ein Negativposten in meiner inneren Gewinn-und-Verlust-Rechnung. Verschlechtert die Bilanz, reduziert das Eigenkapital des Lebens.

Erträge gänzlich unsicher, höchstens später möglich, in der Nachbetrachtung. In irrelevanten Bilanzierungszeiträumen. Ich muss den emotionalen Aufwand abgrenzen, muss kräftemäßige Rückstellungen bilden. Dann rechnet sich das Ganze vielleicht und macht sich besser in der Bilanz des Jahres. Bilanzkosmetik, das machen ja alle. Die Shareholder wollen schnellen Gewinn sehen. Nachhaltigkeit stört nur. Keiner wird es zugeben. Auch meine Gesprächstherapeutin nicht. Aber meine Bilanz endet schon heute, mit meinem Tod. Rumpfgeschäftsjahr Gregor S., Einzelunternehmen 1.1.–12.4.2011. Mein Steuerberater wird viel Arbeit haben.

Dennoch. Ich führe das Tagebuch schon seit einer Woche. Weil ich von meiner Liebsten immer wieder daran erinnert werde.

Bin aufgestanden.

Habe Geschirr abgewaschen.

Habe geduscht.

Habe Bett gemacht.

Habe Wohnungstür zugesperrt.

So weit die Eintragungen von gestern. Kein wirklicher Erfolgsnachweis. Nur eine Tortur. Dabei soll es doch beruhigen. Soll zeigen: Ja, da war was. Da war nicht nichts. Aber es zieht mich nur noch weiter runter, ins Nichts.

Was??? Nur das habe ich gemacht – nicht mehr?

NEUNTE STUNDE

Manche Dinge muss man auch zu Ende faulen lassen.
Franz-Josef Strauß

Eine Alternative:

Wer Visionen hat, sollte zum Arzt gehen.
Helmut Schmidt

Das Fenster zum Hof. Weit offen. Ich kann mich nicht daran erinnern, es aufgemacht zu haben. Corinna? Eigentlich ganz schön unvorsichtig. Ein entschlossener Hechtsprung, und ich bin weg. Für immer. Aber sie weiß ja nicht, dass ich mich heute umbringen werde. Sie wollte wohl nur mal für ein bisschen Durchzug sorgen. War ja auch eine Luft zum Zerschneiden hier drin. Abgase des Dauerbetriebs im psychischen Maschinenraum.

Danke, Corinna, auch wenn ich weiß, dass du damit auf keinen Fall mein Abtreten erleichtern wolltest. Nun aber habe ich eine weitere Option. So ein offenes Fenster schafft doch auch Raum für Spontaneität. Ich kann mich blitzartig entscheiden – im Vorübergehen sozusagen: ein Schritt zur Seite, ein Kopfsprung wie im Schwimmbad, und es ist getan.

Doch nichts ist umsonst im Leben, schon gar nicht so kurz vor dem Tod. Der Preis eines offenen Fensters sind die nervlichen Folgen. Es ist schlimmer geworden mit meiner Geräuschempfindlichkeit. Als ob gespitzte Ohren zur Bereicherung der Physiognomie des Depressiven beitragen sollten. Sobald meine Wahrnehmung nach außen hin einmal frei flottieren darf, gerät im Innern eine Selbstverständlichkeit zur bösen Überraschung: Der Hörsinn hat keinen Abschaltknopf. Selbst wenn die Ohren verstöpselt werden, nimmt sich die Wahrnehmungsfunktion sogleich der Geräusche aus dem Köper an. Und das sind nicht gerade wenige. Quälgeister allesamt. Zumal, wenn jeder Laut, egal, woher er kommt, wie durch eine akustische Lupe wahrgenommen wird. Paradoxerweise umso mehr, wenn das Grundrauschen auf Denk- und Gefühlsfrequenz dank totaler Erschöpfung doch einmal auf Standby geht. Statt dass nun endlich Ruhe einkehrt, läuft schon das nächste Programm: Alltagsgeräusche, die wie Messer in den Kopf fahren. Menschliche Stimmen, die das Herz zerreißen – obwohl sie normal empfindende Zeitgenossen völlig kaltlassen. Nicht aber mich.

Da draußen sind Herr und Frau Kuckuck in der ultimativen Kakofonie angekommen. Hauen sich aufgedreht ihre gegenseitige Missbilligung um die Ohren. Beziehungsstress scheint das Alpha und Omega der Kuckucksehe zu sein. Die armen Kinder! Also, wenn die in die Babyklappe kommen, ist das nichts als vorausschauende Planung von Mutter Natur. Sich im Kuckucksnest vernünftig zu entwickeln ist nicht nur für den Menschen schwierig. Oder doch eine Möglichkeit – für mich? Besser als ein Sprung aus dem sechsten Stock? Meine Gedanken fahren mal wieder Karussell. Wo ist bloß der Knopf zum Abschalten?

Meine Ohren beginnen zu schmerzen. Oder bilde ich mir das nur ein? Jetzt nervt auch noch der Balg vom Oberst. Höllisch. Bisher habe ich die Sippschaft ja noch ignorieren können. Irgendwo im Gehörgang kam zwar an, dass dort unten nun das Fahrradfahren eingeübt wird. Dass eine Befehlsstimme sich knarzend gegen die Vergreisung auflehnt und junge Stimmbänder ihre Elastizität austesten. Alles also im Rahmen, bisher. Einigermaßen erträglich. Ich war ja fürs Hörspiel aus der Tierwelt auf Empfang geschaltet. Bei den gefiederten Konfliktpartnern in der Linde aber herrscht plötzlich profundes Schweigen. Sind sie still und heimlich zur Kopulation übergegangen? Oder fühlen sie sich über den Schnabel gefahren vom markerschütternden menschlichen Gelärme, das urplötzlich eingesetzt hat? Das Jüngste plärrt dem Oberst in die Ohren, als Unbeteiligter hört man aber doch heraus, dass es so schlimm nicht sein kann. Das süße kleine Biest ist auf Krawall gebürstet. Hat eben die

Gene des Opas mitbekommen. Und schlicht keine Lust mehr, von ihm herumkommandiert zu werden. In zweiter Stimme brüllt der Oberst routiniert herum. Hat eben nichts gelernt außer Konfliktererstickung per Lautstärke. Schießen darf er jetzt ja nicht. Grob sein schon. Aha, sage ich mir, da ist der Nachwuchs vom Velo gefallen. Das muss wohl nervös geworden sein und hat den kleinen Teufel abgeworfen wie ein scheuendes Pferd.

*

Frankreich, August 1987

Seit knapp zwei Monaten sind wir per Fahrrad durch Europa unterwegs. Vier Burschen, nach der Matura. »Fahrrad« trifft die Sache nur bei zweien von uns. Mein Freund und ich erledigen die Sache per Tandem. Unser Gepäck befindet sich in einem selbst gebastelten Anhänger mit zwei Stangen vorn dran. An der einen wird die Flagge des Landes, in dem wir uns gerade befinden, befestigt. Unser Sympathieträger bei der einheimischen Bevölkerung. An der anderen Stange sitzt die Flagge unseres Heimatlandes. Damit jeder weiß, wo wir herkommen. Obwohl, meistens wird gefragt, was für eine Fahne das ist. Wir lassen uns nichts anmerken und betrachten das als willkommene Gelegenheit zur Kontaktaufnahme. Im persönlichen Gespräch können wir uns immer noch als waschechte Österreicher erweisen. Neben der Völkerverständigung haben die beiden Flaggen noch eine praktische Funktion: Sie dienen bei Rückenwind als Segel, bei Talfahrten als Zusatzbremse. Das Tandem ist schon außergewöhnlich genug, der Anhänger macht uns endgültig zur Attraktion.

Vier Monate nehmen wir uns Zeit für unsere *Tour d'Europe*, von Wien aus machen wir uns über Bayern, Baden-Württemberg und Straßburg auf nach Paris, dann weiter westwärts bis zur französischen Atlantikküste. Schließlich auf einer großen Schleife entlang der Côte d'Azur und italienischen Riviera und nach Überquerung der Südalpen durch die Poebene nach Triest und weiter durch Jugoslawien, bis nach Ungarn, mit Plattensee und Budapest, bis wir letztendlich wieder zurück nach Wien gelangen.

Wir beide sind gute Freunde, aber vier Monate auf engstem

Raum sind eine Herausforderung. Tagsüber auf dem Tandem, Körperdistanz 30 Zentimeter, nachts in einem Zweimannzelt. Ein idealer Nährboden für Konflikte. Zeitweise könnte ich ihn in der Luft zerreißen, ich vermute, ihm geht es ebenso.

In der Regel nehme ich die vordere Position ein. Die ganze Zeit über habe ich schon das Gefühl, dass die Sache anstrengender ist als erwartet. Aber ein Tandem reagiert wohl anders als ein normales Fahrrad.

»L'Autriche à l'arrière!« – «Mit Österreich am Heck!«

Ein alter Mann von der gegenüberliegenden Straßenseite ruft uns das zu. Jedenfalls verstehe ich ihn so.

»Na, endlich erkennt hier einer mal unsere Farben«, kommentiere ich, nicht ohne Genugtuung, nach hinten zu meinem Mitfahrer.

Keine Antwort. Aber gluckst er nun in sich hinein, oder nicht? Ich schöpfe jedoch keinen Verdacht.

Am Ende unserer Reise reibt er es mir dann hin, mit sichtlichem Genuss. Er hatte nämlich richtig verstanden: Der Mann entlarvte ihn als Faulpelz, der seine Füße baumeln ließ.

»Il triche à l'arrière!« – »Der da hinten schummelt!«

Und genauso war es. Ich habe vorn die ganze Arbeit verrichtet, vier Monate lang.

*

Ich liege immer noch auf dem Bett. Verwundert reibe ich mir die Augen. Sie stehen offen! Nein, das war kein Sekundenschlaf. Trotzdem, in null Komma nichts auf Tauchstation. Draußen endlich Stille. Keine Quälgeister mehr aktiv. Wie lange schon? Ich weiß es nicht.

08:34 Uhr.

Manchmal muss man geradezu dankbar sein für seinen Filmriss. Die reine Barmherzigkeit, wenn es einen aus der verfaulenden Gegenwart heraus in die vor Leben strotzenden Gefilde der Erinnerung reißt. Na ja, so schön war der Rückblick nun auch wieder nicht. Hat immerhin seinen Zweck erfüllt und mich vorübergehend entlastet. Ein Rest von Funktionsfähigkeit meiner seelischen Selbstschutzmechanismen, darf ich doch annehmen? Obwohl ... da wäre noch etwas. Mir wird schon wieder leicht schummrig bei dem Gedanken.

Klarsicht mag für manche Menschen eine Gabe sein, die ihnen von Natur aus mitgegeben ist. Ich verstehe darunter ganz einfach die besondere Fähigkeit, sich nichts vorzumachen. Die Dinge, wie man sie zu sehen bekommt, auch so zu bewerten. Nichts weiter. Nur immer hinzuschauen, insbesondere dort, wo man lieber wegsehen möchte. Ich selbst habe in meinem Leben oft und gern weggeschaut. Natürlich immer dann, wenn es ungemütlich wurde. Wegsehen hat mir das Leben deutlich leichter gemacht. Hat auch meine Performance gesteigert. Wer ein Anführer sein will, dem bleibt ja oft keine andere Wahl. Aber seit ich diesen Mega-Blues habe, funktioniert es nicht mehr damit. Ich muss immer hingucken. Vor allem gucke ich in meinen eigenen Kopf, ich kann gar nicht genug davon bekommen. Und da habe ich auch das eine oder andere gesehen, was nichts mit meinem speziellen Zustand zu tun hat. Sondern was eben so ist, wie es ist. Nicht nur bei mir. Bei jedem anscheinend. Und selbst wenn ich später, falls ich mich doch nicht umbringe und mit allem hier endlich durch sein sollte, wenn ich dann sogar eine Extraschicht Wegsehen einlege, wird auch das nichts ändern. Ich werde diesbezüglich wohl für immer klarsichtig bleiben, das ahne ich jetzt schon. Vor allem im Hinblick auf das, was wir so stolz unser Denken und unseren freien Willen nennen.

Hannah Arendt prägte den Begriff der »Banalität des Bösen«. Nun, es gibt wohl auch eine Banalität des Kognitiven. Ich meine nicht mehr und nicht weniger als die Unfähigkeit zu denken. Was wir für unser Denken halten, ist in Wirklichkeit ein durch mentale Energie angetriebenes, automatisches Assoziieren. Als Gedanken formatierte Informationseinheiten treiben wie Eisschollen auf der Oberfläche unseres Bewusstseins, stoßen aneinander, verbinden sich zu Clustern, sinken wieder ins Unterbewusstsein hinab, steigen wieder herauf, und so weiter, in einem fort. Das ist kein Zeichen minderer Intelligenz. Es ist der Normalzustand. Während die Banalität des Bösen sogar unter der totalitären Herrschaft noch Wahlmöglichkeiten lässt, ist die Banalität des Kognitiven alternativlos. Auch eine an Kant geschulte Willensfreiheit kann nur in den Höhen des Geistes funktionieren, niemals aber im Alltag. Hier herrscht Selbstvergessenheit. Hier prägt die formatierende Gewalt des Klischees unser Bild von der Welt. Vor der Banalität des Bösen versagt das

Wort, und das Denken scheitert. Vor der Banalität des Kognitiven erstirbt das Denken gleich gar. Aber das Wort erblüht. Sprache ist unser Ersatz für Realität. Sie errichtet die Herrschaft einer kalten Technokratie des Intellekts. Sie saugt der lebendigen Wirklichkeit ihre Seele aus.

Der Königsweg des Wörter und Wortverbindungen assoziierenden Intellekts, hin zu einem brauchbaren Ergebnis, ist nicht die Schlussfolgerung. Es ist die Eselsbrücke. Ein ebenso unterschätztes wie inflationär gebrauchtes Instrument unserer Alltagskognition. Die Eselsbrücke vermag völlig disparate Stoffe beziehungsreich miteinander zu verbinden, sobald sie auf dem Ozean unseres Bewusstseins in trauter Nachbarschaft mit einem wortgleichen oder zumindest wortähnlichen Element herumtreiben. Wenn das Ergebnis der Verbindung irgendetwas taugt, nennen wir es sinnvoll. Wenn es überraschend gut ist, erheben wir es zur Intuition. Sobald es in exzeptioneller Qualität und ungewöhnlich oft auftritt, feiern wir es als Genialität. Und wenn deren gewohnheitsmäßige Performance zu eklatanter Lebensfremdheit führt, wundern wir uns nicht etwa darüber, sondern bescheinigen dem Betreffenden eine Künstlernatur.

Warum also quäle ich mich ständig damit, dass ich keinen klaren Gedanken mehr fassen kann? Dass ich nicht mehr logisch zu denken vermag? *Bullshit!* Ich sollte stattdessen der Eselsweisheit ein paar Geheimnisse ablauschen und viel mehr auf die Selbstheilungskräfte der menschlichen Seele vertrauen. Soeben habe ich doch selbst vom freien, unkontrollierten Spiel der Kräfte in meinem eigenen Oberstübchen profitiert, wenn ich es mir recht überlege:

Im Anfang war Energie. Gehemmt-agitierte emotionale Energie, würde mein Neurologe sagen. Eine mir sehr geläufige Ausprägung tief greifender Ambivalenz. Sehr charakteristisch für meine Verfassung. Ich möchte sagen, innere Ambivalenz stellt in der Depression eine Art von Dachorganisation für die kleinen und großen Player auf dem mentalen Marktplatz zur Verfügung. Nicht unähnlich der Rolle der UNO in der Weltpolitik: Überall am Mitreden im Namen des großen Ganzen, und trotzdem macht jeder letztlich doch, was er will. Ambivalenz hält das kranke System in der Schwebe. Auch bei mir vorhin: Meine Übersensibilität beschert mir ein mustergültiges Fallbeispiel des gehemmt-agierten Syndroms. Völlig erschöpft und trotzdem unter Hochspannung. Kein Antrieb und trotzdem kurz vor dem Zerplatzen. Man hat das Gefühl, das eigene Nervenkostüm hängt einem nur noch in Fetzen vom Leibe, gleichzeitig aber scheint es so straff zu sitzen wie ein Taucheranzug, der sich unter all dem Druck, der von innen nach außen will, bis zum Zerreißen spannt. So weit die energetische Ebene.

In der Wortwelt arbeite ich mich gleichzeitig an den sinnlichen Eindrücken ab, die ich, wie durch eine Lupe vergrößert und im Brennpunkt meiner Aufmerksamkeit erhitzt, als Idiosynkrasie meiner wundgescheuerten Sinnesfunktionen interpretiere. Ich hadere mit meinem Schicksal, ich verurteile andere Menschen mit präpotenten Worten. Ich vermenschliche sogar die unschuldige Tierwelt, um endlich das Haar in meiner eigenen Suppe zu finden, die ein innerer Dämon mir so gründlich versalzen hat. Ich gefalle mir darin, gleichzeitig den Bildungsbürger und den blasierten Nonkonformisten raushängen zu lassen. Natürlich nur vor mir selbst, denn in aller Öffentlichkeit würde ich nie über einen Kuckuck als Archetyp des banalen Lebens reden. Um die Hosen ganz runterzulassen, muss ich mir jetzt also eingestehen, dass ich längst zum Zyniker geworden bin. Aufgeschlagen auf dem Boden intellektueller Aussichtslosigkeit, wo der Verstand vor lauter Verzweiflung an seinem Versagen nur noch durch Drücken der Wiederholungstaste für ein trashiges Unterhaltungsprogramm zu sorgen in der Lage ist.

Und dann – plopp! – der Filmriss.

Unaufgefordert und aus dem Stegreif veranstaltet mein Unterbewusstsein auf dem Bildschirm des inneren Auges eine Art Kurzurlaub für mein geschundenes Gemüt, im Wellness-Resort der Erinnerung. Dazu bedient es sich nicht etwa eines komplizierten Mechanismus, sondern – ganz richtig: der Eselsbrücke. Eingenordet auf die Worthülse »Fahrrad«, darf ein innerer Steuermann, der zufällig auf der Brücke Dienst hatte, das Ruder übernehmen und Kurs auf die Vergangenheit nehmen. Währenddessen nehmen sich Nerven und Verstand eine Auszeit. Das allein wäre vielleicht als Aufbaumaßnahme des psychophysischen Apparats für sich selbst zu belobigen. Der Zufälligkeiten damit aber nicht genug. Auf meiner inneren Spontanexkursion dient offenbar nicht nur »Fahrrad« als Passwort zum Öffnen des Gedächtnisspeichers. Es muss dort bei mir auch so etwas wie einen Kuckucks-Code geben. Meinem gefiederten Intimfeind begegne ich dort ja ebenfalls wieder, wenn auch in verschlüsselter Form: als dem Schmarotzer auf dem Soziussitz.

Ich muss jetzt an meinen früheren Mathelehrer denken. Der pflegte unsere unausgegorenen Gedankenflüge selbstironisch mit scheinbarer Unbedarftheit kurzzuschließen:

»Und, was lernt uns das?«

Was also wollen »Fahrrad« und »Freund Kuckuck« mir sagen? Ich weiß es nicht. Sie triggern mir einfach keine Erkenntnisleistung aus dem Hirn. Für die heilige Hildegard, die Meisterin der Semiotik des nur dem inneren Auge Sichtbaren, wäre das womöglich ein Doppelschlag der Inspiration aus dem Off der geistigen Welt gewesen. Ich aber halte es hier eher mit Helmut Schmidt und begnüge mich damit, den Hut vor der gut beobachtbaren, allerdings für mein Auge rein technischen *sophistication* meines Unterbewusstseins zu ziehen. Um dem Anerkennung zu zollen, muss man ja nicht zum kritiklosen Opfer eines synchronistischen Deutungswahns werden, der in jeder irgendwie auffälligen, weil nicht kausal bedingten Korrelation innerhalb unseres begrenzten Erfahrungshorizonts immer nur einen weiteren Beweis für die Zeichenhaftigkeit der Welt erblickt. Immerhin, es war schon ein kleines Kabinettstückchen, ein echter Hingucker in Sachen Eselsbrücke, der mir da frei Haus ins Oberstübchen geliefert wurde. Wenn man so will, ein Anschauungsbeispiel für die naturwüchsige Ästhetik des »Affengeists«.

Mein Handy ruft mich. Liegt parat auf dem Nachttisch. Das muss Corinna sein.

Hat aber länger als eine Viertelstunde gedauert! Sie entschuldigt sich, wurde aufgehalten. Nur Präliminarien für die eine, alles entscheidende Frage:

»Wie … wie geht es dir?«

Ein Zittern liegt in ihrer Stimme. Der Eindruck, den sie von mir mitgenommen hatte, war alles andere als vielversprechend.

»Och, nicht so schlecht«, höre ich mich sagen.

Am anderen Ende ist es auf einmal ganz still. Ist sie aus der Leitung gefallen?

»Bist du noch da?«

Sie holt tief Luft. Überlegt, was sie jetzt sagen soll.

»Äh ja, natürlich.«

»Hast du was?«

Sie atmet mehrmals hörbar durch. Das hat sie nicht erwartet. Wann habe ich sie das letzte Mal nach ihrem Befinden gefragt?

»Nein, nein ... ich freue mich! Du hast lange nicht gesagt, dass es dir gut geht.«

»Habe ich nicht. Ich habe nur gesagt, es geht mir nicht so schlecht.«

»Aber besser als vorhin?«

»Ja, irgendwie ja.«

»Das ist ja toll. Liegst du noch im Bett?«

»Ja und nein.«

Erneute Pause. Ich kenne sie: Ihre Gedanken arbeiten fieberhaft. Sie versucht, meinen Zustand aus dem herauszulesen, was ich so zweideutig formuliere. Hat das Gefühl, dass vielleicht ein leiser Hoffnungsschimmer zu erkennen ist. Weiß aber aus Erfahrung, dass nur ein einziges falsches Wort mich erneut zurückwerfen wird. Ich muss ihr helfen.

»Also, ich liege nicht mehr im, sondern auf dem Bett. Und ich war schon im Bad.«

»Das ist ja prima. Dann kannst du doch jetzt vielleicht auch aufstehen. Lies ein bisschen die Zeitung. Ich habe sie vorhin noch von unten geholt und dir im Wohnzimmer hingelegt.«

Schluck.

Corinnas Fürsorglichkeit ist rührend, sie verpflichtet mich aber schon wieder zu etwas. Ich will jetzt erst einmal nichts mehr sagen. Sie anscheinend auch nicht. Hat wohl gespürt, dass ihre gut gemeinte Aufforderung den entscheidenden Tick zu forsch war. Da ist sie wieder, meine übergroße Empfindlichkeit. Es bedarf nur eines Lufthauchs aus der falschen Richtung, und schon kippe ich aus den Latschen. Wäre ja auch komisch, wenn es plötzlich nicht mehr so wäre. Trotzdem raffe ich mich zur Kooperation auf. Zumindest verbal. Ich will sie nicht schon wieder enttäuschen.

»Das ist lieb«, bedanke ich mich leicht gequält, aber erkennbar auf ihrer Seite.

»Sehr gern«, kommt es zurück, mit hörbarer Erleichterung. »Übrigens brauchst du dir wegen der Arbeit keine Gedanken zu machen.

Ich habe angerufen, und sie sagen, dass es okay ist, wenn du nicht kommst.«

Aua.

Ein zweites Mal schaffe ich es nicht, das Negativpotenzial einer positiv gemeinten Botschaft auszublenden. Immerhin gelingt es, ansatzweise die Anmutung zu erzeugen.

»Du, sei mir nicht böse. Ich muss mal auf die Toilette.«

Sie wundert sich über mein plötzliches Bedürfnis. Ist aber viel zu vorsichtig geworden, um es zu hinterfragen. Wir verabschieden uns, nicht ohne dass ich noch behutsam an den für heute Nachmittag anberaumten Termin bei einem Psychotherapeuten erinnert werde. Karin, eine Kollegin und gute Freundin, hat ihn vermittelt. Unter tätiger Mithilfe von Corinna wurde ich bearbeitet, das Angebot unbedingt anzunehmen. Begeistert habe ich mich nicht gezeigt. Ich will einfach nicht mehr. Nicht noch ein Termin beim Seelenklempner. Es nützt ja doch nichts. Schließlich haben sie es mit vereinten Kräften doch geschafft, mich zu überreden. Am liebsten würde ich den Termin platzen lassen. Hätte ja heute auch eine gute Entschuldigung. Will mich doch umbringen. Aber die beiden Frauen haben gegen etwaige Hindernisse vorgebaut. Da Corinna dann noch arbeitet, wird Karin mich begleiten, das ist fest vereinbart. Also doch hingehen? Oder bringe ich es fertig, ihr persönlich abzusagen? Ich weiß nicht. Wir werden sehen. Oder auch nicht. Nicht mehr. Je nachdem. Wenn ich dann tot sein sollte, wäre ein geplatzter Termin beim Psychologen das geringste Problem.

ZEHNTE STUNDE

Ich will mir das Bildnis vom Tod so sanft, so mild vorstellen, dass ich es gern umarme. Mag der Selbstmord auch die feigste Tat der Welt sein, mag ich auch meinen guten Ruf bei den Menschen verspielen – was kümmert es mich, wenn ich dann nicht mehr bin?

August von Platen

Lapidarer, dafür moderner:

Wir finden Worte für das, was los ist, aber es bleibt folgenlos.

Elfriede Jelinek

Ob der Psychodoc mir helfen kann? Aussichtslos. Folgenlos. Zwei Frauen zuliebe habe ich zugestimmt. Sie wollen mir helfen und sind doch selber so hilflos. Und überhaupt. Werde ich heute Nachmittag um 17 Uhr denn noch am Leben sein? Ich habe aufgesteckt. Schnell verdorrt, das zarte Pflänzchen Hoffnung. Umrankte ein paar hochtrabende Gedanken und ein alltägliches Telefonat mit dem einzigen Menschen, der mir an meinem letzten Lebenstag wirklich nahesteht. Und schon kaputt. Wie verspäteter Blattaustrieb, der sich auch in einem goldenen Sommer nicht als lebensfähig erweist.

Drangvolle Unruhe. Flügellahm. Innerlich getrieben. Reglos. Der Riss, der mich durchtrennt, ist mit Händen zu greifen.

Das Fenster zum Hof. Heißt nicht so ein Film von Polanski? Ja, den habe ich sogar mal gesehen. Pathetischer Grusel. Großes Kino. Bei mir dagegen, lakonische Gegenwart: Ich stehe auf, öffne das Fenster und springe hinaus. So simpel. Die Generalprobe habe ich schon erfolgreich hinter mich gebracht.

Nun aber. Ich bringe mich um. Jetzt.

Es gelingt tatsächlich, ohne Umschweife aufzustehen, zum Fenster zu gehen, die rechte Hand an den Griff zu legen – noch die Original-Olive aus der Gründerzeit, wie ich mit einem Anflug von Leidensstolz vermerke –, ihn herumzulegen und den Flügel weit zu öffnen. Den anderen brauche ich jetzt nur noch aufzuziehen. Dann kann mein Körper seinen letzten Gang antreten, ohne seitlich eingezwängt zu werden. Das Tor zum Himmel, auf adäquate Weise geöffnet. Jetzt also gilt es: Ich strecke den Arm aus, lange mit der Hand nach dem Rahmen – und greife ins Leere. Nun erst bemerke ich, dass ich den Blick abgewendet hatte. Ich greife erneut zu, erwische das glatte, kühle Holz … und lasse los, als ob es glühend heiß wäre.

Diese Prüfung habe ich bestanden.

Aber warum denke ich das? Ich hatte doch ein für alle Mal beschlossen …

Der Tod schien schon Teil der Gegenwart zu sein. Aber nicht mein Sterben. Und jetzt bin ich heraus aus dem Bett. Unfassbar lange hat es gedauert. Aber immerhin. Eine letzte Chance, noch irgendetwas mit dem Tag anzufangen? Doch noch duschen? Nein, erst mal setzen. Auf den Schreibtischstuhl. Ganz neue Erfahrung heute, wenn auch keine wichtige. In diesem entscheidenden Moment brauche ich Ruhe. Also zurück ins Bett? Das täte mir nicht gut. Ich würde mich doch wieder nur hin und her wälzen. Viel zu viel Zeit, um nachzudenken. Und dennoch schaffe ich es nicht woanders hin. Unter Kuratel aller meiner negativen Gedanken geht es zurück ins Bett.

Blick zur Zimmerdecke. Den Kopf seitlich gedreht, Schlafzimmerfenster in Sicht. So weiter, immerfort. Zimmerdecke. Fenster. Freitod. Ist nun doch der Augenblick gekommen? Dieser Gedanke ist auf einmal nicht mehr beruhigend.

Freitod. Was soll der Ausdruck? Als ob man überhaupt frei wäre! Aber man hat sich nun mal dafür entschieden. Völlig frei. Denkt man. Wir leben schließlich in demokratischen Verhältnissen. Da muss das doch möglich sein. Frei, sich umzubringen. Ja, das ist man. Ist nicht verboten. Gibt keinen Paragrafen im Strafgesetzbuch dazu. Und wenn schon? Mangels lebendigem Angeklagten würde das Verfahren eingestellt.

Freitod.

Ein Widerspruch in sich selbst, dieses Wort. Indem man es nur andenkt, ganz leise, ist man schon so was von unfrei, so gefangen. Weniger Freiheit geht gar nicht. *Frei-Tod.* Man sollte das Wort verbieten. Ist ganz falsch. Und klingt viel zu harmlos. Weg damit. Nächstes Thema.

Immer noch dieser innere Aufruhr. Jede Faser des Körpers angespannt, knapp vor dem Durchriss. Und trotzdem bin ich unfähig, mich in Bewegung zu setzen. Völlige Erschöpfung, aber kein Schlaf. Und, auf der emotionalen Ebene, das schlechte Gewissen, wenn man liegen bleibt.

Wir sind nicht abgeneigt zu arbeiten. Wir sind keine Verlierer. Es ist eine Krankheit.

Hinausschreien möchte ich es. Dass es auch jeder hört. Wenn ich nur nicht so schlaff und schwer wäre.

Das alte Thema also: kein Grund, nicht mal ein Anlass. Keine Kausalität. Kein Ereignis, das einem Sorgen macht, das einen nicht schlafen, nicht ruhen lässt, bis die Ursachen beseitigt sind. Nein, es gibt überhaupt nichts, woran man »es« festmachen könnte. »Es« ist einfach da, hat von mir Besitz ergriffen.

»Es« ist »ich«.

Ich beschließe, samt Polster und Decke ins Wohnzimmer auszuwandern. So ist die Distanz zum Schlafzimmerfenster größer.

Weg vom Fenster, damit ich nicht bald endgültig weg vom Fenster bin.

Ein probates Hilfsmittel zum unfreien Freitod kommt mir jetzt nicht mehr unter die Augen. Nun aber habe ich das straßenseitig ausgerichtete Wohnzimmerfenster im Blick. Eine möglicherweise lebensrettende Maßnahme: In aller Öffentlichkeit die Welten zu wechseln ist nicht unbedingt meine bevorzugte Variante.

Das Wohnzimmer. Auf dem Tisch alte Zeitungen und Magazine. Als Abonnent mehrerer Journale und Periodika bin ich normalerweise gut aufgestellt in puncto Informiertheit. Es ist mir ein intellektuelles Vergnügen, das Zeitgeschehen im Smalltalk klein zu raspeln. Jetzt aber mag ich niemandem mehr ins Gesicht blicken, ob mit oder ohne Begleitworte. Also ab in den Papiercontainer mit dem ungelesenen Weltgeschehen. Ich habe schlicht nicht die Kraft, meinetwegen auch nicht die Lust, daran teilzunehmen. Ich habe überhaupt kein

Interesse mehr. Das Leben um mich herum, die ganze Welt: null Relevanz. Nur mehr eine Scheinwelt, die nichts mehr mit mir zu tun hat.

Corinna sagte doch, die Zeitung von heute liege hier. Ja, wo ist sie denn?

Sie muss doch da sein! Auch wenn ich sie nicht brauche. Aber warum echauffiere ich mich deswegen schon wieder? Ob die Nachrichten von heute, von gestern oder meinetwegen auch von morgen: Juckt doch alles nicht mehr. Kann mich eh nicht konzentrieren. Immer diese extreme Unruhe, da müssen Ameisenstraßen in meinem Körper existieren. Ein ganzes Ameisen-Verkehrsnetz. Es fühlt sich an, als ob Strom durch meine Zellen fließt. 220, nein 380 Volt. Starkstrom. Setzt mich unter Hochspannung. Dennoch sitze ich stundenlang am selben Fleck. Seit einigen Tagen zerkratze ich mir auch noch die Haut, wie ein autoaggressiver Neurotiker. Malträtiere meine Fingernägel mit den Zähnen. Irgendwohin muss sie ja hin, diese faulig-gärende Energie. Ist wie explosives Gas. Aber bevor es zum Knall kommt, ist es schon wieder entwichen – wohin eigentlich? Ein Widerspruch. Der nächste. Wie mein ganzes Leben derzeit. Gefangen im Hin und Her. Im Vor und Zurück. Ich fühle mich wie aufgezogen, wie eine gespannte Feder in einem außer Kontrolle geratenen Räderwerk. Wie die Unruhe in einer mechanischen Uhr. Doch nein, die tickt nicht so wie ich. Entlädt ihre Spannung auf die Feder im absoluten Gleichmaß. Auch meine Zeit läuft ab. Aber anders. Mal zuckelt sie im Schneckentempo dahin, mal rast sie davon und lässt mich atemlos zurück. Aber sie läuft. Gott sei Dank. Irgendwann ist es vorbei. So hoffe ich doch.

Ich halte es auch im Wohnzimmer nicht aus, zurück ins Schlafzimmer.

Wie spät ist es eigentlich?

09:19 Uhr.

Völlige Verwirrung. Kein strukturiertes Denken mehr möglich. Glaube ich jedenfalls. Stimmt aber nicht. Mein Verstand funktioniert sehr wohl. In Wirklichkeit denke ich ganz klar. Die ganze Zeit. Auch in meinen dunkelsten Stunden. Akribisch genau sogar. Aber nur zu einem Thema. In die eine, die falsche Richtung. Beflissen, detailverliebt. Jeder Aspekt meiner Krankheit wird zerlegt und seziert.

Immer nur, um zu einer Schlussfolgerung zu gelangen: dass es keine Rettung gibt. Freitod also doch.

Weg mit diesem Wort. Reiß dich zusammen!

Verzweifelt stemme ich mich dagegen, mit all meiner Kraft. So wenig ist noch davon da, dass man es nicht Kampf nennen kann. In Wahrheit ist es Ohn(e)-Macht, verbrämt mit verbalem Dekor. Schlichte Willenlosigkeit. Deshalb nehmen die Suizidgedanken einen immer breiteren Raum ein, verdichten sich immer mehr. Alles ist präzise durchdacht, egal, wie ich mich gefühlsmäßig dazu stelle. Mein Verstand, er funktioniert, assistiert von meinem inneren Dämon, der die Gefühle in die totale Resignation treibt. Nein, es gibt keinen anderen Ausweg mehr. Dieses völlige Erlahmen jeglichen Antriebs, und trotzdem diese fiebrige Erregung. Dieses auch körperlich spürbare Niedergedrücktsein. Diese nicht zu beschreibende Empfindung, nicht mehr zu dieser Welt zu gehören. Entrückt in einen bösen Traum, der nicht endet. Ich kann nicht mehr. Es ist genau wie damals … Es kehrt alles wieder …

*

Wien, im Januar 1997

Die Studentenzeit ist endgültig vorbei. Auch meinen Doktor habe ich fast in der Tasche, nur noch eine Prüfung. Das Kernstück, die Dissertation, ist bereits abgenommen. Keine Möglichkeit mehr, den Einstieg in das Arbeitsleben weiter hinauszuzögern. Es muss losgehen.

Ich brauche nicht lange zu überlegen. Rechtsanwalt will ich werden. Strafrecht oder Wirtschaftsrecht? Wir werden sehen. Man ist da auch von diversen US-Serien beeinflusst: Der Anwalt, smarter Typ, souverän vor Gericht, boxt seinen Klienten aus jeder noch so misslichen Lage raus. Den Gegner zur Schnecke gemacht, die Geschworenen auf seine Seite gezogen. Und am Abend ein Drink mit der sehr attraktiven Staatsanwältin.

Die Wahrheit ist weniger spektakulär, das ist auch mir klar, aber ein bisschen wird man ja noch träumen dürfen. Ich habe eine eloquente Art, fühle mich für Auftritte vor Gericht gut geeignet. Das juristische Handwerkszeug habe ich im Kopf. Welche Kanzlei also? So leicht ist es nicht, einen Fuß in die Tür zu bekommen. Immerhin, mein Lebenslauf gibt schon was her: mehrere Auslandsaufenthalte, einige Zusatzqualifikationen, akzeptable Noten und mit Mindeststudiendauer ausgekommen, mit einem Wort: Es gibt Angebote.

Ich habe mich rasch entschieden. Die Kanzlei beabsichtigt, sich verstärkt auf dem Gebiet des Europarechts zu engagieren, da sind ihnen bei meiner Bewerbung wohl meine Auslandsaufenthalte in Paris und Brüssel samt Spezialisierung auf europarechtliche Agenden aufgefallen. Rednerische Begabung ist in diesem Umfeld weniger gefragt. Eben eine klassische Wirtschaftskanzlei: qualifizierte Arbeit im Hintergrund, Ausarbeitung von wasserdichten Verträgen und dergleichen. Publikumswirksame Auftritte vor Gericht kann ich mir gleich aus dem Kopf schlagen, das machen die »Wald-und Wiesen-Kanzleien«. Oder spezialisierte Strafrechtler – die mit der schmuddeligen Mandantschaft. Auf beide Kollegengruppen blicken Wirtschaftsanwälte ganz gern herab.

Meine Chefs, ein Ehepaar, sind ebenfalls noch jung, freundlich und zuvorkommend. Sie werden mich nach ihren Möglichkeiten in meiner Entwicklung unterstützen. Liegt auch in ihrem eigenen Interesse, schließlich wird meine Arbeitskraft gebraucht. Mit einem Rechtsanwaltsanwärter, seit rund einem Jahr in der Kanzlei beschäftigt, freunde ich mich schnell an. Schon nach ein paar Arbeitstagen genehmigen wir uns nach Feierabend gleich einige Drinks beim Wirt ums Eck. Wir trinken auf unsere künftige Zusammenarbeit. Man muss sich ihn als Mann von etwa zwei Meter Länge und einer gewissen Leibesfülle vorstellen. Ein Körper, der durchaus in der Lage ist, eine respekteinflößende Menge alkoholischer Getränke ohne Wimpernzucken zu verstoffwechseln. Der meine ist etwas anders gebaut, dennoch halte ich ganz gut dagegen.

Berufliches und soziales Umfeld also tipptopp. Etwas aber stimmt doch nicht. Mit mir selbst.

Es sind nur wenige Minuten zu Fuß ins Studentenheim, wo ich nach wie vor wohne. Ich verabschiede mich von meinem Kollegen und sollte mich aufs Bett freuen. Doch mir ist gar nicht wohl in meiner Haut. Da ist so eine Anspannung im Leib. Und diese unerklärliche Unruhe im Kopf. Ich kann weder einen Grund dafür erkennen noch die Symptome genau identifizieren. Es ist einfach so ein Gefühl. Sind es die Drinks? Nein, da habe ich in Studentenzeiten des Öfteren deutlich gröber zugeschlagen. Mein Kollege? Doch nicht der nette, hilfsbereite Typ, sondern ein raffinierter Hund, der mich aushorchen und dann benutzen will? Nein, kann nicht sein. Er ist einfach selbst viel zu offenherzig. Die Kanzlei, die Chefs? Abermals nein, da passt bisher alles. Kein Anzeichen dafür, dass ich die Katze im Sack gekauft hätte. Es ist schlicht nur ein deutliches und unangenehmes, dabei aber sehr unbestimmtes Gefühl. Etwas ist nicht in Ordnung. Ich weiß es. Aber ich weiß nicht, was.

Der nächste Tag.

Ich erledige die Arbeiten, die mir übertragen werden. Aber mit angezogener Handbremse. Ich bin nicht im freien Lauf. Was ist los mit mir? Was ich zu tun habe, ist doch interessant. Genau das, was ich tun wollte. Es ist auch nicht allzu schwierig, ich schaffe es ja selbst jetzt schon relativ problemlos.

Aber diese angezogene Handbremse. Das Gefühl, Gas zu geben, sich aber trotzdem nur im Schneckentempo fortzubewegen. Ich kann nicht ruhig auf meinem Stuhl sitzen, tigere im Zimmer auf und ab. Setze mich wieder, diktiere etwas in das Aufnahmegerät. Halte es auf dem Stuhl wieder nicht aus, stehe auf. Gehe auf die Toilette. Hole mir einen Kaffee. Setze mich erneut und stehe gleich wieder auf. Irrsinnige Anspannung. Zerfahrenheit. Leichte Panik.

Normalerweise trinke ich im Büro vier bis fünf Tassen Kaffee am Tag. Heute sind es an die 20, habe ich den Eindruck. Dabei habe ich absolut keine Lust auf Kaffee, ich brauche einfach etwas zu tun. Dabei liegt die Arbeit doch auf dem Tisch! Mein Puls, mein Herzschlag: Sind die nicht schneller als normal? Ich schaue auf meine Hände. Zittern sie? Ich halte die Rechte, mit dem Handrücken nach oben, über die Tischplatte, im Abstand von ein paar Millimetern. Immer wieder berührt die Handfläche das Holz. Das ist der Beweis: Meine Hände zittern stark, muss am beschleunigten Pulsschlag liegen.

Ich bin heilfroh, als der Arbeitstag endlich zu Ende ist. Zu Hause werde ich mich gründlich entspannen. Aber Fehlanzeige. Meine Gedanken kreisen nach wie vor um das ungreifbare Etwas, das mich in Beschlag genommen hat. Sehr spät erst, nach Mitternacht jedenfalls, gehe ich zu Bett.

Um zwei Uhr bereits wieder aufgewacht, schweißgebadet, zitternd. Es scheint mich fast zu zerreißen. Verdammt, was ist los mit mir? Ich stelle mich ans Fenster und atme die frische, kalte Luft ein. Das tut mir gut. Ich gehe wieder zu Bett und schlafe ein.

Eine Stunde später bin ich wieder wach ...

*

Oh, wie ich es doch kenne! Und es kehrt wieder, offenbar immer wieder aufs Neue. Ich weiß, es wird mich mein Leben lang verfolgen. Eine Episode nach der anderen. Die Abstände dazwischen immer kürzer. So ist es doch. So muss es sein. Geht nicht anders. Nicht bei mir.

Hör auf mit so etwas. Glaube deinem Arzt. Erstens muss es nicht so kommen. Und zweitens wird es weitere Fortschritte in der Forschung geben. Du hast noch viel Zeit. Trittst gerade erst in die Mitte deines Lebens ein.

Ich erwarte jetzt eigentlich, dass da wieder zwei Stimmen in meinem Kopf gegeneinander antreten. Sich gegenseitig die Argumente um die Ohren schlagen. Pro und Kontra. Ich kenne das alles. In- und auswendig. Vorwärts, rückwärts, seitwärts. Ist alles gesagt. Braucht nicht wiederholt zu werden. Bitte nicht!

Doch nun werde ich ruhig. Ganz ruhig. Unerklärlich, wie so vieles in den letzten Wochen. Ich weiß, es ist so weit. Diese Ruhe ist fast gespenstisch. Ruhe pur sozusagen.

Ich weiß, es ist vorbei. Jetzt doch. Diesmal endgültig.

So unsäglich gequält habe ich mich, monatelang. Doch nun ist es vorüber, es gibt keinen Grund zur Aufregung mehr. Ich werde meine Suizidgedanken in die Tat umsetzen. Auch die Entscheidung über das »Wie« ist getroffen. Der Sturz aus dem Fenster, nach wie vor meine Wahl. Obwohl: War da was? War da eine Entscheidung? Nein, ich kann mich zu nichts entscheiden, der kleinste Ermessensspielraum wird zum unüberwindlichen Abgrund. Komme nicht hinüber auf die andere Seite. Das ist doch so. Oder etwa nicht? Nicht mal das ist sicher: dass ich mich nicht entscheiden kann. Und die wichtigste Entscheidung in meinem Leben, die letzte, ultimative: die will ich ganz ohne Brimborium einfach so auf den Tisch geknallt haben? Warum auf einmal so unkompliziert? Geht doch nicht. Hat mir die Krankheit schon wieder eine Falle gestellt, mir die Entscheidung abgenommen? Hat sie verhindert, dass ich abwäge? Ein Weiterleben zumindest in Betracht ziehe? Oder war es so: Etwas in mir hat eine zweite Entscheidung getroffen, die Entscheidung, mich selbst zu überzeugen, dass ich mich entschieden habe. Sehr gefinkelt. Ist das alles nur ein Spiel? Wenn, dann ein Spiel auf Leben und Tod. Und wer spielt da mit mir?

Nicht schon wieder eine Entscheidung. Bitte.

Beginnen wir von vorn mit der Bestandsaufnahme: Wohnzimmerfenster oder Schlafzimmerfenster? Wenigstens diese Entscheidung sollte und könnte ich treffen, für den Fall, dass ich mich dafür entscheide. Für den Tod, meine ich. In beiden Fällen erwartet mich ein Betonboden. Indessen, was ich bisher noch gar nicht in Betracht gezogene habe: Beim Sturz aus dem Wohnzimmerfenster bestünde die Gefahr, dass ich zu weit von der direkten Falllinie entlang der Hausmauer abkäme und auf ein geparktes Auto stürzte. Die Wucht des Aufpralls wäre somit spürbar gemindert. Ich könnte überleben. Und ich will doch keinen Passanten mit in den Tod reißen. Unglaublich: Ich bin knapp vor meinem Suizid und gebärde mich als Philanthrop? Nein, jetzt lassen wir die Kirche im Dorf, ein derart passionierter Menschenfreund bin ich auch wieder nicht. Da ist mir das eigene Hemd doch das nächste. Warum dann dieser Gedanke? Will ich mich selbst überlisten? Vielleicht ein verkappter Ausdruck meines Lebenswillens, der es nicht wagt, sich in offener Form bei mir zu melden?

Das Schlafzimmerfenster – vielleicht doch besser? Ja, das könnte sein. Ich gehe wieder zurück ins Schlafzimmer, stelle mich ans Fenster und blicke ein letztes Mal hinunter in den Hof. Ich schließe die Augen. Ist es nun so weit, oder schrecke ich vor dem endgültigen Schritt zurück? Ich bin enttäuscht. Warum die Frage? Die Entscheidung ist gefallen, mach es! Es wird nicht besser. Nicht eindeutiger.

Also doch noch keine Entscheidung. Warum? Ein letztes Aufbäumen der Überlebensinstinkte? Ich schaffe den finalen Akt einfach nicht. Zurück ins Wohnzimmer. Dort beobachte ich den Verkehr auf der mittlerweile stark befahrenen Straße. Ein Sprung von hier aus, und das öffentliche Spektakel beim Sterben wäre mir so sicher wie das Amen in der Kirche anlässlich meiner Beerdigung. Ich möchte aber doch so wenige Leute wie möglich mit dem Anblick meines zerschmetterten Körpers belästigen. Wieder diese Pseudophilanthropie! Taugt nicht fürs Drehbuch meines Todes. Fast schon hochnäsig, selbstgefällig, abgehoben. Wieder der kleine Teufel, der sich Lebenswille nennt. Sich aber nicht traut, sein Gesicht zu zeigen. Springt einfach in meinen Hinterkopf und vermurkst mir die einzige unwiderrufliche Entscheidung, die mir möglich ist. Sabotiert meine Todessehnsucht. Dabei verspüre ich null Lebenswillen. Wieder ein Widerspruch, eine Unvereinbarkeit. Mich wundert es nicht mehr. Ich bin ein Paradoxon auf zwei Beinen.

Das Schlafzimmerfenster ist wohl doch besser ... Also wieder retour. Dritter Versuch. Nochmals die Augen schließen. Sich vorstellen, wie man wenige Augenblicke später kopfüber in den Innenhof hinabstürzt. Es wird schnell gehen und nicht wehtun. Wie erlebt man den freien Fall? Vor 20 Jahren, im Hafen von Auckland, habe ich es ausprobiert. Bungee-Jumping. Gilt als Sich-fallen-Lassen in Reinkultur, als Nervenkitzel par excellence. Einfach nur furchtbar, wenn man mich fragt. Das anschließende Hin- und Herpendeln und das leichte Auf und Ab am elastischen Seil aber, das hatte schon was.

Psychologen, Angehörige und Freunde von Selbstmördern rätseln über die Ursache von deren letztem Schritt. Nicht der Selbstmörder. Ich nicht. Für uns ist es nur die logische, zwingende Folge eines Sich-nicht-mehr-aufbäumen-Könnens gegen die Qual des Lebens. Ganz einfach. So banal, so final.

Ich beuge mich vor...

Time-out: Entscheidung unmöglich. Auch jetzt. Grübeln, abwägen, verschieben. Immer dasselbe Spiel. Der innere Dämon hat seine Freude. Die kann ich ihm doch nicht gönnen! Also, mal ganz nüchtern betrachtet: Die Entscheidung ist längst gefallen. Es geht »nur« um die Ausführungshandlung!

Da – ein Geräusch. Es verwirrt mich. Klingt wie ein auf Wimmern gedämpftes Martinshorn. Kommt aber nicht von draußen. Ich höre ganz fest hin. Das Telefon im Wohnzimmer! Mein Festnetzanschluss. Meldet sich nicht so oft, deshalb war ich irritiert und vermochte den Ton nicht sogleich unterzubringen. Mit meinen Gedanken bin ich ja auch schon in einer anderen Welt. Ich schätze, das ist Vater. So ziemlich die einzige Person, die mich auf diesem Anschluss anruft. Weil es billiger ist. Sagt er. Hat sich aber nie mit Handy-Flatrates beschäftigt. Diese Fähigkeit, etwas bei Bedarf auszublenden, hätte ich auch gern wieder. Meine Welt sähe anders aus.

Ich stehe vor dem Apparat. Ein Blick auf das Display: Tatsächlich, es ist Vater. Soll ich rangehen? Wieder eine Entscheidung. Diese war nicht vorgesehen. Ich könnte sie umgehen, indem ich mich jetzt umwende, ein paar Schritte mache und es endlich tue. Aber nur nichts überstürzen jetzt. Ganz wörtlich gemeint. Vielleicht will er mir ja etwas Wichtiges sagen, mein Vater. Und hat er nicht das Recht, noch ein paar Worte mit seinem Kinde zu wechseln, bevor dieses seinem Leben, das es ja auch von ihm, seinem Vater, geschenkt bekam, ein Ende setzt?

Also abheben – oder nicht?

Du müsstest lediglich die Hand zum Hörer führen, zugreifen, anheben.

Aber dann zum Ohr führen. Auch noch »Hallo, Vater« sagen. In einer Situation wie dieser. Geht doch nicht. Das übersteigt meine Kräfte. Gleichwohl ist es eine wichtige Frage, man sollte sich ihr stellen:

Willst du mit deinem Vater nicht noch einmal reden, wenige Minuten vor deinem Tod?

Jetzt nachdenken. Ausdauernd zu überlegen, selbst dort, wo es nichts zu überlegen gibt, das liegt dir doch. Alles auseinandernehmen, auf sämtliche Aspekte hin untersuchen. Vor allem die dunklen. Dabei bist du doch immer noch fündig geworden.

Aber jetzt – noch eine Entscheidung. Und dazu eine von ungeahnter Tragweite! Wer bin ich denn: durch schlichtes Abheben eines Telefonhörers über die grundsätzliche Frage – ja das Menschheitsproblem! – zu befinden, ob ein Selbstmörder sich einem allerletzten Gespräch mit seinem Erzeuger stellen sollte! Darauf läuft es doch jetzt hinaus. Wenn ich abhöbe, hieße dies doch, eine über mein eigenes Schicksal weit hinaus weisende Frage in exemplarischer Weise eindeutig zu beantworten. Endgültig und ein für alle Mal. Meinungsänderung nicht mehr möglich. Wenn auch nur für mich selbst. Ich wäre fürderhin ja tot. Jetzt abzuheben, so geringfügig als Handlung, hätte damit den Rang einer Entscheidung letzter Instanz. Nichts weniger als ein – nicht revidierbarer – Beitrag meinerseits zum moralphilosophischen Diskurs. Kommt nicht infrage.

Das Telefon verstummt. Es dürfte mehrere Minuten geläutet haben. Er hat endlich aufgegeben. Die Mailbox wurde nicht aktiviert. Ich falle in meinen Sessel und lehne mich erleichtert zurück. Wenigstens diese Entscheidung wurde mir abgenommen.

Denkste. Schon wieder ein Blinken am Display, zwei Sekunden später erneut dieses Wimmern um Aufmerksamkeit, eingefangen in einem nicht überhörbaren synthetischen Ton. Der mir durch Mark und Bein geht. Natürlich wieder Vater, nächster Versuch. Es muss ihm verdammt wichtig sein. Folter. Schikane. Seelische Grausamkeit. Vielleicht sollte ich eine Münze werfen: abnehmen – oder nicht?

Aber es ist doch dein Vater!

Da spukt er schon wieder herum, der kleine verkappte Teufel. Der mich am Leben halten will. Der mich nicht loslassen lässt. Und jetzt alle Register zieht. Auch er ist sich für den kleinen Dienstweg nicht zu schade:

Wäre es nicht auch sehr unhöflich, jetzt nicht abzuheben?

Also gut. Schließlich hat er mich so erzogen, mein Vater.

»Ja, Papa …?«

»Alles roger, mein Lieber?«

Er versucht es auf die lässige Art, das soll mich aufmuntern.

»Nicht wirklich, aber es geht schon.«

Wie üblich lüge ich, um ihn nicht zu beunruhigen. Ich beschönige, ich rede drum herum, ich ignoriere die eine oder andere Frage. Er fühlt ehrlich mit. Hat mich stets nach besten Kräften unterstützt. Aber auch er kann meine Krankheit nicht verstehen, wie denn auch. Redet mir gut zu, in bester Absicht. Zäh und ausdauernd arbeitet er daran, mich aufzumuntern. Läuft nicht. Keine Chance. Aber das kann ein normaler Mensch eben nicht verstehen. Die Absicht ist immer, ein aufbauendes Gespräch mit mir zu führen, nur sitzen wir beide am Ende noch ein Stück tiefer im Dreck. Bringt einfach nichts. Punkt. Gleichzeitig empfindet Vater deutlich, dass ich seit Wochen nur noch dahinvegetiere. So, wie sich ein angeschossenes Stück Wild durch die Landschaft schleppt. Mit dem Unterschied, dass ich mich nach dem Jäger sehne, der endlich den finalen Schuss setzt. Genau das hat Vater noch nicht begriffen. Kann man von seinem eigenen Vater wohl auch schlecht verlangen. Stattdessen scheint ihm bewusst zu sein, dass er jetzt nicht auflegen darf. Irgendwo spricht in ihm etwas auf mich an, das ihm sagt: Heute ist es anders, heute ist es noch schlimmer. Dass etwas Unumkehrbares geschehen könnte. Er hält mich am Telefon, lässt das Gespräch nicht abreißen.

»Morgen kommst du zum Mittagessen. Wie verabredet.«

Das verkompliziert das Ganze jetzt aber. Geht nicht, wenn ich tot bin. Ich muss umplanen. Das Essen absagen. Oder akzeptieren, dass irgendjemand sagt, wenigstens das hätte er doch noch tun können. Quatsch, das wird niemand sagen.

»Du bist heute nicht in der Firma, Corinna hat es uns erzählt.«

Aha, sie hat schon Alarm geschlagen, alle vorgewarnt. Das ganze Umfeld soll sich auf eine Verschlimmerung meines Befindens einstellen. Die kongeniale Hilfe väterlicherseits folgt auf dem Fuße:

»Aber Sabine kommt ja heute Nachmittag. Ich hoffe, dass dir bis dahin die Decke nicht auf den Kopf fällt.«

Aua. Innerlich stöhne ich auf. Hatte ich ganz vergessen. Mit meiner Schwester bin ich für den Nachmittag verabredet. Nicht noch komplizierter das Ganze, bitte! Wird sie, völlig unvorbereitet, mich tot antreffen? Das soll, das darf, das kann doch nicht sein! Es ist ein fester Bestandteil meines Plans, dass meine Angehörigen von unbeteiligten Dritten unterrichtet werden. Ein letzter Akt aufrichtiger Verbundenheit meinerseits. Von einem Psychologen oder wenigstens von der Polizei sollen sie es erfahren. Von Profis eben. Von Leuten, die das nicht zum ersten Mal machen müssen. Die wissen, wie man es schonend beibringt. Schöner Plan. Wenn er mir nicht von vornherein in die Binsen gehen soll, muss ich also auch noch Sabine absagen.

»Weißt du, Gregor, du kommst da raus. Wir sind alle für dich da. Wir tragen dich da durch.«

Ja, das wollen sie. Und sie tun ihr Bestes. Wenn es doch nur so einfach wäre. Lange brauchen sie nicht mehr zu tragen. Die Last wird ihnen in Kürze abgenommen sein.

»Mama meldet sich bald bei dir. Halt die Ohren steif. Wir sehen uns morgen.«

Seine Abschiedsworte wollen mir so etwas wie Normalität vermitteln. Ein gut gemeinter Versuch. Nicht angekommen.

Gespräch zu Ende. Ich schleiche wieder ins Schlafzimmer, stelle mich an mein Fenster. Der Nachbar aus dem siebten Stock raucht auf dem Balkon. Grüßt mich freundlich. Ich grüße zurück. Er möchte plaudern. Nur das nicht! In wenigen Augenblicken werde ich mich vor Ihren Augen in die Tiefe werfen, was soll ich Ihnen jetzt, unmittelbar zuvor, denn noch sagen? Ja, schönen Tag noch. Und übrigens: Ich springe gleich aus dem Fenster. Falls Sie nichts Besseres zu tun haben, können Sie ja zuschauen. Auf Wiedersehen. Oder eigentlich nicht. Jedenfalls aufgepasst, dass Sie nichts versäumen!

Zurück ins Wohnzimmer, ich schließe die Augen. Es kann nicht noch schlimmer kommen. Etwas Heißes rafft sich in meinem Herzen zu einem einzigen, unendlich verdichteten Punkt zusammen. Grenzenlose Schwere. Der Punkt saugt alles in sich hinein. Wie ein schwarzes Loch im Kosmos.

Ich möchte tot sein, aber möchte ich nicht auch weiterleben? Kann ich meinen Lieben meinen Suizid antun? Nein, natürlich nicht, eben erst habe ich ja mit meinem Vater gesprochen. Aber der Leidensdruck ist nicht mehr zu ertragen.

Freitod oder unfreies Leben?

Die Entscheidung, ich kann sie nicht treffen.

12. April 2011. Mein D-Day.

09:55 Uhr. Mein D-Moment.

Die Entscheidung ist getroffen, dass ich keine Entscheidung treffen kann. Also lebe ich weiter. Oder auch nicht. Ich weiß nur nicht, wie weiterleben. Ebenso wenig, wie sterben.

Ich brauche einen Plan B.

ELFTE STUNDE

Dieser Weg wird kein leichter sein. Der Gegner ist austrainiert, bis an die Zähne bewaffnet, kampferprobt und zu jeder Grausamkeit fähig.

Dwight D. Eisenhower, Oberbefehlshaber der alliierten Truppen, nachdem die Entscheidung zum Angriff endlich getroffen worden war (»D-Day«, 6. Juni 1944)

Ebenso strategisch:

Auf dem Rückzuge müssen die ersten Bewegungen so klein als möglich sein. Ohne diesen Grundsatz kommt man in eine beschleunigte Bewegung, die bald ein Stürzen wird und die letzten Überreste des Mutes vernichtet.

Carl von Clausewitz, Vom Kriege

»Ich habe fertig.«

Wenn es nur so wäre. Wenn ich doch schon so weit wäre wie Giovanni Trappatoni. Hat in einem Anfall von heiligem Zorn den Bettel hingeschmissen. Dem großen FC Bayern vor die Füße, in aller Öffentlichkeit. Das hatte Stil. Und Stärke. Hätte ich jetzt auch beides gerne. Leider trifft auf mich eine andere Passage seiner legendären Wutrede zu:

»Flasche leer.«

Ja, ich bin eine Flasche. Ein leere dazu. Was sonst. Kann nicht anders sein. Mir fehlt einfach der Mut. Das ist es doch, und nichts anderes. Mal ehrlich. Also muss ich weiterleben. Freiwillig-unfreiwillig. *Wohl oder übel.* Mein Verstand sagt: Weil ich eine Flasche bin, brauche ich einen Plan B. Wenn ich einen Plan fürs Sterben und einen fürs Überleben habe, bekomme ich vielleicht das Heft des Handelns wieder in die Hand. Wenn schon nicht die Deutungshoheit über mein Leben. Das geht so tief, mit dem Zweifel. Mit der Verunsicherung. Mit dem Geworfensein in diese unsägliche Existenz. Aber bei Alltagsfragen kann ich hoffentlich wieder hinter den Ball kommen. Um in der Fußballersprache zu verbleiben. Den Gegner vor mir hertreiben. Wo steht der eigentlich?

Komm raus, du kleiner Teufel, zeig dein Gesicht.

Ich bin labil, meine Psyche schwankt wie das sprichwörtliche Blatt im Wind. Da ich von mir weiß, dass ich blitzartig die Seiten zu wechseln in der Lage bin, muss ich mich auch nach allen Seiten hin absichern. Sagt mein Verstand. So, wie der Fondsmanager die Einlagen seiner Investoren hedgen muss. In meinem Portfolio aber sind nur noch faule Kredite. Mein einziger Substanzwert ist meine nackte Existenz. Also muss ich mich gegen Tod und Leben ausfallversichern. Angriff *und* Rückzug organisieren: Ich brauche einen Plan A und einen Plan B. Durchaus reizvoll eigentlich, rein intellektuell: *Day of decision* in idealtypischer Form. Nicht auf die Entscheidung, nein, auf den Entscheidungsprozess kommt es an. Reingewaschen von jeder menschlichen Agenda, geht es um das bloße Ringen um Richtig und Falsch. Archaik pur. Gefällt mir. Die Entscheidung wird fallen, nicht gefällt werden. Zocken mit dem Schicksal? Nein, Gottesurteil. Ja, *Gottesurteil* behagt mir.

Junge, wie das entlastet! Plan A ist vorhanden. Liegt in der Schublade. Kann jederzeit rausgeholt werden. Dieses Fenster steht offen. Nicht nur als Metapher für das Mögliche, sondern ganz real. Ich verfüge sogar über zwei Ausstiegsoptionen. Beide sind optimal geeignet. Wenn keine von beiden genutzt wird, sitzt das Problem wohl im Kopf. Das kenne ich doch. Und dann greift Plan B. Damit ich mit meinem zwangsläufigen Überleben klarkomme. So wäre ich auf alle Eventualitäten eingestellt.

Fehlt nur noch eines: Plan B.

Das Hin und Her der letzten Stunden hat eine irrsinnige Kraft gekostet, mehr, als ich habe. Nein, geht ja gar nicht. Mit Sicherheit wurden aber meine letzten Reserven angezapft. Und jetzt noch ein neuer Plan? Um mich am eigenen Schopfe aus dem psychischen Morast zu ziehen? Wie soll das denn gehen? Wie soll ich da alles mitbedenken? Einschließlich möglicher Kollateralschäden. Hallo, da ist sie ja schon wieder: die Angst vor dem Fehler, vor dem Versagen. Der Perfektionswahn, dem, obschon mit dem Rücken zur Wand, noch vor dem Mute der Verzweiflung graut.

Sehen wir die Sache pragmatisch. Plan B muss einfach sein, so viel ist klar. Für Differenziertheit sind meine Psychotherapeuten zuständig. Ich bin nicht mehr für irgendwelche Sinnlosigkeiten zu haben. Jetzt geht's ans Eingemachte.

Du musst unter die Leute.

Wie bitte?

Parterre.

Nun begreife ich dich, mein kleiner Teufel. Du raffinierter Hund. Bist wild entschlossen, mich an diesem beschissenen Leben zu halten. Mit einer bestechend einfachen Taktik. Altes Schlitzohr. Du weißt genau, dass ich einmal gefasste Pläne nur äußerst ungern ändere. Schon gar nicht jetzt. Ich habe mich auf Fenstersturz festgelegt. Vom Parterre aus – unmöglich. Würde allenfalls eine unschöne Beule hervorrufen. Dazu noch mitleidige Blicke der Passanten. Und dann noch aus dem Kaffeehaus heraus! Nie würde ich es wagen, mich unter die Leute zu begeben, um mich umzubringen. Was heißt wagen? Es wäre schlicht nicht mein Stil. Ich brauche keine Quote, schon gar nicht beim Sterben. Bin doch kein tibetischer Mönch, der sich auf dem Platz des Himmlischen Friedens mit Benzin übergießt und anzündet. Alles, nur keine Missverständnisse in dieser Richtung bitte! Bei öffentlichem Selbstmord würden die Medien in meinem Falle über einen einschlägigen Hintergrund spekulieren. Todsicher. Schließlich sind wir in Österreich, wo normalerweise annähernd nichts passiert. »Demonstrative Selbsttötung eines Bankers« oder so ähnlich würden die Schlagzeilen lauten. Völlig ungerechtfertigt. Ich liebe meinen Beruf. Im Übrigen könnte ich den posthumen Hype um meine Person nicht mal mehr still und heimlich genießen.

Trotzdem, »Plan B« klingt nach einem brauchbaren Inszenierungsvorschlag. Ich weiß auch schon, für welche Bühne: in meinem Stammcafé, auf der gegenüberliegenden Straßenseite. Da stimmen die Bedingungen. Da hätte ich Heimspiel. Liegt zudem im Parterre. Und ist immer was los. Dort finde ich Verbündete, die mir unter die Arme greifen. Menschen, die gepflegt ihre Zeit totschlagen und subkutan nur darauf geiern, endlich etwas scheinbar Sinnvolles tun zu dürfen. Typische Wiener eben. An sie muss ich delegieren. Sie notfalls manipulieren. Jeder ist käuflich, das weiß ich doch von mir selbst. Ich brauche Hilfe! Assistenz. Hiwis. Domestiken. Bimbos. Auf *political correctness* kann jetzt keine Rücksicht mehr genommen werden. Es werden keine Gefangenen gemacht. Ich bin schlicht nicht mehr in der Lage, es im Alleingang mit meiner Hirnstoffwechsel-Hisbollah aufzunehmen. Auch zivile Opfer sind da in Kauf zu nehmen.

Dort drüben muss ich so schnell wie möglich hin. Dort werde ich bleiben. Bis meine Schwester kommt. Und dann ist da ja noch der Termin beim Psycho. Den muss ich machen. Schon meiner Arbeitskollegin zuliebe. Den habe ich eingeplant. Ein Plan! Struktur in meinem Tag! Das lasse ich mir nicht nehmen. Nicht einmal, wenn es doch mein letzter sein sollte. Ordnung muss sein.

Also ins Café gegenüber. Und zwar schnellstens. *Hurry up!* Und schon wieder rast der Puls. Mein Herz will keine Zeit verlieren. Anders als der Kopf. Der ist nach wie vor störrisch wie ein Maultier. Stemmt die Hufe in den Boden und bewegt sich nicht vom Fleck. Wo eigentlich ist Plan B? Außer Hypothesen nichts gewesen. Bisher jedenfalls.

Pragmatismus, jetzt geht es um Pragmatismus. Erst muss ich mich anziehen. Alles andere ist vorerst egal. Kommt später. Wird sich ergeben. Jetzt nur nicht ins Vorausdenken kommen. Vorausdenken führt zum Nachdenken, und Nachdenken endet im Grübeln. Also ganz konkret: Wie also kleide ich mich – Plan A und Plan B gleichermaßen berücksichtigend?

Ich öffne den Kleiderschrank. Für den Fall meines Ablebens (Plan A) wäre doch wohl etwas Feineres angemessen. Der Tod ist ja in gewisser Weise ein offizielles Ereignis, und womöglich nicht nur in dieser, sondern auch noch in jener Welt, in die man dann möglicherweise geht. Der Selbstmörder, der etwas auf sich hält, wirft sich für seinen letzten Gang in Schale. Stilbewusste Mafiosi legen sich im Cut in die gefüllte Badewanne, um sich die Pulsadern zu öffnen. Römische Senatoren wählten dazu vermutlich ihre Ausgeh-Toga. Mir unverständlich, wie man es ertragen kann, in einer flüssigen Schweinerei liegend, langsam die Lebensgeister auszuhauchen. Wenn ich schon über die Art meines Todes selbst bestimme, dann kommt für mich sowieso nur schnelles Sterben infrage. Um dabei Stilbewusstsein zu demonstrieren, könnte ich zwischen zwei Maßanzügen wählen. Weiß ja keiner, dass ich sie mir im Thailand-Urlaub machen ließ. Echte Schnäppchen. Und immer noch so gut wie neu. Wurden bisher nur für Akquisitionsgespräche mit Vorzugskunden der Bank getragen. Ich hatte damit geliebäugelt, falls ich mal heiraten sollte, einfach den dunkleren aus dem Schrank zu holen. Angesichts meiner Vermögensverhältnisse geradezu ein Understatement, somit eine hintersinnige Hommage an das verflossene Junggesellendasein: allerdings wohl nur für mich selbst als solche erkennbar. Im Übrigen: Für Corinna würde ich eine Konzeptänderung vornehmen, ganz klar. Mir einen nagelneuen Anzug anfertigen lassen. Nicht beim Billigheimer. Sondern bei dieser angesagten Herrenschneiderin in der Annagasse.

Wurscht. Hier geht es um Plan A – und da ist kein Morgen vorgesehen. Schon gar keine Heirat. Geschweige denn Familie. Eines ist mir mittlerweile klargeworden: Ein pathetischer Tod liegt mir nicht. Eher *casual*. Nicht nur wegen meiner persönlichen Vorlieben in Sachen Oberbekleidung. Es würde auch eine gewisse Ausgewogenheit zwischen Plan A (freier Fall ins Jenseits) und Plan B (Überleben als Möglichkeit) hergestellt. Zumindest rein äußerlich. Nur angenommen, Plan A ginge wider Erwarten nicht auf. Dann liefe der Alltag ja weiter. Ich sollte also für beide Fälle gerüstet sein. Typische Bankerstrategie: Man wettet auf ein bestimmtes Szenario, verzichtet aber nicht darauf, den Einsatz durch eine Gegenwette zu hedgen. Das kenne ich, das gibt mir Sicherheit. Ich könnte sogar eine noch filigranere Justierung vornehmen. Falls im Laufe des Tages nicht ich selbst, sondern der Kurs von Plan A in den freien Fall übergehen sollte, könnte ich ein modetechnisches *stop-loss* einziehen: indem ich mich zwar salopp kleide, dabei aber – zumindest teilweise – ins Marken-High-End gehe. Edel, aber nicht protzig. Cool, aber nicht zu juvenil. Wird nicht jeder verstehen, was das bringen soll – mir aber verschafft es eine gewisse innere Basis.

Eine Entscheidung wird es ja geben, so viel ist klar. Nur, wie sie aussehen wird, das weiß ich nicht. Um der existenziellen Schwebesituation an meinem D-Day gerecht zu werden, gibt meine Garderobe schon etwas her. Ich könnte etwa auf eines meiner Strellson-Oberhemden zurückgreifen. Nicht auf Armani. *Slim Fit* dürfte mir depressivem Hungerleider ja wieder passen. Jeans von Gucci, nicht mehr ganz neu. Gürtel von Hermès, passt zur wiedergewonnenen schlanken Taille. Die Schuhe von Ermenegildo Zegna, Farbe wie der Gürtel, ich habe da jeweils in Braun und Schwarz vorgesorgt. Ach Gott, meine Edeltreter sind ja nicht geputzt. Einfach keine Lust gehabt. Die Schuhe sind aber natürlich ganz wichtig. Also Plan A, damit in die Tonne getreten? Ach nein, hier geht es ja nur um Mode, nicht um Leben oder Sterben an und für sich.

Gleichwohl. Wenn schon, denn schon. Der Tod bleibt ein feierliches Ereignis. Wie gesagt, gleich in mehreren Referenzwelten. Möglicherweise jedenfalls. Stilfragen dürfen auf der Strecke bleiben, wo er unvorbereitet kommt. Also nicht bei mir: So viel individuelle Freiheit beim unfreien Freitod muss schon sein. Und wenn bei mir ohnehin jede noch so geringfügige Entscheidung zum ausgewachsenen Drama gerät, dann darf es doch bitteschön auch eine elaborierte Beschlussfassung über mein Erscheinungsbild auf meinem letzten Gang sein. Vielleicht öffnet sich dabei ein Hintertürchen, um die eigentliche Entscheidung, wenn schon nicht ein für alle alle Mal zu treffen, so doch wenigstens in der äußeren Anmutung meines dem Tode geweihten Körpers durchzuspielen?

Ich glaube, jetzt habe ich es. Tatsächlich. Angriff und Rückzug in einem. Ja, das könnte es sein! Plan A und Plan B als gleichwertige Alternativen, äußerlich ablesbar an einer nach beiden Seiten hin kompatiblen Klamotte. In Übereinstimmung mit dem Lässigkeitskodex unserer Zeit, aber erkennbar mit Niveau. Oberhalb von Donauzentrum und Mariahilferstraße jedenfalls, das bin ich mir schuldig. Auch in diesem Segment verfüge ich über Möglichkeiten. Safrangelbes Barbour-Polo. Den offensichtlichen Optimismus dieser Farbe kann ich dämpfen, indem ich den Reißverschluss meines auberginefarbenen Drykom-Hoodies bis zum Brustbein hochziehe. Schwarze Jeans von Armani. An den Füßen Freizeitschuhe von Scarpa, damit findet man auf jedem Fensterbrett Halt. Super. Passt alles. Ein prima Outfit für Plan B, mit einer subtilen Rache von Plan A als Fußnote: Dank der vielen Marken auf dem Körper wirkt der Typ darunter schon fast abgestorben. Und es wird keiner glauben wollen, dass dieser Mensch von unter der Achsel her riecht. Und sich heute Morgen nicht die Zähne geputzt hat. Ihm selbst ist es sowieso egal. Hier geht es schließlich um Leben oder Tod.

Ich verlasse meine Wohnung. Auf einmal keine Zeit, nur weg hier. Über die Straße, rein in die gute Stube. Die Sitzecke gleich neben dem Eingang. Ich lasse mich ins Plüschsofa plumpsen wie ein nasser Sack. Oder wie ein cooler Hund, Auffassungssache. Mann, was lassen sich die Leute da manchmal gehen. Erwachsene Männer und kein Stil. Lümmeln auf dem Sofa rum wie kleine Rotzjungen. Nicht ich. Ich lümmle nicht, ich sitze. Korrekt. Nicht verkrampft, nein, nein. Leger ... und elegant. Eine Erscheinung eben. Fläzen ist nicht. Normalerweise. Aber heute ist nichts normal. Mein Leben ist inkorrekt. Eleganz und Freitod vertragen sich nicht. Lümmeln erlaubt. Kann ich das überhaupt, in aller Öffentlichkeit?

Handy samt Ladegerät habe ich dabei. Nun sitze ich also im Kaffeehaus, statt im Bett zu liegen. Immer noch nicht im Leben angekommen – weg vom Fenster, aber diesmal ganz wörtlich: Mein Ausstiegsfenster aus diesem Dasein ist somit außer Reichweite. Bleibt aber in Sichtweite, als probates Sinnbild für Plan A. Wie beruhigend: Solange ich beim Sterben im Allegorischen verbleibe, bin ich in Wirklichkeit noch am Leben. Plan B kann ausgearbeitet werden. Indessen, von meinem Platz aus habe ich tatsächlich einen exzellenten Blick über die Straße. Meine Augen suchen die Fassade des Hauses ab, in dem ich wohne. Sechster Stock. Sieh an, ich habe mein Fenster offen gelassen. Gut zu wissen. Das gibt zusätzliche Sicherheit, in Richtung Plan A. Wenn es gar nicht mehr geht, geht es einfach zurück. Binnen zwei Minuten bin ich drüben, schließe die Wohnungstür auf, durchquere Flur und Wohnzimmer und nehme den Schwung einfach mit, um mich auf direktem Wege über die Blumenbank hinweg ins Jenseits zu begeben. Damit wäre ich durch. Und endgültig weg vom Fenster, womit Allegorie und Realität sich wechselseitig aus den Angeln höben. Ich stutze: Immer diese abrupten Perspektivwechsel in meinem Bewusstseinsfeld. Eben noch zu keinem klaren Gedanken fähig, delektiere ich mich schon wieder an beflissenen Wortspielereien. Sinnfreie Klügeleien eines leer laufenden Verstands, dem die wirklich gescheite, die Not wendende

Hervorbringung abgeht. Die nicht vorhandenen Botenstoffe lassen grüßen.

Ich sollte mich vielmehr an einem bewusst und gezielt geänderten Blickwinkel versuchen: Plan B im Fokus! Ich sollte jetzt Kontakt zu Mitmenschen aufnehmen. Das würde doch in die Landschaft dieses Tages passen, wie ich mir sie seit vorhin ausmale.

Verdammt. Ich habe meine Pillen noch nicht genommen.

Kann das denn sein? Ja, ist so. Einfach vergessen, das erste Mal überhaupt. Erneut habe ich das Gefühl, als würde etwas unter mir weggezogen. Das muss diesmal der Boden sein, auf dem das Sofa steht. Meine Pillen nicht genommen! Wie konnte das passieren? Mir wird schwindlig vor Angst. Das Einzige, was mir wirklich helfen kann – ich habe es schlicht vergessen. Das ist unverzeihlich! Hochverrat an meinem Leben. Denn wenn es etwas gibt, das mich weiteratmen lässt, ist es dieser Glaube. Dieser Rest von Glauben. Wenn schon nicht an den Allmächtigen selbst, dann doch an die Verlässlichkeit seiner pharmazeutischen Götterboten. Schon einmal haben sie mich erlöst. Vor nunmehr 14 Jahren – und seit einem Vierteljahr praktiziere ich jetzt schon wieder meine Religion, die keine Theologie und keine Reliquien kennt und die schmuckloser ist als ein calvinistischer Gottesdienst. Jeden Morgen. Ich nehme mein Abendmahl gleich nach dem Aufstehen. Pillenschlucken: für mich ein Glaubensakt par excellence. Was ist es anderes als bloßer, nackter Glaube, wenn man nichts verspürt an Besserung, wenn es immer weiter abwärtsgeht, man aber dennoch das triste Ritual der Gesundbeterei verlässlich vollzieht? Wie die Umwandlung von Brot und Wein in Erlösung von den Sünden, so findet auch die zerebrale Transsubstantiation nicht *ad hoc* statt. Kann man nicht verlangen. Darf man nicht erwarten. Was allein bleibt, angesichts immer neuen, immer tieferen Leidens, sind Hoffnung und Glaube. Versteht man jetzt, warum ich zweifle? Warum ich jammere, hadere und lamentierend um ein Zeichen flehe? Mir steht das Wasser bis zum Halse, ich kämpfe ums Überleben in einem Ozean aus Pein und Jammer, und der feste Fels, mein Petrus, auf den ich meine Kirche setzen will, ist eine Maschine in der Pillendreherei! Eine bewusstseinslose Vorrichtung, um die allein selig machende Remedur portionsgenau zu verblistern! Auch noch von diesem Glauben, der natürlich kein richtiger Glaube ist, sondern ein schlappes, halbherziges Mitnehmen der letzten aller Möglichkeiten, bin ich heute abgefallen. Wie anders wäre eine so unverzeihliche Verabsäumung zu deuten? Wie konnte das nur geschehen? Was wird meine Strafe sein? Die ewige Verdammnis in der Hölle der Depression, was sonst.

Mir wird schlecht. Ich muss auf die Toilette.

Dort geschieht, was geschehen muss. Ich übergebe mich. Doch das zu sagen wäre geschmeichelt. Ich kotze mir die Seele aus dem Leib. Nein, auch das nicht. Seele ist Leben, und so etwas kenne ich nicht mehr. Die Maschine legt den Rückwärtsgang ein, das ist es. Und zwar ohne dass die Kupplung getreten wird. In der Mitte meines Leibes scheint ein Raubtier zu sitzen, das seine Zähne in meine Eingeweide schlägt. Es leistet ganze Arbeit. Zum ersten Mal übertrifft die Intensität der Schmerzen des Körpers die der Psyche. Würgen, was das Zeug hält, ohne dass etwas kommt. Doch, ich schmecke etwas Bittersaures. Befördere es hinaus: grünlich-wässrigen Schleim. Galle? Kommt jedenfalls aus tiefstem Grund, wohl von dort, wo Leib und Seele sich wechselseitig Gute Nacht sagen. Wann habe ich das letzte Mal gegessen? Weiß nicht. Gestern vielleicht. Vielleicht auch nicht. Egal, alles muss jetzt raus, die Krankheit am besten gleich mit.

Wie lange knie ich jetzt vor der Kloschüssel? Keine Ahnung, dies muss ein Moment in der Ewigkeit sein. Eine Ewigkeit, so haltlos, bodenlos, würdelos. Hat jemand mein Elend mitbekommen? Wenigstens habe ich die Klotür hinter mir verschlossen. Keiner sieht mich. Aber meine Körpergeräusche dringen ungefiltert hinaus. Allein, es interessiert mich nicht mehr.

Mühsam erhebe ich mich. Immer noch dieser Schwindel. Einen Schritt vor den anderen setzen, erst mal zum Waschbecken. Kaltes Wasser übers Gesicht. Tut gut. Lieber nicht in den Spiegel schauen. Doch, ist wichtig, ich könnte mich oben herum beschmutzt haben. Ist aber nicht der Fall, glücklicherweise, jedenfalls nicht sichtbar. Gut, dass ich eine dunkle Farbe für mein Obergewand gewählt habe. Entweder ist es mir gelungen, den direkten Kontakt mit der Kloschüssel zu vermeiden, oder die Putzfrau hier leistet unvorstellbar gute Arbeit.

Es geht immer noch ein Stück weiter nach unten, auch wenn du glaubst, da ist kein Platz mehr.

Nun aber der Weg zurück. Gaaanz langsam. Ich betrete den Gastraum in dem Gefühl, dass alle Blicke sich auf mich richten. Wie lange ich wohl weg war? Ob jemand etwas aufgefallen ist? Nein, scheint alles in bester Ordnung zu sein. Jedenfalls will ich da jetzt ganz fest dran glauben. Wenigstens ist mir nicht mehr schwindlig, das kalte Wasser hat geholfen. Gleich links ein kleiner runder Tisch. Drei Damen trinken ihren Kaffee, Lehrerinnen am Gymnasium in der Nähe. Sitzen jeden Tag dort. Immer am selben Tisch. Immer zur selben Zeit. Oder nicht? Wann unterrichten die eigentlich? Es ist gerade mal 11:45 Uhr. Da wird man doch bitte erwarten dürfen, dass sie nicht im Kaffeehaus verweilen, sondern die Jugend erziehen. Vorbei am nächsten Tisch. Vier Männer mittleren Alters, in leuchtendem Orange. Die multinational besetzte Wiener Müllabfuhr. Auch deren Arbeit scheint also schon getan. Können noch nicht zurück ins Depot, sieht sonst so aus, als wäre nicht genügend Müll da gewesen. Ah, ich erinnere mich: Der Bevölkerung ausreichend Möglichkeit zu verschaffen, Zeit zu schinden, ist anerkannter Daseinszweck der weltberühmten Wiener Kaffeehauskultur. Aber sollten nicht auch die Schüler woanders sein, die da an der Theke herumhängen? Also, wenn hier jetzt jemand meint, irgendein Problem mit einem depressiven Tagedieb zu haben, sollte er sich mal an die eigene Nase fassen. Aber was kratzt mich das eigentlich? Alles nur unbedeutende Kulisse auf dem Weg zurück zu meinem Platz. Ich habe wahrlich andere Themen zu bearbeiten. Endlich. Ich sitze wieder.

»Die Frühstückskarte bitte.«

Wie anders soll ich mich auch einbringen in den hier gegebenen gesellschaftlichen Kontext als mit einer mutigen Bestellung? Da spielt es doch keine Geige, auf welche Art und Weise ich mich gerade entleert habe. Immerhin habe ich es wieder auf mein Sofa geschafft. Das gibt ein wenig Sicherheit. Ich habe mich so sehr darauf konzentrieren müssen, den Weg unfallfrei zurückzulegen. Mit stotterndem Triebwerk kommt auch die Maschine wieder in den Vorwärtsgang. Im Mund ein Geschmack wie von verschimmeltem Sauerkraut. Mein Atem rasselt, wohl eine Folge der ausdauernden Betätigung des Würgreflexes. Schlackernde Knie, so etwas geht eben an die Substanz. Pochende Schläfen – aber wieder einigermaßen klar im Kopf. Ausgekotzt, und schon wieder ans Futtern denken.

Bei mir passt nichts mehr zusammen. »Gehemmt-agitiert« erscheint mir nicht mehr als befriedigende Erklärung. Das hier sieht mir schon nach »manisch-depressiv« aus. Aber das habe ich ja nicht. Bin unipolar. Auch egal, jetzt gebe ich alles, um Normalität zu simulieren. Ja, wo bleibt denn die Karte?

»Bitte?«

Ah, Gabi reagiert. Ist irritiert. Hat sie erwartet, dass ich einen Kamillentee bestelle? Sehe ich etwa krank aus? Gabi ist hier Chefin, eigentlich nur die Lebensgefährtin des Eigentümers. Hat aber die Hosen an. Erstaunlich, er ist doch Türke. Es gibt viele von denen in der Gegend. Na ja, nicht gerade wie in Berlin-Neukölln. Auch Wien hat seine Migrationsthemen. Aber kein Vergleich zu Berlin. Sind in Ordnung, die Türken. Keine Vorurteile. Bei mir jedenfalls nicht.

»Nicht vielleicht doch nur einen Kaffee?«

Was interessiert das denn? Ich weigere mich, den Gedanken zu fassen, dass sie meinen Zustand erkannt haben könnte.

»Die Karte.«

Ich erschrecke ein bisschen ob der Förmlichkeit meiner Stimmlage. In diesem Moment sackt schon wieder etwas in mir weg.

*

Istanbul, Frühjahr 2006

Der Blick aufs Meer ist atemberaubend. Die Spiegelung der Abendsonne tanzt auf den Wellen.

Seit drei Jahren leite ich die Abteilung. Projektfinanzierung, ich bin der Mann für die großen Deals. Keine Verantwortung ohne Titel, Österreich eben: Ich bin jetzt auch Prokurist. Gemeinsam mit Geschäftsführer und Justiziar verbringe ich einige Tage in Istanbul. Auf Besuch bei einem langjährigen Kunden. Er ist Reeder und Hotelier, hat schon mehrere Objekte über uns finanziert. Per Privatflugzeug und Speedboot jetten wir von einer Insel zur nächsten, stolz zeigt er uns »seine« Resorts. Dabei gehören sie unserem Unternehmen, er hat sie nur gepachtet.

Schließlich haben wir genug gesehen. Der Mann weiß, was er tut, unser Bericht für den Vorstand wird positiv ausfallen. Man sitzt entspannt beim Abendessen im Hafen, in der Nähe seines

Firmensitzes. Unser Kunde lässt alles auffahren, was die türkische Küche zu bieten hat. Dies in Mengen, die uns einigermaßen überfordern. Aber er wäre beleidigt, wenn wir nicht alles vertilgten. Zumindest in dieser Hinsicht müssen wir hier alles geben, fürs Geschäft. Dazu türkischer Wein, gar nicht schlecht. Ein milder Abendwind geht, der Blick aufs weite Meer ist frei.

Was mir noch fehlt zu meinem Glück? Nichts.

*

Ach ja, damals in Istanbul. Ein glücklicher Macher, mit gesundem Appetit und dürstend nach Leben: Das war einmal ich. Und jetzt? Ein depressiver Loser mit bulimischen Anwandlungen. Körperlich und seelisch ausgepumpt. Hier ist nichts mehr für mich. Nur noch das nackte Leben. Und auch das fast schon verloren.

Gabi schaut mich fragend an. Sie kennt mich. Ist ja mein Stammcafé hier. Warum hat sie dann nicht verstanden? Habe ich mich nicht klar genug ausgedrückt? Ich will die Karte! Mache den Mund auf und will meine Bestellung wiederholen. Aber nicht ein einziger Laut kommt mir über die Lippen. Panikattacke. Von einer Sekunde auf die andere, wie üblich. Schweiß läuft mir den Rücken hinab. Ein Zittern durch den Körper. Kein vollständiger Satz ist mir plötzlich noch möglich.

O Gott, was ist das jetzt wieder?

Egal. Heute ist jede vernünftige Erklärung zwecklos. Wenn schon das große Ganze sinnlos ist, wie soll man da noch Details begründen können? Ist eben so. Kenne ich doch. Und bevor ich hier herumstammele, schalte ich auf Zeichensprache um. Neben der Kassa liegen die Speisekarten. Ich deute darauf.

»Ich … möchte … frühstücken.«

Hoppla, doch noch ein vollständiger Satz. Gratuliere.

»Hast du ein Problem?«

Gabi ist ehrlich besorgt, das ist spürbar.

»Ja, nichts zu essen.«

»Du hattest schon bessere Scherze. Nein wirklich, was ist los?«

Wie sie so dasteht, mit in die Hüften gestemmten Händen, das eine Knie kokett nach vorn geschoben, mich schräg von oben herab vielwissend anschauend, ersterbe ich geradezu vor Respekt. Doch wie ein kleines Geschenk des Himmels kehrt meine Schlagfertigkeit für einen Moment zurück.

»Wenn ich dir die Wahrheit erzähle, wirfst *du* dich noch aus dem Fenster.«

Damit habe ich sie doch noch getoppt. Sie hat die Betonung auf dem »Du« sehr wohl gehört, wagt aber nicht, sich die Implikationen voll und ganz auszumalen. Oder will sie einfach nur eine Grenze wahren? Nichts sagen, das ist für den Gastro-Profi immer besser, wenn es um die heiklen Themen der Kunden geht. Somit bin ich aus dem Schneider: Gabi lässt die Sache auf sich beruhen. Vorerst. Aber ich weiß schon, sie wird noch drauf zurückkommen.

Während ich mich auf ihre Rückkehr mit Speisekarte einstelle, gucke ich Löcher in die Luft. Direkt vor dem Café ist eine Autobushaltestelle. Ich sehe ein- und aussteigende Fahrgäste. Und beneide sie, wie ich verdutzt feststelle. Aha, da scheint sich doch etwas zu bewegen in meinem Inneren. Ein Gefühl! Eine emotionale Regung! Ein zartes Pflänzchen der Anteilnahme am Leben der Menschheit. Ja, ich empfinde sogar eine Spur von Wehmut! Wie gut muss es diesen Leuten doch gehen, denn sie können ja einem geregelten Tagesablauf nachgehen. Ich habe das auch gekonnt, früher. Unendlich lange her. Aufstehen. Arbeit. Abendgestaltung. Schlafen. Die ewige Wiederkehr des Gleichen. Gutbürgerlich, spießbürgerlich. Gibt aber Sicherheit. Ist nicht mehr für mich. Mit Mühe aufstehen. So tun wie arbeiten. Dahinvegetieren am Abend. Schlecht schlafen. Bis gestern jedenfalls. Heute ist D-Day. Und nun?

*

Wien, 11. April 2011

Der letzte Tag, an dem ich zur Arbeit gegangen bin. Ich bin mittlerweile fast völlig handlungsunfähig. Am Abend verabschiede ich mich von meinen Mitarbeitern. Ich kann sie schon kaum mehr wahrnehmen. Kann ihren aufmunternden Worten nicht folgen. Versuche mich zu konzentrieren. Was haben sie gesagt? Es ist so wie jeden Tag die letzten Wochen. Und doch anders. Ich weiß, morgen werde ich nicht wiederkommen. Es ist das Ende eines Lebensabschnitts. Der Zug fährt aus. Noch ein letztes Winken. Dann sind die Lieben weg. Es ist vorbei.

Ein letzter Blick überfliegt meinen Schreibtisch. Im Schnelldurchlauf kommen mir die verschiedensten Erlebnisse in der Firma in den Sinn. So manches erscheint schon weit zurückliegend, obwohl es doch gerade erst gewesen ist. Anderes, längst Vergangen, ist noch frisch in Erinnerung. Episoden, ungeordnet, unzusammenhängend, wie hingeworfen vor dem inneren Auge.

Wie der Abspann eines Films ohne Happy End.

»Tschüs, bis morgen«.

Eine glatte Lüge. Ich weiß, dass ich morgen nicht kommen werde. Vielleicht ist dies sogar ein endgültiger Abschied. Zuerst von der Firma, dann vom Leben.

*

Ich beneide sie. All die biederen Leute. Raus aus dem Bus. Rein in den Bus. Nächster Akt im geregelten Tagesablauf. Nein, es ist doch kein richtiger Neid. Das nicht. Ich gönne es ihnen ja. Ich wünsche jedem das Beste. Auch ich war glücklich, hätte mit niemandem auf der Welt tauschen wollen. Mit niemandem. Es soll auch den anderen gut gehen. Sogar jetzt, da ich nur zu gerne mit ihnen tauschen würde, mit jedem. Ich habe keine Wünsche mehr, außer einem einzigen: wieder normal sein. Lieber Gott, lass es wieder so werden wie früher. Nur ein bisschen.

»Hier, die Karte.«

Ein fragender Blick.

»Es ist schlimmer geworden, nicht?«

Ich wusste es, sie würde darauf zurückkommen. Und dabei den richtigen Ton treffen. Vor einigen Tagen habe ich es ihr erzählt, ich konnte nicht anders, es wollte einfach raus. Sie musste sich setzen, so schockiert war sie. Aber sie schien verstanden zu haben, stellte tatsächlich die richtigen Fragen. Wie gibt's das, habe ich mich gefragt. Kein Mensch kann dich doch verstehen. Außer deine Leidensgenossen. Hatte sie etwa auch schon mal? Mir fehlte der Mut, sie danach zu fragen. Und schon wieder hat sie jetzt ins Schwarze getroffen. Erspürt, dass ich kein Wort rausbringe auf ihre Frage hin. Lässt mich in Ruhe, ganz geschmeidig und selbstverständlich. Aber behält mich im Auge, das merke ich wohl. Ich habe einen Aufpasser. Der kleine Teufel von Plan B hat mir diese Frau geschickt.

Süßes Frühstück: Kaffee, heiße Schokolade oder Tee, 1 Semmel, 1 Croissant, 1 Portion Butter, 1 Portion Marmelade oder Honig.

Pikantes Frühstück: Kaffee, heiße Schokolade oder Tee, 2 Semmeln, 1 Portion Butter, 3 Scheiben Käse, 3 Scheiben Putenschinken, 1 Glas Orangensaft. Auf der Frühstückskarte eines typisch wienerischen Kaffeehauses ist das natürlich nur der Anfang. Das Pflichtprogramm gewissermaßen. Doch dann die Kür – allein schon die vielfältigen Variationen des beliebtesten Heißgetränks durchzudeklinieren erfordert mehrere Seiten. Fehlende oder vorhandene Kennerschaft verrät bereits die jeweilige Aussprache des Wortes »Kaffee«: Mit der Betonung auf seiner ersten Silbe bezeichnet der Betreffende lediglich ein Getränk, legt er sie aber auf die zweite Silbe, meint er damit eine besondere Lebensform: Das beobachtete schon der Wiener Schriftsteller Hans Weigel. Beim Kaffee kann sich der Wiener so richtig ausleben. Und nicht erst, seit Espresso, Ristretto, Caffè Latte, Cappuccino und Co. ihren Siegeszug angetreten haben. Bei Mélange, Franziskaner, Verlängertem, Mokka, Ein- und Mehrspänner schlägt die Wiener Kaffeehauskultur schon seit mehr als 100 Jahren durch. Im Kaffeehaus ist ein »Fiaker« nicht etwa ein Pferdewagen. Und ein »Überstürzter Neumann« kein misslungener Übersteiger im Fußball. Es sind zwei ganz besondere Kaffeekompositionen. Auch die Unterscheidungen bei der Milch, die man dem Kaffee zugibt, sind Legion. Heiße, halb heiße oder kalte Milch? Geschäumt oder nicht? Schlagobers oder Milchschaum? Vollmilch oder Halbfettstufe?

Ganz zu schweigen von den Süß- und Mehlspeisen. Von all den Gaumenkitzlern, die, aus der historischen Dienstmädchenküche stammend, heute unsere viel gerühmte Wiener Speisekultur ausmachen. Brioche und Croissant kriegt man heutzutage ja in jedem Backshop zwischen Flensburg und Garmisch. Aber Apfel-, Topfen- und Marillenstrudel wird es dort sicher nie geben. Eine Sachertorte trifft man auch außerhalb Wiens an, Esterhazy- und Mozarttorte dagegen höchst selten. Gugelhupf, Nussbeugerl und Kardinalschnitte schon gar nicht.

Da fällt die Gewichtszunahme nicht schwer. Wohl aber die Auswahl.

Vor allem jemand wie mir. Heute ist zwar mein D-Day, aber nicht etwa deshalb, weil ich mich entschieden hätte, sondern weil ich mich nicht entscheiden kann. Ich warte ja noch auf mein Gottesurteil. Bisher nichts zu sehen davon, nicht mal ein klitzekleines Zeichen an der Wand. Und jetzt auch noch eine Entscheidung wie für Buridans Esel. Über dessen Bedeutsamkeit für die depressive Symptomatologie wollte ich mich mit meinem Neurologen unterhalten. Dieser hält jedoch von Aporetik weit weniger als von Apotheke, wie ich schnell feststellen musste. Und es liegt ihm vermutlich fern, zur eigenen Weiterbildung auch die einschlägigen Betroffenen-Blogs von Depressiven zu nutzen. In diesem Kontext nämlich stieß ich auf Jean Buridan (ca. 1300–1358) und sein berühmtes philosophisches Gleichnis:

Ein Esel steht zwischen zwei gleich großen und gleich weit entfernten Heuhaufen. Er verhungert schließlich, weil er sich nicht entscheiden kann, welchen er zuerst fressen soll.

Hier geht es nicht etwa um eine Eselei im Gewande der Gelehrsamkeit. Es geht schlicht und ergreifend um Logik und um konsequente Lebensführung. In völliger Wahlfreiheit vor zwei gleichwertige Alternativen gestellt, ist es in der Tat unmöglich, einen triftigen Grund zu finden, warum die eine Alternative der anderen vorzuziehen wäre. Sie sind ja beide in sich gleichwertig. Allein durch Kontextualisierung ergibt sich die Möglichkeit – besser: der Zwang – zu einer sinnvollen Entscheidung. Buridans Esel handelt, vom gesunden Menschenverstand her gesehen, als ein dummer Esel, indem er lieber verhungert, als eine Entscheidung zu treffen. Entschiede er sich für einen der beiden Heuhaufen, wenn auch ohne zu wissen, warum gerade für diesen und nicht für den anderen, wäre er ein tüchtiger Pragmatiker. Wer am Leben bleiben will, sollte sich besser auch für Stoffwechsel entscheiden. Philosophisch gesehen dagegen, ist Buridans Esel alles, nur kein dummer Esel. Er ist ein Geistesheld. Sogar zu sterben ist er bereit, weil er bis auf den Grund der Dinge blickt und sich keine faulen Kompromisse gestattet.

Man mag einwenden, dass jede Entscheidung, die wir treffen, im Kontext unserer persönlichen Existenz steht und sich dadurch sehr wohl, zumindest im Regelfall, eine unterschiedliche Bewertung möglicher Handlungsalternativen aufdrängt. Der Einwand ist nur zu berechtigt. Aber allein für den »gesunden« Menschenverstand. Für den Depressiven dagegen hat im Prinzip alles im Leben den gleichen Wert. Nämlich keinen. Sein Herz und sein Gemüt sind von intensivster Erfahrung der Gleichwertigkeit aller Dinge durchdrungen. Dem Mummenschanz der lebenswütigen Meute ist er gänzlich abhold. Das lässt ihn so friedfertig werden wie ein unschuldiges Kind. Was ihn dann noch vom Heiligen unterscheidet, ist lediglich, dass sein unbestechliches Auge in allem die Vollkommenheit des Ruins erfasst und nicht die Vollkommenheit Gottes.

Mich verunsichert über meine Speisekarte beugend, weiß ich mich von meinem Seelenheil ebenso viele Lichtjahre entfernt wie von meinem Appetit. Ich fühle mich einfach nur beschissen. Essen muss ich nichts, das habe ich mir zwanglos abgewöhnt, ohne dass mir etwas fehlte. Aber um im Kaffeehaus eine halbwegs passable Figur abzugeben, sollte ich langsam einmal etwas bestellen. Nur was? Angesichts des ausufernden Angebots sitzt hier ein Esel nicht nur zwischen zwei, sondern zwischen Dutzenden gleich entfernter Heuhaufen, die ihm allesamt gleich gleichgültig sind. Ich überlege hin und her. Ich verwerfe, erwäge erneut, feile an meiner Wahl.

Kaffee mit Schlag? Unmöglich, meine Regulationskreise sind schon angeschlagen, ich sollte sie nicht weiter traktieren. Also ohne Schlag. Hilft aber auch nicht weiter. Milch greift in jedweder Form die Magenwand an. Von daher ohne Milch. Kaffee schmeckt dann aber nach nichts. Da müsste ich mich erst dran gewöhnen. Tee also? Trinke ich schon gar nicht. Für heißes Wasser zahlen – nicht mit mir. Heiße Schokolade? Ein Kindergetränk. Mochte ich schon als Bub nicht. Umso weniger geeignet für mich, den erwachsenen Mann. Für Frauen vielleicht schon. Macho! Eben noch wollte er sich umbringen, und schon lässt er wieder den Macker raushängen. Egal. Bei den Getränken ist demnach keine Entscheidung möglich. Gibt viel zu viele davon. Versuchen wir es mit den Speisen. Schon die Bezeichnung mancher Gerichte verlangt intime Kenntnisse der alpenländischen Ethnologie. Marmelade, würde das ein Deutscher wohl verstehen? Ein Wunder, dass die EU den Begriff noch nicht verboten hat. Muss ja alles ein Einheitsbrei sein, lässt sich besser regulieren. Frühstück abgehakt. Vielleicht doch gleich Mittagessen?

Kaiserschmarrn. Das schmeckt sogar den Deutschen. Hat so was Verzopftes, Monarchisches. Darauf stehen sie. Klar, auch die hatten ihre eigenen Kaiser. Aber nur ein paar. Vorher haben wir sie ja gestellt, so gut wie alle. Da hatte alles auch noch Stil und Umgang. Aber dann die Preußen. Eine Nation im Stechschritt. Da bleibt nicht viel Raum für Charme und Folklore. Und Zeit zum Essen.

Wie viel Kaiserschmarrn müsste ich verdrücken, um wieder auf Normalgewicht zu kommen? Aber warum mein angeschlagenes vegetatives System auch noch mit Vegetarismus stressen. Also doch wieder die Frühstückskarte. Pute? Unmöglich. Wohl in der Legebatterie hochgepäppelt. Normalerweise kein Problem für mich. Das kann ich ausblenden. Aber jetzt: Mit seinen niederschmetternden Lebensbedingungen ist das ja geradezu ein Seelenverwandter. Und Eier? Ja, die hätte ich auch gern wieder, aber nicht auf dem Teller. Wieder vor Kraft strotzen – weit davon entfernt.

Geschlagene 45 Minuten sitze ich so da und quäle mich mit den Alternativen. Die Entscheidung für Speis und Trank, auch sie ist schlichtweg nicht zu treffen. Egal, welche Entscheidung – sie ist zu schwer für mich. Ich gebe auf. Resigniert lege ich die Karte zurück. Nicht einmal mehr ein Frühstück kann ich bestellen. Ich bin nicht lebensfähig.

ZWÖLFTE STUNDE

Grete, die kein Auge von der Leiche wendete, sagte:
»Seht nur, wie mager er war. Er hat ja auch schon so lange Zeit nichts gegessen. So wie die Speisen hereinkamen, sind sie wieder hinausgekommen.«

Franz Kafka, Die Verwandlung

Meine Aufpasserin hat die Entscheidung getroffen. Gabi checkt, dass sie mir helfen muss.

»Du nimmst das pikante Frühstück. Das hast du am liebsten.«

Da scheint sie etwas über mich zu wissen. Es kommt mir erstaunlich vor.

»Das nimmst du doch immer, wenn du bei mir frühstückst.«

Hatte ich glatt vergessen. Ganz kurz versuche ich aufzumucken. Möchte die Entscheidung doch lieber nochmals durchdenken. Mache schon den Mund auf, komme aber nicht weiter.

»Keine Widerrede.«

Ich verstumme. Vielmehr: Ich sage auch jetzt nichts. Diese Frau ist die geborene Führungspersönlichkeit. Was mag das für ein Kerl sein, ihr Mann? Als Türke ...

Wer selbst im Glashaus sitzt, der sollte nicht mit Steinen werfen.

Die Stimme in meinem Kopf. Will mir wohl sagen: Diese Frau hätte auch bei mir die Hosen an. Klar, ich bin ein Macher. Manchmal nur gespielt. Und gegenüber Frauen? Charmant und herablassend zugleich. Nach außen hin. In Wirklichkeit unsicher. Aber das weiß nur ich. Nur nicht zu viel preisgeben. Immer locker bleiben. Das macht Eindruck. Und zwingt mich nicht, tiefer zu gehen. Da müsste ich die Karten aufdecken. Liegt mir nicht. Manchmal wollen die mich verwöhnen. Eher peinlich ist mir das. Salbungsvolle Dankesworte liegen mir nicht.

Mama! Was hast du nicht alles für mich gemacht! Dich aufgeopfert. All deine Lieben sind dir wichtiger als du dir selbst. Der Fortpflanz geht vor allem anderen. Mütter eben. Und ich: Dankesworte? So selbstverständlich, so schwierig. Zum Muttertag, hingemurmelt. Dann wieder 364 Tage Pause.

Ich sollte meiner Mutter dankbar sein. Bin aber unfähig dazu. Ich lebe mein Leben nicht mehr selbst. Gabi lebt es im Moment für mich. Das pikante Frühstück also, das bestelle ich anscheinend öfters. Schon ist es da. Sie wusste es, war wohl vorbereitet. Jetzt steht es vor mir. Wartet drauf, in Lebensenergie umgewandelt zu werden. Ich ahne schon, dass ich mehr als eine Stunde brauchen werde, um es in meinen Körper zu befördern. Wenn ich überhaupt einen Bissen hinunterbringe. Ich kenne keinen normalen Stoffwechsel mehr, ich kenne nur noch metabolische Tortur. In Magen und Hirn, gleichermaßen. Kein Verlangen nach Reizen jedweder Art. Kein Hungergefühl. Erleben strengt an und Essen auch. Gleichwertigkeit aller Dinge. Alles, was reinkommt, bedeutet TUN. Kann ich nicht mehr. Habe andere Probleme.

Corinna. Sorgt sich. Nicht zu essen ist lebensgefährlich. Eindrücke ohne Emotion zu verstoffwechseln auch. Davon weiß sie nichts. Aber sie ist da für mich. Immer wieder muss sie mich zur Nahrungsaufnahme verleiten, mich sanft dazu zwingen. Mir fast den Löffel zum Mund führen. Alleine geht gar nichts mehr. Wie ein kleines Kind, so bin ich. Oder wie ein Greis. Nein, beides. Irgendwie. Wie viele Kilo habe ich mittlerweile verloren? Vorhin wusste ich es doch noch. Dr. Gregor S. als Spargeltarzan: Das muss doch auffallen. Argwöhnische Blicke überall. Die Leute merken es schon, ganz bestimmt. Sagen nur aus Pietät nichts. Wie man auf einer Beerdigung nichts Schlechtes über den Verschiedenen sagt. Aber umso mehr flüstert. Alle sind peinlich berührt, wenn sie mich sehen. »Krebs«, das werden sie wohl vermuten. Im fortgeschrittenen Stadium, natürlich. Wer aber denkt an Depression, die heimliche Krankheit? Keiner hat sie, keiner spricht darüber. Keiner kann damit umgehen. Wie auch? So schlimm, so unerklärlich. Nicht in Worte zu fassen.

*

8. April 2011

»Mann, jetzt iss doch mal was!«

Der hat leicht reden. Wenn ich nur könnte. Ein Arbeitskollege, wir haben uns schon länger nicht gesehen. Sind zum Mittagessen verabredet. Er weiß von nichts.

»Stoffwechselstörung. Geht derzeit nicht.«

Ich habe kein Problem mit einer Notlüge, wenn es ums Eingemachte geht. Das hier war ja nicht mal gelogen. Trifft eben nur in etwas anderem Sinne zu, als er es verstehen wird. Und schon wieder dieser Mitteilungsdruck! Ich möchte nur noch mein Herz ausschütten. Das Einzige, was noch zu funktionieren scheint: erzählen, von meiner Krankheit. Immer dasselbe. Erleichtert, für einen Augenblick. Schnell wieder vorbei. Erschrecken bei meinem Gegenüber, erwartbar. Ehrliche Anteilnahme, was sonst. Nicht wissen, wie mit der Situation umgehen. Aufmunternde Worte, zwecklos. Alles wie vorher. So ist es immer.

Anders dieses Mal. Ich widerstehe. Halte mich zurück. Sage nichts. Er muss jetzt kommen.

»Ach na und, dann geh zum Arzt. Du verhungerst uns ja sonst noch.«

Würde ich ja schon. Wenn das so leicht wäre. Wenn der wüsste.

»Reiß dich ein bisschen zusammen.«

Das sitzt. Das hab ich gerade noch gebraucht. Das Schlimmste für einen wie mich: dass man mir sagt, ich sollte mich zusammenreißen. Das will ich ja auch, die ganze Zeit. Aber es geht nicht. Flasche leer. Ein stummer Hilfeschrei.

»Ja, ja ich will ja, aber ich kann nicht. Versteht das denn keiner?«

Das denke ich, aber ich sage es nicht. Wieder mal. Mehr fällt mir nicht dazu ein.

*

Immer wieder läutet das Telefon. Ich kenne eure Nummern! Mein Umfeld scheint meinen Zustand zu erahnen. Ihr habt ein Gespür für mich. Ich aber habe kein Gespür mehr für euch. Sensibilität und Einfühlung sind mir längst abhandengekommen. Nicht einmal die Reaktionen meiner Tischnachbarn kann ich noch einschätzen. Ganz zu schweigen von Ferndiagnosen am Telefon, auch noch bei meinen Freunden und Verwandten. Ich will mich nicht mit euch beschäftigen! Dass ihr euch um mich Sorgen macht, das muss wohl so sein. Und auch, dass ihr nicht wisst oder nicht wissen wollt, dass auch Mitfühlen ein Energieräuber sein kann. Heute besonders. Schließlich will ich mich umbringen, ernsthaft. Da macht euer Mitgefühl mir nur ein schlechtes Gewissen. Bleibt bitte, bitte fern von mir. Nur keine Nähe jetzt. Keine wohlmeinenden Ratschläge. Ich nehme einfach kein Gespräch mehr an. Lieber selbst in der Weltgeschichte herumtelefonieren.

Hektisch däumele ich von einem Kontakt zum nächsten. Aktivieren – ja oder nein? Die nächste Nummer bitte. Vielleicht Markus? Nein, den würde ich jetzt nur stören. Aber was macht das schon. Also doch. Oder lieber Susanne? Ein Kontakt nach dem anderen wird durchgekaut, gegen den nächsten abgewogen, verworfen. Der Nächste, die Nächste. Wusste gar nicht, wie viele »Freunde« ich habe. Muss mir wohl für die echten, die mir noch geblieben sind, einen anderen Ausdruck überlegen. Mein Herz pocht, die Zunge klebt am Gaumen, während ich mit nervösem Finger durch mein Kontaktuniversum fremdle. Befremdlich, wie unbeteiligt-abwesend ich dabei bleibe. Gehemmt-agitiert.

Es läutet. Erlösung von der Verpflichtung, selbst aktiv zu werden. Jetzt habe ich den bequemen Part. Responsiv. Aha, Jakob. Mein Mitarbeiter. Eine Granate. Exzellenter Experte. Loyal, zuverlässig, aber unter Druck aufbrausend. Ich nehme ihn so, wie er ist. Auch jetzt. Er zeigt sich besorgt. Ehrliche Anteilnahme? Weiß nicht. Ehrliche Ohnmacht meinerseits jedenfalls. Immerhin: Er ruft an. Ich fühle mich angenommen von den Kollegen. Sie wissen es. Alle. Und sie akzeptieren es. Mit ihnen habe ich es optimal getroffen. Gute Jungs. Fachlich sowieso. Aber auch charakterlich. Wird immer wichtiger. Gemeinsam im Hamsterrad. Geht leichter. Meine Jungs. Sie lassen ihren Chef nicht hängen.

*

Wien, März 2011

Ich muss es sagen. Kann es nicht mehr länger verheimlichen. Es muss heraus. Ich informiere meinen Vorgesetzten über meine Krankheit. Auch meine Mitarbeiter. Betroffenheit, Unsicherheit. Wie mit der Situation umgehen. Aber auch wohltuendes Verständnis und Unterstützung. In einem Maße, wie ich es nicht für möglich gehalten hätte. Bei allen. Diese Bank, für mich eine Bank an Menschlichkeit und Solidarität. Muss einfach mal gesagt werden. So etwas gibt es tatsächlich noch. Ich jedenfalls habe es so erfahren. Im vielleicht kritischsten Moment meines Lebens. Vorgesetzte wie Untergebene spüren, dass ich vielem nicht mehr gewachsen bin. Und halten die Belastungen für mich tatsächlich so gering wie möglich. Ich delegiere wie verrückt. Meine Jungs übernehmen das. Ohne Murren. Welch ein Glück. Noch kann ich es nicht wertschätzen, die Krankheit hält mich gefangen, lässt mich nicht fühlen. Später werde ich mich voller Dankbarkeit daran erinnern.

*

Meine Jungs. Auf die kann ich mich verlassen. Aber ich selbst bin nutzlos. Gänzlich wertlos. Nur mehr eine Last für die Firma. Vielleicht sollte ich kündigen. Wie sich die Episoden doch gleichen …

*

Wien, April 1997

Ich habe gekündigt. Nun bin ich also den Druck der Arbeit los. Ich erwarte tatsächlich, am nächsten Tag aufzuwachen und alles ist vorbei. Geschenkt. Nichts dergleichen ist der Fall. Natürlich nicht. Nicht am nächsten Tag, nicht am darauffolgenden, nicht die gesamte nächste Woche über. Endlich dämmert mir: Es hat nichts mit dem Job zu tun. Die Ärzte finden nichts. Mein Zustand verschlimmert sich zunehmend. Ein Schatten legt sich über mich. Eine dunkle Ahnung, nicht zu deuten. Selbstmordgedanken.

*

Der Akku gibt den Geist auf. Auch so ein Handy braucht Saft und Kraft. Ist zur Teilnahme am energetischen Stoffwechsel verpflichtet. Da beißt die Maus kein Kabel ab. Ich platziere mich in der Nähe der nächsten Steckdose, docke das Ladegerät an und telefoniere einfach weiter. Jetzt bin ich so richtig drin, meine Mitteilungsschleusen sind weit geöffnet. Jakob ist die optimale Gegensprechanlage für triviale Bürogeschichten, endlich mal wieder ein wenig Ablenkung. Überraschte Blicke der anderen Gäste. Was macht der da? Richtet der sich hier sein Office ein? Ich spreche wohl ein wenig zu laut. Aber was soll's? Wer bald tot ist, der hat doch wohl das Recht, sein Zeittotschlagen bis dahin nach Belieben auszugestalten. An meiner Henkersmahlzeit bin ich ja eh nicht interessiert. Und die Müllmänner kennen mich ja nicht. Kurz hergeguckt, Achselzucken, weiter im Text. Die Schüler sind mittlerweile weg. Aber die drei Lehrerinnen: immer noch da. Haben wohl ihren freien Tag. Ich kenne sie. Nicht die Ehrgeizigsten, alle drei. Spulen ihr Programm ab. Mehr nicht. Aber nicht unsympathisch. Dabei immer alles besser wissen wollen. Lehrer eben. Und neugierig. Frauen … Kaum lege ich eine Sprechpause ein, bohren sie mich an.

»Na Herr Doktor, Büro ins Café verlegt? Sparmaßnahmen im Konzern?«

Nein, nein, nicht wie Sie denken. Nur eine Ablenkungsmaßnahme, um mich nicht umzubringen.

Das sage ich natürlich nicht. Wäre zu schlagfertig. Nein, ich sage gar nichts. Wische weiter beflissen auf dem Touchscreen meines smarten Fon herum. Wisch und weg, am liebsten mit dieser ganzen Fragerei. Wenn es doch nur nach mir ginge! Das investigative Dreigestirn am Nebentisch wird nicht so leicht abzuschütteln sein, das ahne ich. Wenn die sich gegenseitig schon alles erzählt haben und der Kaffee längst ausgetrunken ist, wird die Nachrichtenlage am Nebentisch zum Versprechen auf erneutes Hochfahren des Unterhaltungsniveaus. Ich werde heute nichts zu seiner Erfüllung beitragen, auch wenn das Missbilligung hervorrufen sollte. Solange ich akute Probleme schon mit einfachster Artikulation habe, werde ich auf Tauchstation bleiben. Ist aber nicht so einfach. Wenn bei denen die entsprechenden Reize erst einmal angetriggert sind, fordert ein demonstrativ abweisendes Verhalten nur dazu heraus, aus versuchsweisem Anbohren eine gezielte Tiefenbohrung zu machen.

»Geht es Ihnen nicht gut, Herr Doktor?«

Aha, jetzt also auf die mütterliche Tour. Klar, liegt auf der Hand, so, wie ich aussehen muss. Eingefallenes Gesicht, nichts auf den Rippen, stumm wie ein Fisch. Ganz im Gegensatz zu sonst. Was soll ich machen? Ziehe ich meine Verweigerungshaltung weiter durch, würde ich erst recht auffällig werden. Sage ich etwas, brauche ich eine Erklärung für mein desolates Erscheinungsbild und meine restringierte Sprechweise. Ich fühle ihre Blicke erwartungsvoll auf mir ruhen, in dem sicheren Gefühl, dass sie mich im Sack haben. Raffe mich endlich zu einem Statement auf.

»Nein, nein geht schon. Schwere Bronchitis. Ich bringe kaum ein Wort heraus. Sie müssen auf meine Gags heute verzichten.«

Apologetik pur. Dafür gibt's keine Anteilnahme. Sondern nur ein triumphierendes Schmunzeln. Ein Sich-untereinander-vielsagend-Anblicken. Immerhin, Situation bereinigt, ich kann wieder an meinem Smartphone herumnesteln. Segen moderner Technik!

Gabi hat das Gespräch mitbekommen.

»Alles o.k.?«

Sie fragt so leise, dass die drei Gossip-Junkies am Nebentisch nichts mitbekommen. Dennoch überhöre ich die Frage geflissentlich. Möchte mich nicht schon wieder rechtfertigen. Ich habe meine Geschichte schon so oft erzählt. Jetzt noch ein weiteres Mal wäre genau einmal zu viel.

In dem Moment, da ich meine äußere Umgebung abschalte, nimmt der innere Monolog wieder Fahrt auf. Ich kann einfach keinen Gedankenfrieden finden. Das Fenster. Plan A. Nach wie vor meine Priorität. Dann muss ich mir das alles hier nicht mehr anhören. Muss nichts mehr essen. Dann ist … nichts. Und Nichts ist besser als Jetzt. Viel besser. Im Sinne einer rationalen Kosten-Nutzen-Abwägung unschwer zu erkennen. Also Plan A – oder doch nicht? *SWOT*-Analyse: *strengths – weaknesses – opportunities – threats*. Jetzt wird's kompliziert. Stärken des Plans? Ich bin von meinem Leiden erlöst. Schwächen? Keine. Chancen? Auf den Himmel. Aber bei meinem Lebenswandel … Bedrohungen? Dann nicht mehr.

Argumente kurz abgewogen, *conclusio*: *SWOT*-Analyse eindeutig – Umsetzung Plan A. Nichts wie zurück in die Wohnung. Fenster ist ja noch offen. Runter. Aus.

Aber Moment. Wir erweitern das Betrachtungsspektrum. War da nicht noch was? Plan B. Weiterleben: ja. Wie: keine Ahnung. Analyse ungleich schwieriger. Stärken? Keine. Schwächen? Weiß noch nicht. Chancen? Nicht ersichtlich. Bedrohungen? Jede Menge. Es hört nicht auf. Mein Siechtum wird in Stein gemeißelt.

Nur der Vergleich macht sicher. Meine D-Frage ist doch beantwortet, diesmal eindeutig und unwiderruflich, dank *SWOT*: Plan A. Wirklich? Oder sollte ich noch irgendwelche *soft facts* berücksichtigen?

Nein, nur bitte nicht auch noch *soft facts* jetzt. Es reicht schon so.

Das Telefon. Meine Schwester. Sie kommt heute Nachmittag vorbei, das haben wir gestern vereinbart. Sie kennt meine ganze Geschichte. Steht mir jetzt besonders nahe. Hat sich mit den Details meiner Krankheit auseinandergesetzt. Gründlich. Will mich verstehen. Könnte selbst fast Ärztin sein. Zumindest in dieser Hinsicht. Ich nehme das Gespräch an. Komme zügig auf den Punkt.

»Ich möchte gerne weinen. Aber ich kann nicht. Ich kann überhaupt nicht mehr. Heute wollte ich mich ...«

Ich spreche den Satz nicht zu Ende. Aber meine Schwester hat auch so verstanden. D-Day. Stille am anderen Ende der Leitung. Ich kann sie schlucken hören.

»Was, wieso?«

»Es ist schlimmer geworden.«

Nur keine Details jetzt, das kann ich ihr nicht zumuten.

»Was ist passiert?«

»Nichts, sonst säße ich nicht hier.«

Sie versteht genau, was ich meine. Aber keiner von uns beiden will es beim Namen nennen. Keiner will es aussprechen. Das unaussprechliche S-Wort. Ob Deutsch oder Lehnwort. Selbstmord oder Suizid. Gleich bedrohlich. Gleich final.

»Wie meinst du das?«

Es lässt ihr also keine Ruhe. Sie muss es fragen. Ich muss ausweichen.

»Vergiss es. Ich war halt ein bisschen schlecht drauf. Hab meine Pillen nicht genommen. Und jetzt hab ich den Salat. Ist mir noch nie passiert. Bin doch sonst so zuverlässig. Und heute hab ich es einfach nicht mehr geschafft.«

Sie lässt nicht locker. Wird böse. Wahrscheinlich, um nicht selbst die Fassung zu verlieren, um nicht in hemmungsloses Weinen zu verfallen.

»Was soll der Blödsinn? Das kann doch nichts mit den Pillen zu tun haben. Die wirken nur langfristig, wie wir wissen. Leider. Wo bist du eigentlich?«

»Zu Hause. Nein, eigentlich im Cafe. Heute keine Firma, zu viel Stress, mir ist schlecht, habe gerade gefrühstückt.«

Stimmt natürlich nicht. Mein Frühstück steht ja immer noch unberührt vor mir. Nur einen Schluck Kaffee habe ich zu mir genommen.

»Warum legst du dich nicht ins Krankenhaus? Bevor du dir etwas antust.«

Da ist es heraus. Auch wenn das böse S-Wort, um das alle herumschleichen wie um den heißen Brei, noch immer nicht fiel. Sie hat es nicht ausgesprochen. Aber angesprochen. Indem sie mir empfiehlt, mich in sichere Obhut zu begeben.

Und außerdem, was hat sie gesagt? Ins Krankenhaus?!? Ich geh doch nicht in die Klapse!

»Das ... das kann ich nicht.«

»Aber warum, das wird dir guttun. Die passen auf dich auf.«

Ja genau, und wie. In der Zwangsjacke ans Bett gefesselt.

»Du bist doch heute ohnehin beim Arzt. Der soll dich einweisen.«

Das halte ich jetzt nicht mehr aus. Ich beende das Gespräch abrupt.

»Du, wir sehen uns später.«

Umbringen – ja, vielleicht, gern sogar. Aber doch nicht in die Psychiatrie! Ist die verrückt? Nein, sie wohl nicht.

*

Wien, April 1997

Ich liege auf der Wohnzimmercouch. Starre nach oben. Der weiße Plafonds. Der Deckenventilator. Ich kann nicht mehr. Umbringen oder Krankenhaus? Letzteres kommt nicht infrage.

Was soll das bringen? Es wird sowieso nicht mehr werden. Nein, Krankenhaus kommt nicht infrage. Ich muss ganz weg. Dann störe ich in dieser Welt auch nicht mehr.

*

Grübeln. Gedankliches Kleinraspeln des Problems. Die Späne werden immer feiner. Bis sie nicht mehr als einzelne Partikel zu erkennen sind, sondern einen feinen Nebel zu bilden beginnen, der sich im Kopf ausbreitet.

Krankenhaus.

Da war doch was. Plan B! Eine Möglichkeit. Völlig absurd. Lassen wir mal die *SWOT*-Analyse drüberlaufen. *Strength?* Ich überlebe. *Weakness?* Ich überlebe. *Opportunity?* Ich lebe. *Threat?* Ich lebe.

Ob es mir gefällt oder nicht: Mich in die Psychiatrie einliefern zu lassen ist eine reale Möglichkeit. Mehr noch: Damit hätte ich eine konkrete Strategie, um Plan B in die Tat umzusetzen. Aber bringt mich das weiter? Ich habe keinerlei gesicherte Informationen über die Konsequenzen. Klar, in der Psychiatrie werden sie mich schon wieder zusammensetzen. Ist ja auch keine Kunst. Müssen nur abwarten, bis die bereits avisierten pharmazeutischen Götterboten endlich an meine Zellentür klopfen. Oder vielleicht eine geringfügige Änderung der medikamentösen Einstellung vornehmen. Ich überlebe also, gut und schön. Werde ich anschließend auch in den Alltag zurückfinden? Wird die Krankheit wiederkehren? Werden die Abstände zwischen den einzelnen Episoden kürzer? Die mentalen und emotionalen Ausfallserscheinungen von Mal zu Mal gravierender?

Es ist zu viel. Ich sacke innerlich zusammen. Auch rein äußerlich kann ich mich kaum noch auf dem Stuhl halten. Gleich wird mir wieder schwarz vor Augen werden.

Was ist denn das? »Vienna Sightseeing Tours«. Groß prangt das Logo auf dem Omnibus. Parkt auf der anderen Seite der Straße. Touristen hier, in diesem Teil der Stadt? Gibt doch nichts zu sehen bei uns. Einen Selbstmörder vielleicht. Aber diese Show haben sie nicht gebucht. Gegen Aufpreis vielleicht. Japaner oder Südkoreaner. 50 Leute, 150 Fotoapparate.

*

Wien, Mai 1989

Seit mehreren Wochen bereits bin ich nun Fremdenführer. Ein nicht allzu anstrengender, einträglicher Studentenjob. Bisher habe ich Führungen ausschließlich in deutscher und englischer Sprache abgehalten. Ich bin auch für Französisch vorgesehen, habe aber ordentlich Bammel davor. Bis heute konnte ich mich davor drücken.

Gerade habe ich eine Englischführung beendet. Wieder zurück am Ausgangspunkt, kriege ich einen Schock. Eine Gruppe von etwa 50 Personen wartet bereits auf die nächste Führung. Ich bin dran. Mir läuft es kalt den Rücken hinunter. Sie unterhalten sich angeregt, offenbar voller Vorfreude auf das Kommende. Und sie sprechen Französisch.

*

Wie habe ich das damals eigentlich hingekriegt? Weiß nicht mehr. Und wo sind jetzt die Japaner? Nichts mitgekriegt. Normal depressiver Mentalbetrieb eben: Äußere Wahrnehmung, Erinnerung und »Affengeist« haben miteinander wieder einmal fröhlich Ringelreigen getanzt. Kann auch seine Vorteile haben, wenn die eine Ausfallerscheinung gleich durch die nächste kompensiert wird. So bin ich wenigstens nicht vom Stuhl gefallen, obwohl mir sehr danach war.

Ablenkung. Ich greife mir eine Zeitung. Versuchen wir, ein »Sudoku« zu lösen! Mit so etwas habe ich mich früher nie beschäftigt. Unnötig. Bringt doch nichts. Wenn man seinen Verstand spazieren führen will, sollte man sich ein lohnenderes Ziel aussuchen als kleine Kästchen mit Zahlen drin. Während der letzten Wochen hat mich das jedoch irgendwie abgelenkt. Zudem kann ich überprüfen, ob mein Gehirn noch zu irgendeiner Problemlösung fähig ist, wenn auch in völlig sinnfreiem Zusammenhang.

Aber heute: Ich werde scheitern. Das weiß ich jetzt schon. Hartnäckige Denkblockade. Selbst mit größter Willensanstrengung nicht zu beseitigen. Ich probiere es trotzdem. Aber mein Hirn arbeitet nicht mit Normalgeschwindigkeit, die Reizübermittlung durch die

Nervenbahnen erfolgt quälend langsam. Das wäre eine zutreffende Analyse, leider nur völlig unnütz. Und schon haben wir es wieder: viel wissen, nichts umsetzen können. Hätte es kommen sehen sollen, jetzt bin ich durch den Misserfolg beim Rätseln nur noch ein Stückchen weiter nach unten gerutscht. Auch das hätte ich vorher berücksichtigen müssen. Hat mir doch schon meine Therapeutin gesagt, dass ich die Latte nicht zu hoch hängen soll. Damit mir weitere Enttäuschungen möglichst erspart bleiben. Könnte noch mehr Trauma bedeuten. Den Keil noch tiefer ins Elend treiben.

Niederlage auf der ganzen Linie also. Dabei hatte ich mir schon das leichteste Rätsel des Käseblatts ausgesucht. War doch deutlich anspruchsloser noch als die leichtesten in den Rätselzeitschriften, die Corinna mir immer mitbringt. Aber ich schaffe gerade einmal drei Ziffern, starre eine gefühlte Viertelstunde nur aufs Blatt.

Da gebe ich lieber doch auf. Auch hierbei.

DREIZEHNTE STUNDE

Warte nur, balde ruhest du auch.
Goethe, Ein Gleiches (Wanderers Nachtlied)

Das Wohnzimmerfenster. Immer noch da. So nah, es sind nur ein paar Meter über die Straße bis dorthin. Mein Fenster, du verschwindest nicht einfach so, als kleine Überraschung für mich. Wie auch? Du bleibst präsent, machst dich immer noch wichtig in meinem Kopf. Aber warum? Ich brauche dich doch nicht mehr. Du hast deinen Part erfüllt. Du hast mich gereizt, aber du hast mich nicht verführt. Hast es nicht geschafft, mich fortzulocken. Warum nur kann ich mich nicht darüber freuen? Weil du mich zurückgelassen hast in dieser grausamen Welt. Du hast versagt. Mir letztlich die Barmherzigkeit verweigert. Vor Kurzem stand ich doch noch vor dir. Hatte bereits mit allem abgeschlossen. Sämtliche Türen hinter mir zugeschlagen. Du aber warst so offen wie die Arme einer Geliebten. Ich habe dein Angebot abgelehnt.

Kann aber nicht schaden, nochmals alles durchzuspielen. Für den Fall der Fälle. Mit welchem Körperteil also zuerst nach draußen? Kopf voraus, natürlich. Sagt sich so leicht. Aber wie verhindern, dass mein Körper auf eine der Fensterlaibungen der unteren Stockwerke prallt? »Sturz« nennt man dieses herausragende architektonische Trag- und Schmuckelement eines typischen Wiener Wohnhauses. Da meine Wohnung im sechsten Stock liegt, befänden sich nicht weniger als fünf davon in meiner Falllinie. Ich würde also möglicherweise gleich fünfmal auf einen Sturz stürzen, bevor mein Gesamtsturz vollendet wäre. Gleichmäßig und genügend Geschwindigkeit aufzunehmen könnte eine Traumvorstellung bleiben.

Ebenso der tödliche Aufprall auf dem Trottoir. Abhilfe wird nur ein beherzter Hechtsprung nach vorn schaffen. Ein Sonnyboy zu Lebzeiten, sportlich-elegant in den Tod. Abgetreten mit Stil. Das hätte doch was.

Die Tür fliegt auf, und Horst schneit herein. Im Schmäh der Stammgäste figuriert der Mann als *Horstinator*. Was ihm auch noch zu schmeicheln scheint.

»Jo, servus mideinander! Du, Gabi, warum lasd'n scho wiader der hoibe Gemeindebezirk sainen Ollerwerdesden bei dir zum Fensder raushängen?«

Aua. Dumme Sprüche ist man ja von ihm gewohnt. Dieser hier tut mir ausnahmsweise weh. Na, er kann ja nicht meine Gedanken lesen. Schon die überspannte Begrüßungsformel, überlaut gesprochen, verrät den nach öffentlicher Beachtung süchtelnden Charakter. Dabei ist er einer von uns, der Horstinator. Schon weil er ein so unbeschreiblich seidiges Wienerisch spricht, wo alle Konsonanten dermaßen glatt abgeschliffen sind. Wie Donaukiesel. Wir Stammgäste von Gabi nehmen den Horstinator großzügig mit auf in unsere Kaffeehauswelt, die eigentlich eher eine innere als eine äußere Welt ist und wo das Daseinsgefühl eh beständig zwischen Erhabenheit und Unterlegenheit pendelt. Auch bei den Lehrerinnen. Sie wenden sich dem Horstinator mit gnädigem Kopfnicken zu. Aber mit ostentativer Langeweile im Blick und ohne seinen Gruß zu erwidern. Allertiefste Verachtung auf die mildest mögliche Weise zu bekunden ist einer der liebenswertesten Züge der Menschen in unserer Stadt.

»Servus, Horsti.«

Das war Gabi, um ein aufmunterndes Willkomm bemüht, auch er ist ja schließlich Stammgast. Der Horstinator dagegen scheint sie gar nicht zu bemerken, seine ruhelosen Augen suchen den Raum ab nach einem geeigneten Opfer für ein Gespräch. Nein, einen Horstinator-Monolog. Die Lehrerinnen haben bereits zu verstehen gegeben, dass sie nicht interessiert sind. Die Müllmänner sind schon weg, wären sowieso nicht infrage gekommen, ebenso wenig die Schüler an der Theke. Sonst nur Leute da, die er nicht kennt. Außer mir. Ich versuche, seinem Blick, der mich schon sehr fest fixiert hat, auszuweichen, indem ich so tue, als wollte ich die ganze Buchstabensuppe der Tageszeitung auf einmal auslöffeln.

Wie mühsam dieser Typ doch ist, mit seinem Overload an guter Laune. Einfach immer der Schönste und Beste. Hat als Extremsportler schon alles »gemacht«: Fallschirmspringen, Paragliding, Klettern im Freestyle, Marathon, Koma-Saufen. So ein Horstinator ist immer vorne mit dabei. Ganz vorne. Und das Beste: drei Monate im Jahr Surfen auf den Kanaren. Teint dementsprechend. Kommt gut an, bei gewissen Frauen. Woher hat der Mann eigentlich die Kohle? Horsts Lieblingsbeschäftigung, außer dem Stählen seines Körpers: sich selber reden hören. Der muss ein Gaumensegel wie ein Gleitsegel haben. Wäre er heute doch nur zum Paragliding gegangen! Schon sonst ist dieser Mensch für mich kaum auszuhalten. Aber jetzt! Er an meinem Tisch, das wäre so ziemlich das Schlimmste, was mir passieren könnte. Er der strahlende Held, ich das arme Würstchen. Für den Versager in mir würden Weihnachten und Ostern auf einen Tag fallen. Aber eines hab ich dem voraus: einen Bungee-Sprung. Das traute er sich nicht. Hat er mir in einer schwachen Stunde erzählt.

*

Jänner 1991, Auckland, Neuseeland

Eine Plattform in über 100 Meter Höhe, befestigt an einem Kran im Hafen von Auckland. »Bungee-Jumping«. Das Wort hatte ich noch nie gehört.

Es heißt, als erste «Bungee-Jumperin» habe sich eine Frau auf der Flucht vor ihrem Mann in die Tiefe gestürzt – nachdem sie ihren Fuß an einer Liane festgebunden hatte. Auf der Südsee-Insel Vanuatu soll sie sich damit auf einen Baum gerettet haben. Durch die Liane überlebte sie den Sprung, anders als ihr Mann, der ihr hinterhergehüpft ist und ums Leben kam.

So weit der legendarische Ursprung. Noch heute stürzen sich auf Vanatu junge Männer einmal im Jahr in die Tiefe, von einem 30 Meter hohen Gerüst herab. Tatsächlich mit der traditionellen Liane um den Fuß. Wer diesen Sprung hinter sich gebracht hat, wird in den Kreis der Erwachsenen aufgenommen. So erzählt man es unserer Reisegruppe in Auckland. Dort sind vor kurzem die Commonwealth Games zu Ende gegangen. Bungee-Jumping war eine der Attraktionen am Rande der Spiele. Anschließend wurde die Apparatur im Hafen von Auckland belassen, jeder konnte sich gegen Bares daran versuchen.

Nun stehe ich also hier oben, in luftiger Höhe. 100 Meter weiter unten die Wasserfläche. Es wurde einem eingeschärft, keinesfalls den Blick nach unten zu richten. Die Angst würde dann einfach zu groß. So schaue ich also mit starrem Blick geradeaus auf die Skyline von Auckland. Ich bereue bereits, mich auf das Abenteuer eingelassen zu haben, aber unten stehen meine Freunde, die mit mir auf Weltreise gegangen sind, mit gereckten Hälsen. Ich kann nicht kneifen – unmöglich.

Langsam lasse ich mich, die Arme wie beim Kopfsprung ins Schwimmbecken nach oben gereckt, nach vorn fallen ... In dieser minutenlangen Sekunde geht mein Blick doch unweigerlich nach unten. Da ist nur Abgrund. Bodenlose, haltlose Leere. Ein stechender Schmerz fährt mir in die Magengrube, aber nun ist es zu spät. Wie lange der Sprung dauert, kriege ich gar nicht mit. Es ist der reinste Horror, ich stehe von einem Augenblick auf den anderen tief unter Schock. Dann das Eintauchen ins Wasser: nicht schmerzhaft, nur ein weiterer, sanfter Schrecken. Man würde sich wohl fast wie aufgehoben fühlen in dieser weichen, flüssigen Welt, wenn nicht alles so rasend schnell geschehen würde ... Da geht es auch schon wieder in die Höhe, das elastische Zugseil holt einen wieder in die Luftwelt herauf.

Dann pendelt man auf und ab. Innerhalb einer Spannweite von bis zu 75 Metern, langsam ausschwingend, bis zum Stillstand in 25 Meter Höhe.

Genuss pur.

Die Betreiber machen uns glauben, dass der Sport noch in den Kinderschuhen stecke und dies die erste Anlage weltweit sei. Noch seien nicht viele gesprungen. Landsleute von uns sind laut Datenbank bisher keine dabei gewesen. Demnach wäre ich also der erste Österreicher überhaupt, der einen Bungee-Sprung absolviert hätte. Will es gerne glauben.

*

Horst lässt ja nichts aus, also musste es auch Bungee sein. Nur, als er oben stand, da bekam er Muffensausen. Der große Horstinator traute sich nicht runter von der Plattform. Legte den Rückwärtsgang ein. Eigentlich unglaublich, dass er mir das mal gebeichtet hat. Muss einer seiner schwächsten Momente gewesen sein. Somit dürfte ich jetzt eigentlich einen kleinen moralischen Vorteil ihm gegenüber haben. Aber ihn kratzt es doch nicht, wenn ich ihm in einer, nur einer einzigen Disziplin über bin. Was hat denn der überhaupt für Sorgen? Keine vermutlich. Möglicherweise habe ich das ganze Leid der Welt schon auf mich geladen. Auch den Anteil vom Horstinator. Immerhin, es besteht noch Hoffnung, dass er mich links liegen lässt. Könnte mir nur recht sein. Erst mal schäkert er mit der jungen Kellnerin, die in der Mittagszeit Gabi hilft. Auch das macht er mir streitig! Ist doch eigentlich mein Terrain. Kranker alter Löwe wird durch kraftstrotzenden Jungspund von der Spitze des Rudels verdrängt.

Horstinator hat unterdessen Witterung aufgenommen, dass mein Desinteresse nur geheuchelt ist. Wirft sich zu mir herum, rauscht heran, lehnt sich über meinen Tisch und breitet großherzig die Arme aus.

»Jo servus, Gregor! Mei du host ja Augn wia a Kiniglhos.«

Step off!

Ich habe natürlich nicht den Mut, meine Slang-Kenntnisse auszupacken. Außerdem hat er ja recht. Weiß ich doch selbst, dass ich heute rot geränderte Knopfaugen habe. Habe ja auch kaum geschlafen letzte Nacht. Ich winde mich wie ein Aal, möchte am liebsten ganz tief abtauchen. Bin außerstande, mir ein souveränes Lächeln in die Wange zu tackern und mein Öffentlichkeitsgesicht aufzusetzen. Schicke stattdessen ein lautloses Stoßgebet zum Himmel.

Lieber Gott, ich weiß, du hast auch diese Kreatur geschaffen. Aber bitte verschone mich vor ihr. Nur dieses eine Mal.

Gleichzeitig höre ich mich antworten:

»Beschissen.«

»Jo, mogst di ned in die Krawatten haun?«

Haut mit der flachen Hand auf den Tisch und schüttet sich vor Lachen aus. Selbst mir ist klar, dass dies keine Anspielung auf mein Suizidvorhaben war. Erstens würde der Horstinator nichts, aber auch gar nichts davon ahnen, bei einem jeglichen Menschen, der sich mit solchen Gedanken trägt. Wenn jemandem das Einfühlungsvermögen abgeht, dann ihm. Außerdem ist es eine typisch wienerische Blödelei: »Sich in die Krawatte hauen« meint so etwas wie »Erhängen für Arme«. Unglaublich, dieser Schwachsinn. Könnte von mir sein. In besseren Zeiten. Aber die Zeiten sind nicht gut. Ganz müder Kalauer – lacht da etwa jemand? Alle hier, wie ich feststellen muss. Alle außer mir, genau genommen. Ich komme gar nicht mehr dazu, zu antworten. Horstinator wirbelt schon in Richtung Eingang. Eine aufgebretzelte Blondine ist hereingeschwebt und wird sofort von ihm in Beschlag genommen. Aha, heute mit Verabredung. Na, soll mir recht sein.

Mein Gemütszustand ist so volatil wie ein Optionsschein vor dem Verfallsdatum. Ein erratisches Auf und Ab mit enormen Ausschlägen. Nein, kein Auf und Ab. Links und Rechts trifft es besser. Das alles auf ganz niedrigem Niveau. Aber mit erheblichen Bandbreiten. Jederzeit kann es zur Katastrophe kommen. Ich bin so unberechenbar wie eine Klapperschlange, der man auf den Schwanz getreten hat. Die Lunte glimmt, die Bombe kann jeden Moment hochgehen. Todessehnsucht versus Lebenswille: beides präsent, beides porentief fühlbar. Verwirrend, nicht zu begreifen. Was behält die Oberhand? Plan A scheint nach wie vor übermächtig. Eben Plan »A«: meine erste Wahl. Oder überlistet mich der kleine Teufel, der mich in dieser öden Welt halten will?

In mir tobt ein Krieg. Zwischen den Resten meines intakten Ichs und der Krankheit, die sich an meiner Lebenskraft satt frisst. Ich glaubte mit aller Macht gegen die Krankheit zu kämpfen. Ein Trugschluss. Es war ein Griff nach jedem Strohhalm, meistens eingebildet. Nein, ich kämpfte nicht. Aber heute hat mein Kampf begonnen. Zuerst das Ringen darum, mich endlich umzubringen. Dann mein Rückzugsgefecht gegen den finalen Schritt. Jetzt der Kampf um Klarheit. Ich brauche eine Strategie. Aber zuerst das Ziel. Suizid oder Weiterleben? Soll ich würfeln? Ist das Ziel erst klar, brauche ich nur noch den Weg zu planen. Das kann ich doch. Mensch, entscheide dich.

Ich muss kämpfen, und zwar gegen mich selbst. Wofür, wird sich ergeben. Leben oder Tod, so viele Alternativen gibt es ja nicht.

Kämpfen wogegen? Oder wofür? Kämpfen ja, aber wo ist der Sinn? Was will ich?

Hoppla, da ist eine Regung, wie von einem echten Gefühl. Da ist Widerstehen. Da ist Opposition.

In einem ganz fernen Winkel meines Oberstübchens registriert eine längst vergessen geglaubte Instanz klammheimlich: Die Emotionen kehren zurück, aber sie befinden sich noch im Zustand zielloser Bewegtheit. Unmittelbar hinter der Stirn, im Brennpunkt meiner Aufmerksamkeit, da regt sich etwas. Eine Vision?

Ein Gefecht, ein Kampf, ein Krieg, das würde mir gefallen! Mit offenem Visier, in freier Feldschlacht. Ja, auch mit List und Tücke, alle Mittel sollen eingesetzt werden. Aber wozu? Und wie? Ich bin zu schwach. Allein bin ich verloren, ich brauche Verbündete. Ich blicke mich um. Hier ist niemand. Aber in ein paar Stunden ist da jemand: der Arzt. Schließlich bin ich bis über die Haarspitzen hinaus versichert. Ich habe für alles vorgesorgt. Er *muss* etwas für mich tun. Ich spüre plötzlich diesen Ingrimm in mir, dieses Sich-Zusammenziehen im Abdomen, diesen … Willen? Den Herrn Doktor XYZ, ich werde ihn instrumentalisieren! Manipulieren meinetwegen. Für meine Zwecke missbrauchen, wenn es sein muss.

Aber wozu, um Himmels willen? Suizid oder weiterleben? A oder B? Was will ich? Leben, falls ich wieder gesund werde. Sterben, falls ich krank bleibe. So viel ist jetzt klar.

Der Arzt. Also, was will ich? Ich werde es ihm sagen, er soll es einfach tun. Was auch immer ich von ihm verlangen werde. Aber er braucht klare Anweisungen. Bringen Sie mich um! Dafür wird er sich erwartungsgemäß nicht hergeben. Das Strafgesetzbuch ist da eine unüberwindbare Hürde. Passive Sterbehilfe? So weit bin ich noch nicht. Keine Apparate am Körper, die mein Leben künstlich verlängern würden. Aktive Euthanasie? Das könnte gehen. Ich bin ein Todgeweihter. Es gibt keine Hoffnung mehr für mich. Alles nur mehr ein Hinauszögern. Das wäre legal. Aber nicht in Österreich. Die Niederlande! Dort muss ich hin. Zu spät. Das hätte ich mir früher überlegen müssen. Heute geht's nur in den Elften Bezirk. Und das ist Wien. Wien = keine aktive Sterbehilfe = keine ärztliche Unterstützung für Plan A.

Egal. Plan B. Er soll mich in die Klinik einweisen. Dort bin ich in Sicherheit. Damit habe ich ein Ziel: Ich werde meine Einweisung erzwingen. Aber wie? Der Kampf wird schwer. Werde ich durchhalten? Und es muss schnell gehen. Ich kann mein Dahinsiechen nicht länger ertragen. Ich brauche ein Wunder, darunter geht es nicht mehr. Wird der Arzt mitspielen? Dort drüben auf der anderen Straßenseite ist immer noch mein Fenster. Sollte ich nicht vielleicht doch …? Dann brauche ich mir über nichts und niemand mehr Sorgen zu machen. Die Probleme haben dann andere, wenn überhaupt. Wieder spiele ich meinen Sprung in Gedanken durch.

Das Telefon. Ich zucke zusammen. Blick auf das Display. Susanne, eine liebe Freundin. Sie ist im Bilde. War immer für mich da, wenn ich sie brauchte. Wie viele andere auch. Aber jetzt stört sie. Ja, sie stört. Ich habe mich fast umgebracht, die Gefahr ist nach wie vor groß, und ich versuche, einen Plan zu schmieden, ohne sein Ziel zu kennen, kann meine Gedanken kaum ordnen, komme mit mir selbst schon nicht zurecht – und dann soll ich noch telefonieren? Wegdrücken. Nein, wäre unhöflich. Ich bin aus meinen Planungen ohnehin schon herausgerissen. Die ersten Sätze der Konversation absolviere ich wie in Trance. Dann wie aus heiterem Himmel der Wachmacher-Satz:

»Es wird nicht mehr lange dauern. Die Medikamente greifen doch schon, das hört man dir an. Bald hast du es geschafft. Nimm sie einfach weiter. Ich bitte dich darum!«

Wie recht sie hat. Heute hätte ich es wirklich fast geschafft. Mich umzubringen. Das hat Susanne aber nicht gemeint.

»Aber wenn ich jetzt rübergehe, um sie zu holen, muss ich vorher das Fenster schließen.«

»Na und? Dann schließ es halt.«

Ein Satz wie Donnerhall. Ist ja auch so, nur eben nicht so einfach, wie es klingt. Wenn sie wüsste! In meinem Kopf verknotet sich etwas, ich kann es deutlich spüren.

»Ich habe mich aus dem Fenster gestürzt.«

Hab ich das jetzt wirklich gesagt? Oder nur gedacht?

»Wie, was?«

»Ich habe mich aus dem Fenster gestürzt, das Schlafzimmerfenster war's, jetzt bin ich tot.«

Kurze Stille. Hat sie mich nicht verstanden? Also nochmals.

»Ich bin tot.«

»Äh, Gregor, geht's dir gut? Fühlst du dich nicht wohl?«

»Warum fragst du?«

»Das war kein guter Scherz.«

Scherz, was meint sie mit Scherz?

»Gregor, was ist los?«

Das war Gabi.

»Du starrst seit Minuten an die Wand, das Telefon am Ohr.«

Ich schüttle mich. Was habe ich zu Susanne gesagt? Ich rede schon wieder wirres Zeug?

»Ja, ich weiß, sorry, schlechter Scherz. Tschüs.«

Ein abruptes Ende des Telefonats. Mir fällt das gar nicht mehr auf. Sofort der nächste Anruf von Susanne. Diesmal drücke ich sie wirklich weg. Ich brauche meine Ruhe. Ich muss überlegen. Das Telefon ganz abschalten oder auf lautlos stellen? Ich überlege, wäge ab. Für und Wider. *SWOT*-Analyse. Kein eindeutiges Ergebnis. Diese Entscheidung ist nicht zu treffen. Wieder mal.

Die Zeitung. Verbindung zur Außenwelt. Eine Welt, in der ich einmal war. Lange her. Jetzt bin ich ein Alien. Habe keinen Platz mehr in dieser Schöpfung. Ein Astronaut, abgehoben von Cape Kennedy. ... *five, four, three, two, one, zero and lift-off*. Rauf geht's. In den Orbit. Der freie Blick ins Weltall. Bedrohlich, furchteinflößend, anders als alles andere. Nicht auszuhalten. Jetzt möchte ich zurück. Aber die Technik spielt nicht mit. Ich kann nicht mehr eintreten in die Erdumlaufbahn. Bin gefangen im Weltraum. Kreise um die Erde. Mit ISS um die Wette. Aber ich komme nicht mehr zurück.

Die Zeitung. Nächster Versuch. Drei Journale habe ich heute bereits in der Hand gehabt. Nichts ist hängen geblieben. Sosehr ich mich auch konzentriere, ich kann den Sinn der Worte nicht erfassen. Dies hier ist kein Qualitätsblatt, nein, einfach geschrieben, aber ich kann nicht folgen. Ich verzweifle. Mein Geist ist gehemmt, er arbeitet nicht normal. Das Denken funktioniert nicht mehr. Wie ein Kind in der ersten Klasse Volksschule, das mühsam Buchstabe an Buchstabe reiht, komme ich mir vor. Der Artikel ist zu Ende. Worum ist es gegangen? Das Thema zumindest! Sport, Politik, Wirtschaft, Kultur, Chronik? Ich weiß nicht. Versuche es von vorne. Konzentration! Wieder nichts. Nächster Versuch. Ich schließe die Augen und versuche mich daran, den Inhalt zu resümieren. Es geht nicht. Zu Hilfe! Ich kann nichts mehr, nicht mal lesen. Mein Gehirn ist wie eine Badewanne, der Stöpsel rausgezogen. Nichts bleibt drinnen, alles fließt hinaus, alles ist weg.

»Kann ich helfen?«

Gabi wieder. Helfen wobei? Will sie mir vorlesen? Lesen kann ich noch selbst. Allerdings, ich verstehe den Sinn der Worte nicht mehr. Sie müsste mir den Inhalt erklären, in ganz einfachen Sätzen. Damit auch ich es verstehe. Aber wie soll das gehen, in meinem Zustand? Außerdem interessiert mich das Ganze ja gar nicht. Ich muss nur *irgendetwas* tun. Also lese ich.

»Hallo!«

Hat da wer was gesagt? Ach so, schon wieder Gabi. Oder immer noch. Sitzt jetzt neben mir. Nimmt meine Hand. Ich fühle gar nichts. Ist die Hand schon tot? Als erster Körperteil gewissermaßen. Zuerst die Extremitäten. Dann geht es weiter. Rumpf, Kopf. Fertig.

Ich möchte etwas sagen. Bekomme den Mund nicht auf. Sage irgendetwas. Höre es aber nicht. Schaue mich um. An der Wand hängen Bilder. Impressionisten. Billige Kopien natürlich nur.

»Bilder.«

Ein fragender Blick. Nicht mehr ungläubig. Ich kann sie nicht mehr überraschen.

»Schöne Bilder habt ihr hier.«

Eine Meisterleistung! Mehr bringe ich nicht heraus. Und das war schon fast übermenschlich.

Gabi hält weiter meine Hand. Die ist noch immer wie tot.

*

Wien, März 2011

Meine Gedanken drehen sich ausschließlich um meine Krankheit. Jeder Versuch meiner Mitmenschen, ein Gespräch über etwas anderes zu führen, scheitert. Ich bin nicht in der Lage, darauf einzusteigen. Vielmehr beginne ich immer wieder damit, über meinen Zustand zu berichten. Pausenlos. Immer dasselbe, immer die gleiche Gedankenspirale. Das »Darüber-Sprechen« beruhigt mich ein wenig, bringt mich aber nicht vom Thema weg. Menschen, die nicht täglich mit mir zu tun haben, fällt das nicht auf. Corinna aber ist zunehmend genervt und verzweifelt angesichts meiner Monologe. Sie versucht, mich auf andere Gedanken, andere Gesprächsthemen zu bringen, aber vergebens. Ich weiß, sie hat ja recht. Rein intellektuell weiß ich es. Aber ich komme vom Thema nicht weg, weil meine Gefühle darin gefangen sind, und das tut mir nicht gut. Allein, ich kann nicht anders, meine Krankheit lässt keine andere Vorgangsweise zu. Ist keine Ausrede, geht auch anderen in ähnlicher Situation so. Sosehr Corinna sich auch bemüht, ich sitze doch nur stumm daneben, um dann doch nach wenigen Minuten wieder zu berichten, wie schlecht es mir geht.

*

Gabi redet immer noch mit mir. Glaube ich zumindest. Ich erkenne das an der Bewegung ihrer Lippen. Ihren Worten aber kann ich nicht folgen, sie dringen nicht zu mir durch. Ich versuche zu antworten, weiß aber nicht mehr, was ich Sekunden vorher gedacht habe. Der Gesprächsfaden reißt, habe ich ihn je aufgenommen? Pause. Mein Gott, ich verdumme! Alzheimer, Demenz, das ist es wohl.

VIERZEHNTE STUNDE

Zarathustra stieg allein das Gebirge abwärts
und niemand begegnete ihm.

Friedrich Nietzsche, Also sprach Zarathustra

Ganz anders, und doch irgendwie dasselbe:

Quote ist nicht alles.

Niki Lauda

Wenn mich jemand fragt, wie es mir geht, drängt es mich oft mit Macht, mein Innerstes nach außen zu kehren. Nichts sehne ich stärker herbei, als endlich mein Schneckenhaus abzuwerfen. Meine Isolation zu überwinden. Meist aber ecke ich an, wenn ich von mir erzähle. Bestenfalls ernte ich betroffenes Schweigen. Häufiger jedoch fühlt sich mein Gegenüber peinlich berührt und sucht dies durch Floskelei zu überspielen. Bevor ich dann mit einer ehrlichen Antwort anecke, sage ich lieber gar nichts. Wenn dann ein Schweigen entsteht, ist es für mich okay. Wenn aber das Gespräch unbedingt fortgesetzt werden soll, indem man Belanglosigkeiten austauscht, wird es schwierig. Im Gespräch von Schweigen umhüllt zu sein, vom Schweigen über das, was uns im Innersten bewegt, ist ein Zusammensein, das trennt. Nie habe ich das so deutlich empfunden wie während meiner Krankheit. Ich lechze danach, das Wichtigste zu erzählen: das, was mein Leben überschattet. Warum scheint es den anderen so schwer zu fallen, das zu ertragen? Warum ist ihnen meine Depression peinlich? Weil sie spüren, auch sie könnte es treffen? Jeder könnte der Nächste sein.

Nichts gegen Geplauder. Es gibt verschiedene Arten davon. Hier wollen Menschen einfach nur ein wenig mit ihren Stimmsaiten klimpern. Dort reden sie das schwache Wetter stark, als bestimmte es sie in ihrem Kern. Na gut, es muss ja nicht immer um etwas Erhabenes gehen. Wie langweilig, wenn jeder Wortbeitrag als Fußnote zur Philosophiegeschichte gewürdigt werden soll. Dann lieber einfach nur irgendetwas loswerden wollen – ohne sich zu entblöden, als normaler Mensch dazustehen, der leidet und sich freut, der sich aufregt und abends zu Bett geht. Und dabei echt ist.

Kurt, ein weiterer Stammgast, kommt herein. Setzt sich an den Nebentisch. Wir plaudern gern miteinander, normalerweise. In letzter Zeit deutlich weniger. Heute ist es folgendermaßen: Er plaudert, und ich bin nur mühevoll in der Lage, auf seine Beiträge auch nur mit Blicken und einfachsten Gesten zu reagieren. Ich bin nicht einsilbig, ich bin *keinsilbig*. Verstehe vieles gar nicht. Was will er mir eigentlich sagen? Warum spricht er überhaupt mit mir? Smalltalk interessiert mich nicht. Heute bin ich unter Menschen gegangen – eines Gottesurteils, nicht des Publikums wegen.

»Wuist an 16er Blech?«

Da bin ich doch perplex. Nie wäre ich drauf gekommen, mir ein Dosenbier zu bestellen. Gabi hat es im Angebot, das weiß ich. Sie tut eben für ihre Gäste, was sie kann. Und wenn es das Kultgetränk einer Spezialbrauerei aus dem 16. Gemeindebezirk sein soll – bitteschön. Wir sind hier ja unter uns. Allerdings: Bier, unvorstellbar für mich, in meinem Zustand. Alkohol habe ich schon seit Monaten nicht mehr getrunken. Würde mich umbringen, ganz sicher.

Ich würge ein »Danke« heraus und deute auf mein Frühstück, das immer noch fast unberührt vor mir steht. Mann, der hat Nerven. Auf lässig tun, und ich hier im Angesicht des Todes. Hätte er doch langsam mal mitbekommen können, dass es mir nicht so gut geht. Aber er schnallt ja nichts. Ist wie immer nur mit sich selbst beschäftigt. Dabei verstehe ich mich ganz gut mit ihm. Er kämpft seit Monaten vor Gericht gegen seinen ehemaligen Arbeitgeber. Kurt wurde entsorgt. Um die 50 Jahre auf dem Buckel, ein kniffliges Alter, wenn man auf die Straße gesetzt wird. Er verlangt eine Abfindung. Nichts da, kein Angestelltenverhältnis, behaupten die Anwälte der Gegenseite. Freier Mitarbeiter, Selbstständigkeit: Da ist nichts mit

Abfindung. Steht nur weisungsgebundenen Mitarbeitern zu. Die Gerichtsurteile dazu sind eindeutig.

Während ich zum x-ten Male seine Geschichte höre, sehe ich unwillkürlich immer tiefer in den Menschen hinein. Irgendetwas in mir wird extrem wach, während seine Worte für mich kaum hörbar sind. So als würden sie durch ein langes Rohr gesprochen. Ich erschaudere, weil ich sehen kann, dass Kurt im Grunde selbst nicht an das glaubt, was er spricht. Aber er merkt es nicht. Er redet sich in Rage, wie üblich bei »seinem« Thema, und ist doch wie innerlich abgestorben. Er hat sich aufgegeben. Sieht sich nur als Opfer. Nicht als freier Mensch. Glaubt, dass er kämpft, pumpt aber nur seine Gefühle auf, um sich nicht selbst spüren zu müssen. Glasklar erkenne ich das. Oder etwas in mir, von dem ich bisher nichts wusste, erkennt es. Da ist kein Zweifel möglich. Eigentlich müsste er doch depressiv sein. Mindestens so sehr wie ich. Ist er aber nicht.

»Das musst du doch wissen, du hast mich doch selber drauf gebracht!«

Was muss ich wissen? Ach so, ja, ich hatte für ihn eine Expertise erstellt. Aus Freundschaft, na ja: aus einem Gefühl der Verpflichtung heraus. Ich bin kein Arbeitsrechtsexperte. Aber er hat nun mal kein Geld. Und mir hat es Spaß gemacht, mich in ein weiteres Rechtsgebiet einzulesen. 20 Jahre ist es her, dass ich mich damit beschäftigt habe. Im Studium. Für die Prüfung gelernt, in Seminaren einige Fälle gelöst. Examen bestanden. Punkt. Arbeitsrecht beendet. Hatte für mein weiteres Leben keine Relevanz. Bis Kurt kam. Hat mich gefreut, dir helfen zu können, Lieber.

»Sie haben mir in die Hände gespielt. Schwerer Fehler.«

Kurt wirkt sehr überzeugt von sich selbst. Schwerer Fehler, also der Gegenseite, das meint er wohl? Kann ich mir kaum vorstellen, bin ja selbst Jurist in einem Konzern. Kurts Gegner ist ein großes Medienunternehmen. Jede Menge Experten in der Rechtsabteilung. Da passieren keine Fehler, jedenfalls nicht in so einfachen Fällen wie diesem. Prozesse gewinnst du als Arbeitnehmer nicht, weil der Gegenseite ein Lapsus passiert, sondern weil der Arbeitnehmer so gut wie immer gewinnt. Ist wie im Mietrecht. Der Mieter hat immer recht. Ist quasi geschäftsunfähig. Muss geschützt werden vor den bösen Landlords.

»Schau, was da steht.«

Triumphierend hält er mir ein Schriftstück unter die Nase. Im Reflex wende ich den Kopf zur Seite – peinlich, peinlich, dass mir das Lesen so schwer fällt. Ist Kurt aber egal. Merkt er gar nicht. Um seinen Triumph gebührend auszukosten, liest er mir laut vor:

»Aufgrund des Zeitpunkts Ihres Dienstantritts am 1.4.1998 steht Ihnen eine Abfindung lediglich in Höhe von drei Monatsgehältern zu.«

»Und, wo ist da der Fehler?«

»Mann, bist du besoffen. Die reden selbst von Abfindung.«

Es ist kein förmliches Schreiben der Rechtsabteilung. Nein, eine E-Mail seines ehemaligen Vorgesetzten. Verfasst, bevor der Fall an die Rechtsabteilung abgegeben wurde. Reicht völlig. Ein gefundenes Fressen für den Arbeitnehmer. Auf so etwas warten die Richter. Dann können sie den Fall schnell abschließen. Das Urteil noch kurz vor der Mittagspause ausgefertigt – und am Nachmittag schon auf dem Golfplatz.

»Diese Pfeifen!«

Pfeifen. Was meint er jetzt damit? Da war doch was.

*

Wien, Dezember 2010

»Bitte ...!«

Es klingt fast wie ein Flehen. Ist es auch. Mein Pfeifen ist nervenaufreibend. Ich pfeife oft, manchmal den ganzen Tag lang. Auch in der Firma pfeife ich, wenn ich am Schreibtisch sitze oder von Büro zu Büro unterwegs bin. Also praktisch ununterbrochen. Ich pfeife nicht gut, jedenfalls sagen das andere. Ich weiß, ich treffe die Töne meist erst im zweiten Versuch, wenn überhaupt. Aber das macht es für mich nur noch interessanter, das Pfeifen. Ich tüftle eben gern. Wenn alles gleich auf Anhieb klappt, langweilt es mich schnell. Jedenfalls denke ich mir nichts dabei, wenn ich pfeife. Zu pfeifen ist Ausdruck meines Wohlbefindens. Ich weiß, manchen Arbeitskollegen geht das auf die Nerven. Aber da mache ich mir normalerweise nichts draus. Übellaunig bin ich schließlich fast nie. Ich weiß, das schätzen meine Arbeitskollegen an mir, und da können sie das bisschen Pfeifen schon noch ertragen. Ja, ich bin zumeist gut drauf. Etwas oberflächlich vielleicht manchmal, aber eine positive Lebenseinstellung ausstrahlend.

»Das hält ja kein Mensch aus. Das ist ja fast Tierquälerei. Ohne Tiere.«

Aha, der smarte Kollege vom Investmentbanking. In seinem zarten Alter noch ohne jeden Sinn fürs Musische. Hat wohl gerade wieder ordentlich was verzockt. Der verdient kein Mitleid.

»Also bitte, kann ich mir nicht vorstellen. Ich war bei den Sängerknaben. Glockenheller Mezzosopran.«

Er rollt verzweifelt mit den Augen. Presst eine offenbar lange unterdrückte Wut zwischen den Zähnen hervor.

»Ja, singen vielleicht. Vor dem Stimmbruch. Aber nicht pfeifen. Noch ein Ton, und ich bin in der Personalabteilung.«

Also doch Mitleid. Aber nur kurz. Dann pfeife ich wieder. Nicht absichtlich. Ist so in mir drin.

*

Wien, Februar 2011

Ich pfeife nicht mehr. Vor drei Wochen habe ich aufgehört. Von einem Tag auf den anderen. Vielen ist es aufgefallen, das haben mir ihre Blicke gezeigt. Einige haben mich gefragt, warum. Manche werden erleichtert gewesen sein. Manche werden verstanden haben.

*

»Diese Pfeifen. Ich kriege sie, da kannst du gewiss sein.«

Kurt ist zufrieden. Er hat, was er will. Sein Leben liegt auf Eis, er aber wähnt sich als heißer Feger. Ich nehme ihn schon gar nicht mehr wahr. Denn plötzlich ist es mir vor die Füße gefallen. Das Einsehen, welche Bewandtnis es mit *meinem* Pfeifen hatte.

Es war ein Pfeifen im Wald.

Da war dieser Geruch der Angst. Den vergisst man nie. Es roch nach Angst, als ich meine erste Episode hatte. Überall um mich herum. Man kann ihn nicht beschreiben, diesen Angstgeruch. Es ist eigentlich auch kein Geruch. Es gibt ja gar kein Sinnesorgan dafür. Aber Angst riecht. Ein bisschen stechend, ein bisschen süßlich. Es gibt keine wirklich passenden Worte dafür, aber wenn man es einmal wahrgenommen hat, erkennt man es immer wieder. Zu Jahresbeginn war es wieder da. Nur eine Spur. Aber vernehmlich. Da zog etwas herauf. Eine Woche später war ich voll drin. Ich habe es nicht wahrhaben wollen. Es geleugnet. Wie Kurt sein Lebensthema: vermeintlich immer das Opfer zu sein. *Pfeifen im Wald* – ich war damals nicht einen Deut erleuchteter als er heute. Nur habe ich jetzt meine Depression. Er nicht. Wer von uns beiden ist besser, wer schlechter dran: er, aufgedreht und in Feierlaune, eingelullt von emphatischem Selbstverlust – oder ich, der ich im klarsichtigen, aber völlig unnützen Wissen um seine und meine gleichermaßen deplorable Verfassung dasitze?

Nichts erfreut mich mehr. Nicht einmal mehr mein Publikum. Kein Kurt, keine Gabi, kein Horstinator. Von Lehrerinnen und Müllmännern ganz zu schweigen. Dabei bin ich doch hergekommen, hier in mein angestammtes Kaffeehaus, um mein soziales Netzwerk als Therapeutikum zu mobilisieren. Aber alles lässt mich kalt. Als ob mein Herz gefroren ist. Nein, nicht »als ob«. Es *ist* gefroren.

»Vienna Sightseeing«. Der Bus steht immer noch da. Die Leute sind ausgestiegen, gammeln da draußen rum. Aha, das Gefährt hat wohl eine Panne. Wie fühlen sich Japaner, Koreaner, Chinesen, wenn sie unversehens vor einem echten Wiener Kaffeehaus ausgesetzt werden? Müssten doch dankbar sein. Wann sonst würden sie einen dermaßen authentischen Lebensaspekt von uns *locals* mitbekommen? Bräuchten nur reinspazieren und sich einen Überstürzten Neumann auf den Tisch stellen lassen, während ihr Dieselfiaker draußen repariert wird. Das kann dauern. Aber sie kommen nicht rein. Setzen sich lieber wieder angeschnallt auf ihre Sitze. Könnte ja ein anderer Japaner, Koreaner oder Chinese kommen und sich dort breitmachen. Das kennt man doch. Ist ein großes Problem bei Busreisen. Weggegangen – Platz vergangen, so haben wir das früher in der Schule genannt. Ja, sie wirken genervt. Eigentlich untypisch für Asiaten. Sollten doch die Geduld in Person sein, seit Buddha.

*

September 1990

Mit meiner Touristengruppe aus Bayern stehe ich im fünften Raum der Ausstellung. Ein Betriebsausflug einer Textilfirma, fast ausschließlich Frauen, mehrheitlich ältere Semester. Ich habe mein Programm bis hierher souverän abgespult.

»Junger Mann, warum machen Sie das eigentlich?«

Die Dame ist mir bereits zuvor aufgefallen. Sie stellt mir dieselbe Frage nun schon zum dritten Mal.

»Nun ich bin Student und kann mir da etwas dazuverdienen.«

»Aha.«

Raum 6:

»Junger Mann, warum ...?«

Ich werde ärgerlich. Spreche ich so undeutlich, oder ist die Frau von Amnesie geschlagen?

»Nun, Sie wissen, ich studiere, und da kann man jeden Schilling gut gebrauchen.«

»Aha, sehr schön.«

Raum 7:

»Junger Mann ...«

Das ist zu viel. Ich kapituliere.

»Wissen Sie ich bin Student, und meine Freundin ist schwanger. Wir brauchen das Geld.«

Stimmt nicht ganz. Freundin habe ich keine, und Vaterfreuden sehe ich auch nicht entgegen. Zumindest ist mir nichts bekannt. Jetzt wird sie sich wohl zufriedengeben.

Der Frau bleibt der Mund offen stehen, aber nur kurz. Dann wendet sie sich triumphierend an die Gruppe:

»Habt ihr schon gehört. Unser Guide wird Vater. Seine Frau ist schwanger!«

»In welchem Monat ist sie denn?«

Ich bekomme eine Vorahnung, dass ich mir da möglicherweise Schwierigkeiten eingehandelt habe.

»Im sechsten.«

So weit reicht mein Wissen noch.

»Und, läuft es alles gut? Gibt's Komplikationen?«

Ganz schön neugierig, die Lady. Aber mein kleinstes Problem.

»Nein, glücklicherweise nicht.«

»Und die Ultraschallbilder, was zeigen sie?«

Ich muss passen. So sattelfest bin ich bei diesem Thema nicht. Mir läuft bereits der Angstschweiß über den Rücken. Meine Ausführungen zur Ausstellung sind plötzlich unwichtig. Ausschließliches Gesprächsthema bis zum Ende der Führung: die vermeintliche Schwangerschaft meiner Freundin. Ich lüge mich so recht und schlecht durch.

Das Ergebnis ist überwältigend. Ich kann mich des Trinkgelds kaum erwehren. Niemals zuvor und auch nicht danach habe ich eine derart hohe Summe bekommen. Es wurde allerdings im buchstäblichen Sinn im Schweiße meines Angesichts verdient.

*

»Gregor.«

Ah ja, Kurt. Spricht immer noch mit mir. Was hat er gesagt, wie lange war ich weggetreten? Er ist jetzt doch etwas verunsichert. Fragender Blick.

»Geht's dir nicht gut?«

Hat er doch endlich etwas gemerkt? Ich weiß nicht, was ich sagen soll. Raus mit der Wahrheit? Oder aber lieber bedeckt halten? Wieder diese Ambivalenz. Ich bin so dankbar, dass er doch endlich auf mich einzugehen scheint. Wieder jemand, bei dem ich mich ausweinen könnte. Aber ich möchte auch in Ruhe gelassen werden. Nähe und Distanz. Gleichzeitig. Geht nicht. Mein Leben – ein einziger Widerspruch. Er trinkt sein 16er Blech. Noch ein paar aufmunternde Worte in meine Richtung, und schon ist er weg. Ist ihm wohl doch zu viel geworden. Gott sei Dank, ich habe wieder Ruhe.

13:48 Uhr. Das Lokal, bisher recht gut besucht, beginnt sich nach dem Mittagessen zu leeren. Gabi kommt an meinen Tisch. Jetzt dürfte sie ein wenig mehr Zeit haben, ihre Hilfskraft kümmert sich darum, die Tische für den Nachmittagskaffee vorzubereiten. Ich kann nicht mehr. Ich muss es ihr sagen. Es bricht aus mir heraus, alles.

»Heute wollte ich mich umbringen.«

Ich erzähle die ganze Geschichte.

»Ich hab's nicht geschafft, noch nicht.«

Sie scheint nicht sonderlich betroffen. Hat sie die Tragweite meines Berichts nicht ganz verstanden? Bin ich ihr egal? Ein guter Gast, verlässlicher Zahler, unauffällig, unaufgeregt. Aber nicht jemand, für den man sich näher interessieren müsste? Sie sollte doch sehen, was mit mir los ist! Oder hat sie doch gerade zig Bestellungen am Hals? Eher unwahrscheinlich. Oder bin ich es, der *sie* nicht versteht?

»Heute war ganz schön was los.«

Was, mehr hat sie nicht zu sagen? Will sie ablenken? Es scheint sie nicht sonderlich zu berühren, wie es mir geht.

Ich brauche dich.

Schreie ich insgeheim. Und sie zeigt mir die kalte Schulter. Denke ich. Und bekomme ihre Schockstarre nicht mit. Sie verbirgt es, um nicht in Tränen auszubrechen. Wochen später wird sie mir das erzählen. Sie hat die Nacht darauf kein Auge zugemacht.

Wieder mit mir allein. Da, Kinderlachen. Eine junge Mutter mit ihren zwei Kindern. Auch öfter hier. Die süßen Kleinen, fast immer gut drauf. So wie ich, normalerweise. Kinderlachen. Da geht einem doch das Herz auf. Nur meines ist verschlossen. Mein Bruder hat seit Kurzem eine kleine Tochter. Auch ein Freund von mir ist vor einigen Monaten Vater geworden. Alle mögen kleine Kinder, ich auch, aber nicht jetzt. Erst vor wenigen Tagen habe ich meine kleine Nichte besucht. Ein zauberhaftes Lächeln, aber ich konnte es nicht erwidern. Ich schaue sie an, bin geistesabwesend und denke an meine Krankheit. Ich nehme sie auf den Arm und habe mein Elend vor Augen. Die kindliche Unschuld, dieses Ruhen in der reinen, satten Existenz, es berührt mich nicht. Alle freuen sich über die Kleine. Ich nicht. Was ist Freude? Es ist ein Gefühl, das weiß ich im Kopf. Im Herzen habe ich es schon lange nicht mehr gehabt. Die Kleine lächelt mich anstrengungslos an. Ich starre ausdruckslos zurück.

Ich habe keine Gefühle, keine Freude mehr. Keine Sehnsüchte. Nicht Gefühllosigkeit oder Desinteresse einer bestimmten Sache gegenüber, nein: keine Freude an *irgendetwas*. Ich esse und trinke – zwar nur in homöopathischen Dosen, aber anscheinend immer noch genug. Ich schlafe, wenn auch viel zu wenig und sehr schlecht. Aber ich *lebe* nicht mehr. Alles ist eine Qual, zu jedem Schritt muss ich mich zwingen. Menschen und Dinge haben keine Bedeutung mehr.

Für mich nur mehr belanglose, unmaßgebliche Neutra. Jede Woche zweimal Fußball – früher. Längst aufgegeben. Bin zu Hause geblieben, habe mich zurückgezogen in mein Schneckenhaus. Fußball. Wie konnte ich mich je dafür interessieren?

Keine Gefühle, keine Freude. Nicht nur ein bestimmter Aspekt meines Lebens ist betroffen, ich bin in meiner Gesamtheit infrage gestellt. Früher hatte ich Hobbys, habe mich für vielerlei interessiert: Sport, Politik, Geschichte, Wirtschaft, alles Mögliche, immer mit Begeisterung bei der Sache, Antreiber, Rädelsführer. Extrovertiert. Habe die anderen mitgezogen. Und jetzt? Nichts mehr. Ich hinke hinterher, hängender Kopf. Ich bin wie eine Maschine, gefühllos, teilnahmslos, hoffnungslos. Sozialer Rückzug. Die Leute setzen sich von mir ab, werden unsicher, können nicht umgehen mit meiner Krankheit. Und wieder dieser nicht aufzulösende Widerspruch: Ich will meine Ruhe, will allein sein und sehne doch eine helfende Hand herbei.

FÜNFZEHNTE STUNDE

Angst ist für die Seele ebenso gesund wie ein Bad für den Körper.
Maxim Gorki

Oder so herum:

Der Mut ist wie ein Regenschirm. Wenn man ihn am dringendsten braucht, fehlt er einem.
Fernandel

Noch etwas sehe ich von meinem Platz aus. Meine erste Immobilie. Also, die erste nicht selbst genutzte. Meine eigene Wohnung habe ich ja schon länger. Vor drei Jahren bin ich als Privatinvestor ins Vermietungsgeschäft eingestiegen. Nicht, dass ich nicht gewusst hätte, wohin mit dem vielen Geld. So viel ist es ja nun auch wieder nicht. Aber ich bin ja schließlich vom Fach. Weiß, was ich tue, wenn ich kaufe und verkaufe. Reich bin ich trotzdem nicht. Für Bilanzbuchhalter: Der Aktivseite steht passivseitig ein erheblicher Prozentsatz an Fremdkapital gegenüber. Das weiß auch meine Hausbank. Mittlerweile habe ich mehrere Mietshäuser. Müsste mich mehr drum kümmern. Immer Ärger, immer Unzufriedenheit. Mieter, Handwerker, Hausmeister – Verzeihung: *Facility Manager*. Wird trotzdem alles nicht besser mit der Verlässlichkeit. Und mit der Zahlungsmoral. Unglaublich, was ich da auf die Beine gestellt und nebenbei administriert habe. Ein Relikt meines alten Lebens. Bedeutet mir alles nichts mehr. Wenn mein kleiner Teufel, der mich unbedingt im Leben halten will, endlich aufgibt, müssen sich meine Häuser einen neuen Eigentümer suchen. Mir egal. Zu klären durch die Verlassenschaftsabhandlung. *What a word!*

Kein Testament. Dafür hatte ich noch keine Zeit. Wozu auch? Keine Kinder. Nicht bekanntermaßen zumindest. Allgemeines Bürgerliches Gesetzbuch: Wer kommt als Nächster zum Zug? Ehegatte. Hab ich nicht. Corinna? Nur Lebensgefährtin. Schaut durch die Finger. Meine Eltern? Tauschen Sohn gegen Immobilienvermögen. So haben sie sich das nicht vorgestellt.

Juckt mich nicht mehr. Oder doch? Nicht, dass mich meine karmische Bilanz sonderlich interessierte. Ganz vergessen ist die Sache aber nicht.

*

Wien, Februar 2009

Das Mietshaus, das ich zu kaufen beabsichtige, liegt unweit meiner Wohnung. Die Lage ist nicht top, aber akzeptabel, der Zustand des Hauses sowie der einzelnen Wohnungen unterschiedlich. Ich werde einiges an Sanierungskosten aufwenden müssen. Letztendlich ist es wie immer eine Sache es Preises.

In der Bank war ich früher für den Immobilienbereich verantwortlich, habe eine Vielzahl von Deals abgewickelt. Ich besitze also Marktkenntnisse und Know-how. Warum sollte ich es nicht einmal selbst probieren? Die Gelegenheit ist günstig, derzeit ist es ein klassischer Käufermarkt.

Andererseits ist es für mich mein erstes privates Investment mit entsprechendem unternehmerischem Risiko. Ich recherchiere jede Kleinigkeit, in rechtlicher, bautechnischer und betriebswirtschaftlicher Hinsicht. Ich prüfe nicht nur, ich zerlege den Deal bis ins kleinste Detail. Ich ertappe mich dabei, sogar genauer zu sein, als ich es bei vergleichbaren Transaktionen für meinen Arbeitgeber war. Dort hatte ich allerdings auch Experten, die mir zuarbeiteten.

Ich weiß, der Verkäufer steht unter Druck. In der Wirtschaftskrise hat er viel Geld verloren, er ist nicht liquide. Die Banken setzen ihm das Messer an, er muss verkaufen. Die Verhandlungen haben sich schon monatelang hingezogen. Er braucht das Geld, und ich versuche, noch das letzte Haar in der Suppe zu finden. Da bricht er die Verhandlungen ab.

Und schreibt mir einen Brief.

»Sehr geehrter Herr Dr. S.,

durch die unverhältnismäßig langen Verhandlungen sowie die ständig neuen und für mich nicht mehr überschaubaren Themen hat sich die Grundlage für mich vollkommen geändert.

Persönlich sind Sie ein sehr sympathischer Mensch. Ich denke nur, dass Sie den Schritt vom Banker, dessen Aufgabe oft nicht im Tun, sondern im Verhindern gesehen wird, zum Unternehmer, der sich dadurch definiert, dass er etwas unternimmt, mental noch nicht vollzogen haben. Ja ich zweifle sogar, dass Sie ihn innerlich vollziehen wollen. Für Sie ist die Welt grundsätzlich feindlich, und überall lauern Gefahren, die es zu vermeiden gilt. Was Sie damit vermeiden, kann man je nach Sichtweise Unternehmertum oder Leben nennen. Aber ich gebe zu, ich bin ein sehr konträrer Typ. Ich bewerte ein Haus in maximal einer Woche und treffe dann meine Entscheidung. Was im Kaufvertrag steht, interessiert mich im Grunde nicht so sehr. Mein Haus, mein Risiko. Und das funktioniert bisher bei etwa 25 Zinshäusern zwischen 300.000,– € und 12,5 Mio € ohne ein einziges Problem, welches über den Alltag des Unternehmers hinausgeht. Gerne gestehe ich aber ein, in den Verhandlungen mit Ihnen viel gelernt zu haben.

Schönes Wochenende und viel Erfolg als UNTERNEHMER!

Ihr ...«

Diesen Brief deute ich als unmissverständliches Zeichen: Der Verkäufer verliert die Nerven. Am nächsten Tag lege ich ein verbindliches Angebot vor. Annahmefrist: 24 Stunden. Eine übliche Vorgangsweise, sein Gegenüber unter Druck zu setzen. Sie wirkt. Der Verkäufer nimmt nun doch plötzlich an.

Monate später erfahre ich vom Hausverwalter, dass er Selbstmord begangen hat.

*

In den nächsten Jahren folgen noch zwei weitere Immobilieninvestments, diesmal gemeinsam mit einem befreundeten Rechtsanwalt. In einem der beiden Häuser ereignet sich ein Mord. Einer meiner Mieter, im Drogenmilieu tätig, wie sich herausstellt, wird tot aufgefunden. Der Täter begeht zwei Tage später Selbstmord. Er springt vom Dach.

Eine auffällige Häufung von unnatürlichen Todesfällen im Umfeld meiner privaten Investorentätigkeit also. Ein schlechtes Omen? Aberglauben? Nein, bei mir nicht. Aber will mir da jemand etwas sagen? Zwei Tote. Geht gar nicht. Ich hab doch den Mann damals ausgenommen wie eine Weihnachtsgans. Er musste verkaufen. Kommt jetzt die Retourkutsche? Der liebe Gott sieht alles. Aber das war doch nur ein Deal zwischen zwei geschäftsfähigen Partnern. Beide ihrer Sinne mächtig. Was soll da schlimm dran sein? Na ja. Der Sieg war schon süß. Selbst schuld, der Mann. Hatte sich übernommen. Und da soll ich jetzt ein schlechtes Gewissen haben? Ja, ja, böser Banker. Die Leute zerreißen sich das Maul. Boni und so. Kommt nicht gut an. Aber was diesem Banker-Bashing psychologisch zugrunde liegt, ist doch nur Neid.

»Eigentlich würde ich ja auch ganz gern absahnen, aber wenn mich niemand lässt, schimpfe ich wenigstens mal über die, die dürfen ...«

Und was hat sein Tod mit unserem Geschäft zu tun? Hätte er nicht verkauft, würde er heute wohl noch leben. So ein Blödsinn. Wo ist da der Zusammenhang? Doch, er liegt auf dem Tisch. Ich habe den Mann ruiniert. Und jetzt ist Zahltag. Der D-Day. Augenblick der Abrechnung. Lieber Gott. Nimm alles! Nimm die Häuser! Lass mir die Schulden! Aber gib mir meine Gesundheit zurück!

Es ist zwecklos. Gott verhandelt nicht.

Ein kurzer Klingelton. SMS. Von Corinna. Die wievielte heute eigentlich? Ich möchte heute allein sein, habe ich ihr doch erklärt. Sie war zunächst nicht sicher, ob das ein gutes Zeichen ist. Wie auch? Es war unmöglich, mich in den letzten Wochen zu deuten.

»Schatz, ich brauche dich. Ich bin bei dir.«

Sie erklärt mir ihre Liebe, und ich muss auf die Toilette. Nein, muss ich nicht. Aber wenn ich müsste: Könnte ich überhaupt gehen? Käme ich vom Sitz hoch? Oder würde ich mir in die Hose machen? Weil jeglicher Antrieb erloschen ist, selbst der, zum Pinkeln aufzustehen. Aber kein Problem: Wenn überhaupt keine Energie mehr da ist, wie soll ich dann pinkeln? Na, dann pinkelt es automatisch, mit Überdruck quasi. Oder funktioniert das dann auch nicht mehr? Und selbst wenn ich es auf die Beine schaffe, wären da circa zehn Meter Distanz zu überwinden. Schon bis zur Toilettentür. Durch das ganze Lokal, vorbei an den Gästen. Alle würden mich beobachten. Alle

Blicke auf mich gerichtet. Wie unter Scheinwerferlicht. Ich stehe auf. Im Geiste. In der Vorstellung funktioniert das, immerhin. Vorbei an den Gästen. Alle verstummen. Sie schauen mich entsetzt an. Schnell weg hier. In den Waschraum. Dann weiter. Wo sind die Pissoirs? Ein Schrei.

»Sie Wüstling!«

Falsche Tür. Damenklo. Nichts wie raus. Wo ist »Herren«? Ich kann die Türschilder nicht mehr entziffern. Alles verschwimmt. Ich muss mich an den Pissoirs orientieren. Da sind sie. Los geht's. Mir wird schwindlig, ich schwanke. Alles daneben. Peinlich. Andere Gäste kommen rein. Auch Frauen. Sie kichern, biegen sich vor Lachen. Schnell weg hier. Wieder in den Restaurantbereich. Wie leer gefegt. Sind alle im Klo und lachen. Sie kommen zurück. Krümmen sich weiter vor Lachen und zeigen auf meinen Hosenstall. Der steht offen. Ich möchte raus hier, raus aus der Situation. Ich habe Angst.

»Gregor ... soll ich abräumen?«

Ich sehe Gabi vor mir. Genau wie den vollen Teller. Nur ein bisschen herumgestochert habe ich bisher in meinem Essen.

»Kannst du dich für mich entschuldigen?«

»Wofür?«

»Na, bei der Dame da drüben. Sie hat mich auf dem Damenklo erwischt.«

»Wann?«

»Jetzt eben. Bin gerade zurückgekommen.«

»Du bist die ganze Zeit hier gesessen. Und das Damenklo wird gerade gereinigt. Da kommst du gar nicht rein.«

»Aber ...«

Angst. Ich habe Angst. Plötzlich. Grundlos. Ohne erkennbaren Anlass. Sagen andere. Aber ich habe immer einen Grund. Wenn ich Damen im Klo belästige, kann das ja gar nicht gut ausgehen. Die werden mich abführen. Zwangsjacke. Problem erledigt. Sie können Ihren Kaffee wieder beruhigt weitertrinken, gnädige Frau. Der Unhold ist dingfest gemacht. Der belästigt Sie nicht mehr.

Angst. Früher kein Thema. Meine erste Episode vor 14 Jahren. Viele Fragen danach. Ob ich nicht Angst hätte, dass die Krankheit wiederkommt. Nein, auch da keine Angst. Zu fest mit beiden Beinen im Leben, Thema abgehakt. Zu früh gefreut.

Angst. Längst mein ständiger Begleiter. Jetzt wird sie übermächtig. Angst vor Nähe. Die Leute sollen mich in Ruhe lassen. Ich brauche Zeit für mich. Angst vor Distanz. Warum sind alle weg? Lassen sie mich ganz allein? Hilft mir keiner? Der nächste Widerspruch, nicht aufzulösen. Nicht schon wieder. Angst, alles zu verlieren. Aber warum? Für mich hat ja längst alles seine Bedeutung verloren. Was juckt mich der Verlust? Angst, das Bedeutungslose zu verlieren. Unfassbar. Bist du noch bei Sinnen? Wohl kaum. Ich habe Angst vor der Angst. Und ich habe Angst, verrückt zu werden. Vielleicht bin ich es schon.

»Noch einen Cappuccino bitte.«

Ich bringe die Worte kaum heraus. Dieser Druck. Mein Brustkorb wird zusammengepresst. Von einem unsichtbaren Eisenring. Ich kann kaum noch schlucken, mein Atem wird schwer. Ich beginne zu zittern. Wie aus dem Nichts. Ein Nervenzusammenbruch? Ja, so muss wohl ein Nervenzusammenbruch ausschauen. Ich habe Angst, immer, weiß nicht, wovor. Ja doch, eine konkrete Angst habe ich: verrückt zu werden. Ich schließe die Augen, atme tief durch. Panik überfällt mich. Was, wenn ich jetzt zusammenbreche? Ist dann alles vorbei? Bin ich noch stark genug, das zu überleben? Schreien, ich muss um Hilfe schreien! Öffne den Mund, bringe jedoch keinen Ton heraus. Die Welt um mich herum nehme ich plötzlich ganz deutlich wahr. Jedes Detail. Ganz scharf. Die Theke: 1,20 m hoch, 50 cm tief. Dahinter Gabi. Sie spricht. Aber ich verstehe sie nicht mehr. Dort die anderen Gäste. Ganz klar. Traumhafte Fernsicht. Ich sehe jeden Winkel des Lokals. Und weiter. Ich habe die ganze Straße im Überblick. Mir entgeht nichts.

Ich sehe alles. Aber es ist nicht mehr meine Welt. Ich bin bereits entrückt. Ich bin auf der nächsten Stufe. Von dort aus sehe ich alles. Aber ganz unwirklich. Die nächste Stufe. Die letzte vor dem Abgrund. Ich kann nicht mehr klar denken. Werde ich jetzt verrückt? Ist es vorbei? Das letzte Aufbäumen, das war's?

»Hier, dein Cappuccino.«

SECHZEHNTE STUNDE

Das Warten ist die grausamste Vermengung von Hoffnung und Verzweiflung, durch die eine Seele gefoltert werden kann.

Sully Prudhomme

Gleichfalls richtig:

Ein Jegliches hat seine Zeit, und alles Vorhaben unter dem Himmel hat seine Stunde.

Buch der Prediger

15:04 Uhr. Immer noch fast drei Stunden bis zum Arzttermin. Viel zu lange. Diese Warterei. Ich warte schon sehr lange. Drei Monate. Dass es endlich vorbei ist, egal, wie. Dass alles wieder wird. Und wenn es nicht mehr wird? Ich weiß, dass es nicht mehr wird. Warte trotzdem. Was denn sonst. Habe ja nichts zu tun. Selbst wenn ich etwas zu tun hätte, ich könnte es nicht.

Auf dem Grund unserer Existenz ist Warten. Erst wartet man aufs Leben, dann auf den Tod. Oder auf beides gleichzeitig, wie ich heute. Zu warten war mir immer ein Graus. Als junger Mensch im Internat wartete ich darauf, dass etwas geschieht, dass mein Leben endlich begänne. Es geschah aber nichts. Jetzt, nachdem das Leben sich schon wieder verabschiedet hat, warte ich auf das Ende. Oder doch darauf, dass ich wieder zu leben beginne?

Warten, das ist ungenutzte Zeit, so dachte ich einmal. Sich regen, das ist ungenutztes Selbst, so denke ich heute. Wer sich regt, muss sich nicht fühlen. Er funktioniert einfach. Jeder Tag auf Kante genäht. Übergangslos von Termin zu Termin. Pufferzonen des Müßiggangs unerwünscht – immer das eingeschaltete Handy dabei. Geduld zeigen? Zeigt doch nur, dass man umplanen muss. Der nächste Plan ist immer schlechter als der vorige. Dieselbe Agenda in noch weniger Zeit abzuarbeiten. Geht nicht? Also TOP's streichen – aber welche? Alles ist doch wichtig. Nein, kein Platz für das Warten. War mal so, in meiner Welt. Ist nicht mehr.

An meinem D-Day tue ich nichts. Will nicht. Kann nicht. Nur warten. Sehr viel davon. Sterben? Ein Ereignis, das sich gewaschen hat – dafür sollte es sich doch zu warten lohnen ... Sterben? War da nicht was?

Jede weitere Zeiteinheit Warten = Nichtsterben = Überleben = Plan B. // Ergo: Warten = Plan B. Warte ich jetzt schon drei Monate auf Plan B? Warum habe ich dann heute am Fenster gestanden? Also doch Plan A?

Mein Zeitgefühl ist total im Eimer. Dieser Tag scheint endlos. Genauso wie jeder andere Tag. Genauso wie diese ganze Depression. Überdehnte Zeit – zum Zerreißen gespannt wie ein Gummiband, gleich meinen Nerven. Was hilft's, wenn die Ärzte mir versichern, bei regelmäßiger Einnahme der Medikamente sei das Schlimmste irgendwann überstanden. Wann ist denn »irgendwann«? Außerdem: »bei regelmäßiger Einnahme«. Auch damit hapert es mittlerweile bei mir. Sogar damit. Kriege rein gar nichts mehr auf die Reihe. Werde aber einen Teufel tun und jetzt hinübergehen, um die Pillen zu schlucken. Da könnte ich nur auf dumme Gedanken kommen. Das Fenster steht immer noch offen. Im Übrigen ist heute mein D-Day. Entscheidung so oder so. Hauptsache, ich muss sie nicht treffen.

Gottesurteil. Bin mit allem einverstanden, solange ich nicht selber entscheiden muss.

»Gell, Susi, dir geht es gut? Warten ist für dich nur Vorfreude auf etwas Kommendes.«

Susi bleibt natürlich unbeeindruckt. Erstens habe ich das ja wieder nicht laut gesagt, sondern wieder nur still bei mir gedacht. Und zweitens hätte Susi mich sowieso nicht verstanden. Ist ja ein Hund. Pudeldame, um genau zu sein, und einzige Angehörige von Frau Hofrat Udvar-Hazy. Schon vor Jahren verstorben, der Herr Gemahl. Wie jeden Nachmittag genießen gnädige Frau und vierbeiniges Anhängsel Gabis Gastfreundschaft. Die eine den liebevoll gebackenen Kuchen des Tages und eine Mélange (mit Bailey's), während die andere, wie immer mit tadellos getrimmtem Fell, von der Wirtin mit Schmankerln aus der Küche von gestern bei Laune gehalten wird. Angenehme Erscheinung, Dame und Pudel, beide miteinander. Im Übrigen: Frau Hofrat könnten sich, mit ihrer Witwenrente, auch gut und gern im *Sacher* in Szene setzen. Oder wenigstens im *Café Sperl*. Aber nein, man bleibt lieber im Quartier und setzt sich ins Kaffeehaus ums Eck. Echtes Wien eben. Gibt es in Resten immer noch, neben dem traditionell hohen Anteil Depressiver an der Gesamtbevölkerung.

Susi äugt zu mir herüber. Oder bilde ich mir das jetzt wieder nur ein? Hat doch Besseres zu tun, so ein glücklicher Hund, als sich mit mir zu beschäftigen. Ich in meinem nackten Elend. Ja, wenn ich nur mit der Distinguiertheit von Schnitzlers *Anatol* performen könnte. Dieses virtuose Gemisch aus Skepsis und Melancholie! Ein veritabler k.u.k.-Depressiver, dieser Anatol. Gewiss, als solcher hätte ich Schlag bei der gnädigen Frau, und Susi würde ganz eifersüchtig knurren.

Ein Menschenjahr entspricht sieben Hundejahren. Sagt man. Warum eigentlich? Lebt ein Hund siebenmal so schnell wie wir? Rast er durch sein Leben? Kann ich mir nicht vorstellen. Ein Hund liegt doch meist nur gechillt herum. Gähnt, blickt zu Frauchen auf. Wenn sie geht, geht er mit. Wenn Frauchen bleibt, bleibt er auch. Räkelt er sich auf dem Boden und gibt sich noch 'ne Runde Entspannung. Wie ein Gigolo, der weiß, wann er sich stillzuhalten und wann er sich zu bewegen hat.

Der sprichwörtliche arme Hund, das bin dann wohl ich selbst. »Du armer Hund« – wie das klingt: »Armes Tier, hier hast du Fresschen, dann wird das Ganze schon wieder.« Also ist der Hund im Vorteil, gemessen am Depressiven? Die Zeit des Hundes vergeht wie im Flug. Nur 52 Menschentage, und schon hat er ein ganzes Jahr geschafft. Empfindet er es auch so? Oder vergeht auch für ihn die Zeit so quälend langsam? Gibt es für ihn überhaupt eine Zeit? Zeit »fließt«, sagt man, sie »vergeht«. Aber sie ist doch immer da. Hat unendliche Reserven. Wie »es« immer da ist, für mich. Das Unvermeidliche. Das sich ständig Bemerkbarmachende. Der Abgrund, immer voll präsent. Depression ist Sein wie Zeit: Heute, Gestern, Morgen – kein Entkommen aus deiner Allgegenwart.

»Nur noch wenige Tage, dann ist es vorbei!«

Wie oft habe ich das gehört. In Zeiten der Krankheit, egal, welcher Krankheit, dehnt sich die gefühlte Zeit ins Unendliche. Aber man hat zumindest eine Vorstellung von Zeit. Nicht aber in der Depression. Da verschwimmen die Konturen. Vergangenheit, Gegenwart, Zukunft: die logische zeitliche Abfolge, die uns von der Geburt bis zum Tod begleitet. Ein Zyklus: Wir beginnen im Ausgeliefertsein, und so enden wir auch. Aber gibt es diesen Zyklus überhaupt? Gottgewollt? Geschieht nicht vielleicht alles gleichzeitig? Irgendwo habe ich das gelesen. Muss wohl Einstein gewesen sein. Der war nie in Wien, so viel ich weiß. Wie hat er es dann geschafft, einen so bedeutenden Beitrag zum nostalgischen Lebensgefühl zu leisten? Keiner würdigt ihn dafür, es bleibt aber doch eine Tatsache. Also: Man geht auf Reise. Bewegt sich mit annähernder Lichtgeschwindigkeit fort. Egal, in welche Richtung. Kehrt zurück. Und ist in der Zukunft! Alle Freunde sind gealtert oder schon gestorben. Ich aber bin derselbe. Na ja, äußerlich konserviert, annähernd so wie im Zustand zum Zeitpunkt der Abreise. Man kann also in die Zukunft reisen. Ewige Jugend ist machbar!

Ich brauche einen Facebook-Account!

Googeln reicht auch. Hab ja sonst nix vor. Ein wenig Synapsen-Stretching kann nicht schaden für jemanden wie mich. Erstaunlich, wie das wieder flutscht. Eben noch gefühlter Analphabet, jetzt schon wieder lustig feuernde Neuronen im Oberstübchen.

Also Wikipedia. Unterhaltung für Bildungs-Borderliner. Stichwort?

»Nachthimmel«.

Interessant. Viele Sterne, die wir sehen, existieren gar nicht mehr. Diese Sterne leuchten also quasi nur für uns. Eine Illusion demnach. Es gibt sie ja nicht mehr. Sie sind schon tot. Ihr Licht hat es einfach nicht bis zu uns geschafft, während sie noch am Leben waren. Ziemlich langsam das Licht, in kosmischen Maßstäben. Braucht eine halbe Ewigkeit bis zur Erde, vom gegenüberliegenden Rand des Universums bis hierher. Durch die Hubble-Brille sehen wir infolgedessen nicht in den Weltraum, sondern in die Weltzeit? In die Vergangenheit jedenfalls. Ich erkenne die Analogie: Wenn ich auf mich selbst sehe, blicke auch ich in die Vergangenheit. Es mutet nur so an, als ob ich noch lebe. Eigentlich bin ich schon tot. Gefühlt jedenfalls. Vielleicht bald auch ganz real. Aber vielleicht geschieht alles gleichzeitig? Vielleicht ist es nur unsere limitierte Wahrnehmung, die es uns nacheinander erleben lässt? Zeit, eine Illusion? War mir immer egal, ist mir auch jetzt egal, aber eines weiß ich: Zeitliche Existenz ist furchtbar, qualvoll von Geburt bis Tod.

Nur wenige Tage dauert es noch, dann ist es vorbei. Dann bist du wieder gesund.

»Nur wenige Tage«, das ist doch viel zu lang! Das hält keiner aus. Und außerdem, wie lang sind »wenige Tage«? Ich decke eine große Lebenslüge der Menschheit auf: Die Zeit vergeht nicht. Sie ist einfach nur da. Und hält mich fest. In dieser furchtbaren Gegenwart. Es gibt keine Zukunft.

Ablenkung bleibt Ablenkung, selbst in Form von Bildungsangeboten. Auch gepflegter Ennui ist keine Lösung. Nach der Ablenkung lenkt es einen wieder zurück in den Ernst des Lebens. Dann lebt man wieder in der Wahrheit. Zu der meinen gehört seit Kurzem wieder diese kribblig-fiebrige Empfindung im Cortex. Seltsam, dass man sein Gehirn tatsächlich körperlich spüren kann. Gibt es dafür eigentlich die entsprechenden Nerven dort? Muss wohl, warum sollen nur Schmerzen und nicht auch mal ein Brodeln und Köcheln im Kopf spürbar sein? Begleitet von einer rasch wachsenden Unruhe. Alles in mir schreit schon wieder nach Bewegung, ich könnte platzen vor Anspannung, auch körperlich. Und fühle mich doch so träge und unfähig zu jeder Bewegung wie ein nasser Sack.

In meiner Not flüchte ich mich, verfolgt von Schwärmen negativer Gedanken, erneut in die Ablenkung. Emotional zerbröselt, intellektuell aus dem Verkehr genommen. Ein wenig Unterhaltung muss aber doch möglich sein, wenn die neuronalen Netzwerke nun schon wieder etwas freigeschaltet sind! Wenn auch völlig unkontrolliert. Schon beginnen meine Gedanken wieder spazieren zu gehen. Decision Day – das »D-Wort«. Was gibt es da noch für Wörter, die dazu passen und auch mit »D« anfangen? Na ja, Depression. Aber das ist zu banal. »Dilatation«. Passt schon mal! Fachausdruck für Dehnung der Zeit, bei rasender Fortbewegung. Bei mir klappt es auch so: Ich existiere im Standby, und die Zeit steht trotzdem still.

Welche »D-Wörter« gibt es jetzt noch? Desolat, delirant, dekompensiert, dement, depraviert, dekadent, dissonant, diskrepant, dissoziiert, down, *drain*, Drangsal. Alle negativ besetzt. Wort-Bleigewichte, die so richtig schön runterziehen. Wie viel tiefer eigentlich noch? Noch weiter nach unten geht nimmer, was mich betrifft. Komm, positive D-Worte! Such sie! Ich überlege angestrengt. Nichts. Gibt wohl keine. Da ist nicht viel zu holen im Wortschatz der deutschen Sprache, oder? Zufall oder nicht: Das »D« scheint tatsächlich der kränkste aller Anfangsbuchstaben zu sein!

Das alles strengt mich jetzt viel zu sehr an.

Ich verfalle in Schläfrigkeitsmodus. Erstmals seit Langem. Ganz weit hinten in meinem Bewusstseinsfeld, locken dort bereits die Nebel des Vergessens?

Da – doch also noch ein positives Wort mit »D«: dösen …

»Da, noch ein Kaffee. Geht aufs Haus.«

Nichts wird einem gegönnt … Und dann noch wohlmeinend.

Das Telefon. Corinna.

Wie viele SMS hast du mir schon geschickt, heute? Abgewimmelt habe ich sie, allesamt. Wollte dich außen vor lassen an meinem D-Day. Wollte dich schützen, Liebste. Ich kann dir das nicht antun. Dir nicht. Welch ein Irrweg! Wie würde es dir erst ergehen, wenn ich mich umbrächte? Ich muss dich schützen. Vor mir. Vor dem »Es«. Drei lange Monate habe ich das nicht geschafft. Aber heute, da muss es sein. Du sollst nichts mitbekommen. Ich halte dich fern von mir, so gut es geht. Du hast einen Auswärtstermin, kommst erst am Abend zurück. Das macht die Sache leichter. Nichtdestotrotz, deine Stimme lässt mich das Loch in meinem Bauch spüren.

»Hallo Schatz, ist Sabine schon da?«

»Nein, müsste aber jeden Moment hier sein.«

»Du hast auf meine letzte SMS nicht reagiert. Ich habe mir Sorgen gemacht. Bin jetzt extra aus der Besprechung raus.«

»Nein, nein, Schatz, keine Sorge. War auf der Toilette. Hat länger gedauert.«

Notlüge. Egal.

»Wir kommen früher weg. Sind gegen 17 Uhr zurück. Seid ihr dann noch im Café?«

»Nein, schon auf dem Weg zum Arzt. Hab um 17:30 Uhr meinen Termin.«

Lüge. Erst um 18 Uhr. Aber ich möchte sie vorher nicht mehr sehen. Es wäre wie im Leichenschauhaus. Der letzte Blick auf den geliebten Angehörigen. Der bleibt im Gedächtnis. Ein Leben lang. Hätte man doch nicht hingeschaut! Ich möchte Corinna meinen Anblick ersparen. Nach dem Krankenhaus: Das ist okay. Mal sehen, was da passiert. Aber nicht jetzt.

»Du, Schatz, ich hab dich lieb!«

Es musste raus. Nicht hier. Am anderen Ende der Leitung. Corinna weint.

Ich vermag nichts zu entgegnen. Nicht mal, dass ich jetzt auflegen muss, weil ich sonst auch anfange zu heulen. Kann ich ja nicht. Das wäre eine Lüge zu viel. Unser Abschied, mehr gehaucht als gesprochen.

»Bis bald.«

»Bis bald.«

Ich wage kaum, aufzusehen. Die Leute blicken sofort weg. Also haben sie vorher zugehört. Oder wieder nur Einbildung?

Sehnsüchtig erwarte ich die Ankunft meiner Schwester. Wie lange ist es her, dass wir telefoniert haben? War doch erst vorhin. Oder nicht? Wieder mal keine Ahnung. Sie ruft jedenfalls fast täglich an. Scheint ein Sensorium für mich zu haben. Frauen sind da wohl generell sensibler. Altes Klischee. Hier scheint es zuzutreffen. Jedenfalls versteht sie mich. Zumindest bis zu dem maximalen Grad an Verständnis, zu dem ein Gesunder fähig ist. Alles darüber hinaus, den Kern der Krankheit, kann nur ein Kranker begreifen.

Sie wird Fotos mitbringen. Von unserem letzten Familienurlaub. Ich will sie nicht sehen.

*

Samnaun, Februar 2011

Ich bin nicht mehr in der Lage zu arbeiten. Urlaub, drei Wochen. Ski fahren in Samnaun, Schweiz, an der österreichischen Grenze. Meine Nichte hat gerade Abitur gemacht. Ist jetzt für ein halbes Jahr in der Schweiz. Geld verdienen. Gutes Geld. Franken. Kellnerin auf einer Skihütte. Urlaub. Da sind die Leute spendabel.

Familienausflug. Papa, Mama, Schwester, Schwager, zwei Tanten. Und ich. War eigentlich nicht geplant. Aber ich musste weg. Weg vom Job. Weit weg. Der Krankheit entfliehen. Ich hätte es besser wissen müssen. Und ich wusste es auch besser. Zigmal nachgelesen. Ich kenne »es« doch in- und auswendig. Man kann seiner Krankheit nicht entfliehen. Man sollte es nicht. Der Urlaubsort mag noch so weit weg sein, die Depression reist mit. Bleibt ein verlässlicher Begleiter. Logisch. Man fühlt sich im Urlaub nicht besser. Warum auch? Zu wenig Ablenkung ist ja nicht das Problem. Der Hirnstoffwechsel kann ja keine Pause einlegen, er kann nicht auf Urlaub gehen. Und wenn er nicht stimmt, dann stimmt er überall nicht. Und dennoch: Der Zustand der Depression ist dermaßen entsetzlich, dass man einfach nur wegwill. Irgendwohin. Man lenkt also ein und fährt mit. Alle wollen ja nur das Beste.

»Ein wenig Ablenkung kann doch nicht schaden.«

Stimmt. Nur nützen tut sie auch nichts.

Alle fahren Ski. Ich nicht. Kann mich nicht selber dazu aufraffen. Mein Schwager zwingt mich, die Tourenski anzuschnallen. Rauf auf den Berg. Das kann ich noch. Bin ein guter Sportler. Obwohl schon spürbar geschwächt durch die Krankheit. Aber das hier geht noch. Drei Stunden Aufstieg. Auf die Hütte meiner Nichte. Meine Schwester empfängt mich.

»Tolle Leistung.«

Sie weiß, dass ich das Lob nicht annehmen kann. Dennoch sagt sie es. Weil es einfach passt, das zu sagen. Aus der Sicht eines Gesunden. Sie nimmt mich beiseite. Nimmt meine Hände in die ihren, drückt und streichelt sie. Will mich aufmuntern.

Mir geht es kein bisschen besser.

Es ist Abend geworden. Wir sitzen auf der Terrasse. Auf 2000 Meter Seehöhe. Gut präparierte Pisten, ein Traumwetter, strahlend blauer Himmel. Alle amüsieren sich. Gelächter. Hüttengaudi. Grölen von Après-Ski-Liedern. Das Leben ist schön. Für die anderen. Ich starre in das herrliche Bergpanorama.

Ich möchte mich umbringen.

*

Eine Stunde des Glücks geht wie im Fluge vorbei. Der Griff auf die heiße Herdplatte, nur eine Zehntelsekunde lang, erscheint als halbe Ewigkeit. Doch nein, es ist nicht die Relativität der Zeit. Es ist anders. »Es« ist mehr. Einfach nicht auszuhalten. Nur der Tod ist eine Erlösung. Jede Sekunde ein Albtraum. Drei Monate Depression auf dem Kalender. Unendlich lang. Jeder Tag, jede Minute ein Martyrium. Die Depression wird vorbeigehen, wie auch das letzte Mal. Sagt die Wissenschaft. Sagen die Ärzte. Sagen alle. Aber das ist nur Theorie. Die Praxis schaut anders aus. »Es« ist stärker. Diesmal wird es mich erwischen.

SIEBZEHNTE STUNDE

Du musst dein Leben ändern.
Titel eines Buches von Peter Sloterdijk

Es könnte trotzdem zu spät sein, denn:

Dem Club, der mich aufnehmen würde, möchte ich nicht beitreten.
Groucho Marx

16:19 Uhr. Sabine immer noch nicht da. Also weiter auf die Straße gucken. Ins Leben hineinschauen, ohne selbst ein Teil davon zu sein. Drüben auf der anderen Seite wird eine Werbefläche neu plakatiert. Wer wirbt, zeigt, dass er zur Zukunft gezwungen ist. Was interessiert mich also, wofür da heute Reklame gemacht werden soll? Doch halt, die Firma kenne ich. Tatsächlich, ein Kunde von mir. Bekannte Möbelhauskette, trägt ihre Größe protzig im Namen. Ich sollte mir das Angebot mal genauer ansehen. Im Himmel dürfte zwar alles vorbereitet sein für meine Ankunft. In der Hölle allerdings werden sie nicht so entgegenkommend sein. Da muss ich mich bestimmt selber einrichten. Noch schnell zum Möbeldiscounter ums Eck, könnte nicht schaden.

*

Wien, Frühjahr 2003

Ein Triumph. *Mein* Triumph. Vor mir der Finanzchef einer großen österreichischen Möbelhauskette, samt Rechtsanwälten. Verhandelt wird die Finanzierung eines Zubaus zu einem bestehenden

Outlet der Firma. Unser Kunde ist Marktführer, bonitätsmäßig top und dementsprechend selbstbewusst im Auftreten. Der Finanzchef ist es gewohnt, Vertragspartnern seinen Willen aufzuzwingen. So ist sein Unternehmen auch einer der wenigen Kunden, die es bei uns geschafft haben, *ihre* Vertragsdokumentation als Grundlage der Verhandlungen durchzusetzen. Ungewöhnlich, dass der Kunde für das Wording sorgt.

Ich bin vorbereitet. Habe mir fest vorgenommen, diesmal den Spieß umzudrehen. Und es gelingt. Ich setze *meinen* Vertrag und *meine* Bedingungen durch. Sieg auf der ganzen Linie. Wirklich?

Im Grunde hatte ich leichtes Spiel. Der Zubau erfolgt auf einem Grundstück in unserem Eigentum. Das sind wir, die Bank. Der Kunde *muss* also mit uns finanzieren. Ich weiß, wir haben ihn im Sack. Müssen ihn nur zumachen. Dies lasse ich meinen Verhandlungspartner auch spüren.

Ich hätte es besser wissen müssen. Dazu bin ich lange genug in der Firma, mittlerweile als stellvertretender Abteilungsleiter, um die Nachhaltigkeit dieser Geschäftsbeziehung angemessen würdigen zu können. Natürlich gewinne ich diese Runde, keine große Leistung angesichts der Voraussetzungen. Ich bin trotzdem stolz darauf. Aber der Kunde merkt sich mein Gesicht. Beim nächsten Mal hat er es mich dann doppelt spüren lassen.

Geschäftsbeziehungen, insbesondere in der Finanzwelt, sind nun mal langfristig ausgelegt. Und auch wenn die Aktionäre immer kurzfristiger Erfolge sehen wollen – Kennzahlen sind nicht alles. Man braucht auch Kunden, und diese muss man zufriedenstellen, um sie auf Dauer zu gewinnen.

*

Man begegnet sich im Leben immer zweimal, so heißt es. Beide Seiten müssen das Win-win-Game spielen. Sonst wird das nichts. Wenn die Depression dich eines lehrt, dann ist es Bescheidenheit. Wenn du mal ganz am Boden warst, denkst du nicht mehr so leicht: »Mann, was bin ich aber gut.« Anscheinend hat eine Episode allein bei mir nicht gereicht. Sonst hätte ich damals nicht so agiert. Und geht es nicht meistens so oder so gut? Ohne dass wir uns ändern müssen.

Mittlerweile redet dieser Kunde ja auch wieder mit mir. Lief nicht gerade optimal das Ganze, war aber eher ein Anfängerfehler. Ich war halt in Fahrt. Wo gehobelt wird, da fallen auch Späne. Augen zu und durch. Nicht nach links und rechts blicken. Ohne Rücksicht auf Verluste. Kollateralschäden inklusive. Sicher keine Sternstunde meinerseits. Aber immerhin: Da war etwas. Stolz geschwellte Brust, stechender Blick. Alles im Griff. Was ich in dem Stil anpacke, das gelingt auch. Meistens. Und wenn nicht, auch egal. War dann eben die Ausnahme. Immer schon das nächste Ziel vor Augen. Damals. In meiner anderen Welt.

Und jetzt? Wo ist das ganze Selbstvertrauen? Minderwertigkeitskomplex. Minderwertig. Ist fast noch übertrieben. »Nullwertig.« Trifft es schon besser. Wirklich geändert habe ich mich ja auch nicht.

Sabine! Endlich! Ich sehe sie schon von Weitem kommen. Die Straße entlang. Die Tür geht auf. Ich bin nicht in der Lage, aufzustehen und sie freudig zu begrüßen. Sie beugt sich zu mir herunter und umarmt mich. Meine Schwester weiß, wie es mir geht. Soweit ein Gesunder das eben nachempfinden kann. Feuchte Augen auf beiden Seiten. Ich möchte meine Tränen ja nicht zurückhalten, sie schaffen es aber nicht über die Kante meiner Augenlider. Anders bei Sabine. Ich reiche ihr ein Taschentuch. *Ich* muss *sie* trösten. Ein Treppenwitz. Wir blicken uns an. Schweigen.

Heute hätte ich mich fast umgebracht.

Das kann ich ihr nicht sagen.

Ich weiß, wie es dir geht. Du willst dich umbringen.

Das bringt *sie* nicht raus. Aber beide wissen wir, was los ist. Ohne Worte. Es ist zu schlimm, um es auszusprechen. So sagen wir erst mal nichts. Und wissen doch ganz genau Bescheid.

Was sagen? Es gibt nur ein Thema. Schon seit drei Monaten. Niemand hat es seitdem geschafft, mich auf eine andere Fährte zu locken. Ich am allerwenigsten.

»Ich könnte nicht mal Plakate kleben!«

Sie versteht meine Bemerkung zunächst nicht. Ich deute hinüber zur anderen Straßenseite, wo der Arbeiter gerade seine Sachen zusammenpackt. Sabine versteht, auch wenn sie das, was ich wirklich empfinde, nicht emotional nachvollziehen kann. Aber meine Schwester hat getan, was jeder Angehörige eines Depressiven tun sollte: Sie hat sich informiert. Hat sich Literatur besorgt, um mein Verhalten zumindest einordnen zu können. So weiß sie: Ein Depressiver leidet an einem übermächtigen Gefühl von Minderwertigkeit und Unzulänglichkeit. Er sieht sich als Versager auf der ganzen Linie. Das ist eines der Hauptsymptome. Gehört immer dazu, steht überall. Dass es stimmt, kann ich aus Erfahrung bestätigen.

Ich bin der Älteste von uns Geschwistern. Unsere Eltern dachten mir früh den Part des künftigen Leistungsträgers zu. »Generationenauftrag« nennt das die systemische Psychologie. Nein, kein Zwang, ich fand Gefallen an dieser Rolle. Ist doch ganz gut gelaufen, oder? Recht ordentlich Karriere gemacht. Und jetzt das. Totale Hilflosigkeit. Es bricht über mich herein. Leistungsträger ade. Jetzt, da meine Schwester bei mir ist, wird mein unbewusstes Programm in voller Härte angetriggert. Der Unterschied zwischen Anspruch und Wirklichkeit ist unendlich groß. Ich will nicht schwach sein. Ich will den Starken spielen und brauche doch so notwendig Hilfe. Ich weiß das, sie weiß das. Unausgesprochen. Wenn man das Plakatekleben zum Problemthema macht, bedarf es keiner weiteren Erklärungen.

»Weißt du, ich bin stolz auf dich.«

Sie meint das wirklich so. Stolz auf das, was ich bisher erreicht habe. Stolz darauf, wie ich mein Elend ertrage. Stolz wohl auch darauf, dass ich mich noch nicht umgebracht habe.

Diese Art von Lob mag ich nicht annehmen. Natürlich nicht. Ist im Programm eines designierten Leistungsträgers nicht vorgesehen. Schon gar nicht in dem eines Depressiven. Für den ist eh alles unwert, vor allem, wenn es ihn selbst betrifft. Und außerdem: Ich habe immer den Starken gespielt. Ich kann jetzt keinen Rückzieher machen. So viel trotzige Selbstbehauptung muss sein. Selbst jetzt.

»Ich wüsste nicht, worauf.«

Nur nicht nachgeben. Dranbleiben. Disziplin bis zur Selbstaufgabe. Du bist schwach. Fast schon unter der Erde. Aber nichts zugeben!

Mein Gott, bist du dumm. Ein jämmerliches Würstchen, bemitleidenswert. Du bekommst nichts auf die Reihe. Nicht einmal die einfachsten Dinge. Die anderen lachen dich aus. Bemitleiden dich, bestenfalls. Aber ist nicht Mitleid noch schlimmer als Lachen? Der Inbegriff der Erfolglosigkeit, der Prototyp der Sinnlosigkeit. Wozu bin ich überhaupt da? Aber ich war doch mal nicht dumm, nicht wertlos, nicht unterlegen. Lange her. Wie in einem früheren Leben. War das überhaupt ich? Wahrscheinlich habe ich mir etwas vorgemacht. Wollte glauben, dass ich gut bin. Die anderen haben längst erkannt, dass das Gegenteil der Fall ist. Waren zu höflich, mir die Wahrheit zu sagen. Ich habe nicht hingehört. Mich weiter in meiner Scheinwelt gesuhlt. Ich bin nichts wert. Für niemanden. Nicht für die anderen. Nicht für mich selbst. Wozu also bin ich noch da?

*

Wien, April 1997

Ich bin nicht mehr in der Lage, meiner Arbeit nachzugehen. Ich mache etwas. Dennoch bin ich immer der Meinung, völlig zu versagen. Trotz gegenteiliger Versicherungen meiner Chefs. Ich bin extrem angespannt, schaffe es nicht, mich zu beruhigen. Ich halte es im Büro kaum aus, sehne den Abend herbei. Bin ich überfordert? Klar, ich habe das studiert, bin gerade dabei, mein Doktorat zu beenden, aber hat mir irgendjemand gezeigt, wie ich das Ganze im Konkreten anwenden soll? Was habe ich in meinem Leben schon geleistet? Schule, Studien, Jobs, was war das schon?

Ich sitze zu Haus und hole meine Zeugnisse, Dienstzeugnisse und Referenzen hervor.

»Ausgezeichnete Kenntnisse des materiellen Rechts; sehr rasche Auffassungsgabe, nach kurzer Anleitung geeignet zu selbstständigem Arbeiten; zuverlässig, genau, sehr initiativ.«

»Herr Dr. S. war in der Zeit von ... bis ... in unserer Kanzlei als Konzipient beschäftigt. Seine Aufgabe war die Verrichtung von Verhandlungen, Ausarbeitung von Verträgen, Erledigung englischsprachiger Causen, Bearbeitung von Insolvenzakten und insbesondere die Ausarbeitung und Aufbereitung von Rechtsfragen. Herr Dr. S. hat die ihm übertragenen Aufgaben zu unserer vollsten Zufriedenheit erledigt. Das Dienstverhältnis wurde auf Wunsch von Hrn. Dr. S. einvernehmlich gelöst. Wir bedauern sein Ausscheiden und wünschen ihm für die Zukunft alles Gute und viel Erfolg.«

»Herr Dr. S. hat sich als sehr freundlicher, effizienter Mitarbeiter bewährt und wurde von den Kollegen der verschiedenen Mitgliedstaaten geschätzt. Die ihm übertragenen Aufgaben hat er zur vollsten Zufriedenheit erledigt, wobei er neben seiner Muttersprache in Englisch und Französisch gearbeitet hat.«

Das bedeutet doch alles nichts. Dienstzeugnisse eben. Negative Benotungen sind nicht erlaubt. Auch ein glatter Durchfaller muss positiv beurteilt werden: »Hat sich sehr bemüht«, heißt das dann. Wahrscheinlich steckt auch bei mir der Teufel im Detail. Ich erkenne ihn nur nicht zwischen all diesen Leerformeln. Womöglich wollte man mir nur eine Freude machen. Ich, ein Leistungsträger? Unmöglich.

*

Selbstvertrauen. Das war mal. Ich krieg ja nichts mehr auf die Reihe. Ein Totalversager auf der ganzen Linie. Früher, jetzt, in Zukunft. Alles unmöglich. Auf der Stelle fallen mir jede Menge Dinge ein, die ich nicht kann. Ein Frühstück bestellen, das Frühstück essen. Aufs Klo gehen, ohne soziale Verwerfungen zu verursachen. Ein Gespräch führen, das kein verkapptes Selbstgespräch ist. Nicht, dass ich etwas unversucht ließe, mir einzureden, dass ich doch etwas kann. Allerdings fällt mir nichts ein. Zielsicher siebe ich alle negativen Aspekte heraus. Fein säuberlich. Nichts fällt weg. Essen kann ich, aber nur mit allergrößter Anstrengung, trinken auch, jedoch nur mit deutlichem Widerwillen. Schlafen sowieso nur kurz und schlecht. Darm entleeren? Ja, *das* funktioniert noch. Sonst nichts. Mein komplettes Sein, reduziert auf den Stoffwechsel. So hat alles mal begonnen. Mit den Einzellern.

Ich hasse mich. Gregor S., warum lebst du überhaupt noch? Du hättest das schon lange beenden sollen, dann wäre dir vieles erspart geblieben! Diese Schmach auf dem Klo. War zwar nur eingebildet, hätte aber genau so passieren können, wenn ich gemusst hätte: mit offenem Hosenstall in die ewigen Jagdgründe. Unter dem dröhnenden Gelächter des Publikums. Immerhin, eine Erlösung. Für mich und für die anderen. Was ist eigentlich schlimmer: die Hoffnungslosigkeit, die Verzweiflung oder die Wertlosigkeit? Das eine baut auf dem anderen auf. In Summe ergeben sie ein stimmiges Mosaik. Ein Potpourri des Nichts. Jemand hat mir den Boden unter den Füßen weggezogen. Ich konnte mich nicht wehren. Und jetzt schwebe ich im Nichts. Nicht leicht und behende. Sondern orientierungslos. Ohne Halt.

»Gregor!«

Ich zucke zusammen. Ich kann mich nicht einmal mehr auf ein simples Gespräch konzentrieren. Wo waren wir? Ach ja, die Plakate.

»Also, lass das. Plakate kleben können 99 von 100 Leuten nicht, jedenfalls nicht auf Anhieb. Das musst du auch nicht können, das machen andere.«

»Ja, aber wenn ich es machen müsste, könnte ich es nicht. Ich würde ja gleich wieder vergessen, welchen Kleber ich verwenden soll. Und außerdem, woher nehmen?«

»Aber du hast doch einen ganz anderen Job.«

»Ja, aber den kann ich ja auch nicht. Ich sitze nur noch da, starre in den PC. Bringe nichts mehr.«

Sabine lässt mich reden. Mein Urteilsvermögen ist ausgelöscht. Sie weiß das. Und sie weiß auch, dass es eben meine Gedanken sind und nichts in der Welt mich von meiner Überzeugung abbringen könnte. Die Krankheit lässt es nicht zu.

»Vielleicht solltest du dich beruflich verändern.«

Sie weiß, dass auch dieser Rat sinnlos ist. Sie weiß nicht mehr, was sie sagen soll. Sie will aber irgendetwas sagen.

»Ja, aber wenn ich nicht einmal gut genug für meinen derzeitigen Job bin, wie soll ich einen anderen machen?«

Sie glaubt mir nicht. Sieht sie nicht, dass ich wertlos bin, nichts erreicht habe und sich das auch nicht mehr ändern wird? Immerhin merkt sie, dass die Diskussion keinen Sinn hat. Sie versucht damit nur, mich auf andere Gedanken zu bringen. Insgeheim schäme ich mich. Ich war immer der Starke. Wenn sie mich gebraucht hat, war ich da. Alles erledigt. Mit links. Nicht der Rede wert. Problem erkannt, Problem gelöst. Und jetzt? O mein Gott.

»Du hast zwei abgeschlossene Studien und einen tollen Job. Denkst du etwa …« Das habe ich schon so oft gehört. Ich höre schon nicht mehr zu. Sie kann es nicht lassen. Ich aber auch nicht.

»Ja, aber die wissen ja gar nicht, wie unfähig ich eigentlich bin.«

»Zwei meiner Schüler waren heute wirklich schlimm, ich konnte sie kaum beruhigen. Einen musste ich nach Hause schicken.«

Sabine ist Lehrerin. Sie will ablenken.

»Heute wollte ich mich umbringen.«

Jetzt ist es raus. Gänzlich unvermittelt. Passte irgendwie. Ich wollte mir das Gerede über Arbeit und Beruf nicht mehr länger anhören. Natürlich ist das Thema wichtig. Weiß ich doch. Meine Unfähigkeit wird mich noch in der Gosse landen lassen. Weil ich nicht mit Geld umgehen kann, weder beruflich noch privat. Und sonst auch nichts vermag. Sabine will das einfach nicht verstehen. Ich musste also das Thema wechseln. Und habe das Unaussprechliche ausgesprochen.

»Was?«

»Heute wollte ich mich umbringen.«

Sie ringt um Fassung. Bringt kein Wort heraus. Sie wusste das natürlich. Aber es macht einen Unterschied, ob man es denkt oder ob man es sagt. Die ganze Wucht der Worte. »Umbringen.« »Selbstmord.« Schon erschreckend ohne persönliche Betroffenheit. Aber sie erschlagen dich fast, wenn du mitten im Geschehen bist.

»Ich habe es mir überlegt. Nehme deinen Vorschlag an. Lege mich heute in die Klinik, ich kann für nichts mehr garantieren.«

»Ja, das ist sicher vernünftig. Aber wohin?«

»Ins Städtische Krankenhaus, die sind die Besten.«

Meine Schwester ist erleichtert. Dass ich auf ihren Vorschlag einzugehen bereit bin. Aber sie steht unter Schock, weil sie jetzt voll und ganz um den Ernst der Lage weiß. Sie hat nicht erwartet, dass ich es ausspreche. Jemand, der das tut, muss ganz unten sein. Ich versuche, das Gesagte abzuschwächen, und schaffe es doch nicht. Ich kann in diesem Moment nicht lügen. Es ist, wie es ist. Sie ergreift wieder meine Hand.

»Du weißt, es geht vorbei. Wie damals. Man soll im Schlechten immer auch das Gute sehen.«

Mann, was für eine Lebensweisheit. Sie meint es ja gut. In all ihrer Hilflosigkeit. Wie sonst einem Selbstmordgefährdeten den Suizid ausreden? Aber etwas »Gutes«? Das kann ich nicht unterschreiben. Ich erkenne nichts Gutes an meinem Schicksal, gar nichts.

»Um 17 Uhr treffe ich mich mit Karin, einer Freundin und Kollegin. Wir gehen zu einem Psychotherapeuten. Er hat Kontakte, er soll mich ins Städtische Krankenhaus überweisen. Und hoffentlich macht er etwas, damit es mir besser geht. Irgendetwas.«

Meine Schwester erkennt, dass ich verzweifelte Hoffnungen auf den Arzt setze.

»Erwarte dir nicht zu viel, er kann auch nicht zaubern.«

»Ich glaube, ich brauche ein Wunder, anders halte ich das nicht mehr länger durch.«

Inzwischen hat es heftig zu regnen begonnen. Der Himmel öffnet seine Schleusen und zeigt, was er kann. Das Wetter passt nun genau zu meiner Endzeitstimmung. Meine persönliche Apokalypse.

ACHTZEHNTE STUNDE

Die Wartezeit, die man bei Ärzten verbringt, würde in den meisten Fällen ausreichen, um selbst Medizin zu studieren.

Dieter Hallervorden

Das Telefon. Reinhard. Reinhard? Schon lange keinen Kontakt mehr gehabt. Ausgerechnet jetzt meldet er sich. Warum wohl? Er war mein erster Business-Mentor, hat mich als blutigen Anfänger unter seine Fittiche genommen. Wir hatten auf Anhieb einen guten Draht zueinander. Sonst hätte ich es auch kaum ausgehalten mit ihm, so sehr gefiel er sich in der Rolle des Lehrmeisters. Vor einigen Jahren machte er sich selbstständig. Seitdem haben wir uns aus den Augen verloren.

*

Wien, Mai 1998

»Merken Sie sich eines: Die wichtigsten Dinge im Leben sind Autos, Frauen und Alkohol.«

Etwa einen Monat bin ich nun bereits in dieser Bank. Reinhard ist Mastermind der Abteilung. Er managt die komplizierten Transaktionen. Für mich ist es von Vorteil, dass wir uns menschlich gut verstehen. Die Chemie stimmt. Gern nimmt er mich unter seine Fittiche, weiht mich in die Geheimnisse unseres Geschäfts ein. Beantwortet geduldig meine Fragen. Etwas gewöhnungsbedürftig allerdings seine Art, mit Publikum umzugehen. Am wohlsten fühlt er sich, wenn andere lauschen, während er mir etwas erklärt. Wie jetzt auch. Die ganze Abteilung sitzt am Tisch. Ich habe soeben meine Expertise zum aktuellen Deal vorgetragen. Reinhard schaut an die Decke und fängt an, dabei zu reden.

»Gregor, ich habe dir in den letzten Wochen einiges beigebracht und dich bei der Arbeit beobachtet. Ich habe noch selten einen Kollegen wie dich erlebt, von deiner Sorte bräuchten wir zehn.«

Tolles Kompliment. Ich bin ganz stolz und merke gar nicht, wie alle Kollegen auf die Tischplatte gucken. Jeder außer mir ahnt, was nun kommen wird. Reinhard wendet sich mir zu. Zeigt sein schönstes Haifischlächeln. Mir wird plötzlich etwas mulmig.

»Leider haben wir mehr als 200.«

Wie gesagt. Wer austeilt, muss auch einstecken können.

*

Ist Reinhard informiert worden? Von wem? Das ist doch nicht möglich. Haben die in der Firma SOS gefunkt? Heute rufen verdächtig viele Leute an. Anscheinend weiß ein jeder, was los ist. Die Maske ist gefallen. Jeder sieht mich: den absoluten Loser.

»Hallo, altes Haus.«

Wie mühsam, die Fassade aufrechtzuerhalten. Aber es geht. Sabine sitzt neben mir. Das gibt Sicherheit. Ich frotzele zurück.

»Alles roger in Kambodscha. Was ist los? Bist du doch nicht unter die Räder gekommen? Du hast dich ewig nicht gemeldet.«

Dabei habe ich ein schlechtes Gewissen. Aber warum? Auch er hätte sich doch melden können. Ein bisschen Smalltalk über die alten Zeiten lässt sich nicht umgehen, Gott sei Dank kommt er schnell zur Sache.

»Gregor, willst du verkaufen?«

Ich verstehe nicht.

»Dein Mietshaus, Linzer Gasse. Ich hätte einen Interessenten.«

Reinhard ist jetzt Makler. Die Immobilienpreise, sie sind mittlerweile in den Himmel geschossen. Weltwirtschaftskrise. Lehman Brothers. Die Konjunktur bricht ein. Rezession. *Double-Dip*: ein doppeltes D-Wort! Ganz Europa wird von Depression erfasst. Umfassendes Thema, gesprochen wird aber nur über Wirtschaft. Am Aktienmarkt lässt sich nichts holen. Wer jetzt Kohle hat, sucht andere Anlagemöglichkeiten. Nicht wenige haben die Taschen voller Geld – wie passt das zu Krise? Immobilien gelten als sicherer Hafen. Ich habe welche. Und noch sehr günstig gekauft. Das war smart. Jetzt könnte ich absahnen. Meine Wohnungen und Häuser würden mir aus der Hand gerissen. Die Gelegenheit, um meine karmische Bilanz zu polieren: alles verkaufen, und dann spenden. *Window-dressing* für die Seele. Ein Pfund, mit dem ich im Himmel wuchern könnte. Vielleicht gibt mir der liebe Gott noch eine Chance? Leider bin ich jetzt wirklich nicht in der Lage, über Geschäftliches zu sprechen.

»Schick mir sein Angebot. Ich denk drüber nach. Meld mich nächste Woche. Dann gehen wir auf ein Bier.«

Das hab ich gar nicht so schlecht gemacht. Normale Konversation. Fast wie in alten Zeiten. Auch Sabine merkt das. Sie sieht die Chance, das Thema zu wechseln.

»Was ist. Machst du Kasse?«

Sie weiß selbst, dass es das Letzte ist, was mich jetzt interessieren würde. Aber wann immer wir – früher – auf meine Häuser zu sprechen kamen, war ich Feuer und Flamme. Diesen Juckepunkt will sie jetzt kitzeln. Und weiß doch genau, dass da nichts mehr zu triggern ist.

Wie ferngesteuert schweift mein Blick noch einmal hinüber zu meinem ersten Mietshaus. Dem Symbol vergangener Stärke. Wirkt jetzt fast bedrohlich. Das war mal ich? Unmöglich. Außerdem, ist ja fast von allein zum Erfolg geworden. Was kann denn ich dafür, dass ich in Steine investiert habe, anstatt in Finanzderivate? Entspricht doch nur meinem mitteleuropäischen Naturell.

»Meine Häuser«: ein Projekt, das sich prächtig entwickelt. Ich komme jetzt doch ins Nachdenken. Niedrige Zinsen, hohe Inflation, Mietanpassungen inklusive. Die Schere zwischen Angebot (minimal) und Nachfrage (maximal) geht immer weiter auseinander. Zu meinen Gunsten. Soll ich also verkaufen? Jetzt wäre die Gelegenheit. Das erste Angebot habe ich eben schon bekommen. Ohne überhaupt auf den Markt gegangen zu sein. Da wär ganz schön was drin. Aber was tun mit dem Geld? Wieder investieren. In Immobilien. In sehr teure. Effekt: null. Lieber halten. Mietvorschreibungen, Betriebskostenabrechnungen. Alltag im Mietshaus. Probleme, immer nur Probleme.

Die meisten zahlen brav. Ein paar aber nicht. Jeder der Letzteren zählt doppelt, nein dreifach. So unangenehm. So unverfroren. Dann die Gerichtsverfahren. Dauern lang. Die Richter in Österreich sind überarbeitet. Gehen am Nachmittag Golf spielen. Die Aktenberge türmen sich höher und höher. Zugegeben: auch ziemlicher Stress, das auszuhalten. Die Mieter lachen sich ins Fäustchen. Zeigen mir eine lange Nase. Sie wissen, dass es dauern kann. Jeder nimmt eben, wo er kann. Und macht sich dann davon. Mietnomaden, ein Albtraum, auf den ich verzichten kann. Und mit Albträumen kenne ich mich aus.

Weg mit diesen nutzlosen Gedanken. Wir sollten aufbrechen. Schwesterchen drängt schon.

»Der Termin wird nicht auf uns warten.«

Sie fährt. Ich bin dazu nicht mehr imstande. Öffentliche Verkehrsmittel? Nein, danke. Möglichst keine Leute um mich herum.

Dieser Psychotherapeut ist mir von einer Arbeitskollegin empfohlen worden. Karin ist immer da, wenn man sie braucht. Eine Seele von Mensch. Ich war mal in ihrer Abteilung. Oder umgekehrt: Sie war bei mir, ich war ihr Chef. Hab das nie raushängen lassen. Nicht meine Art. Es entwickelte sich eine Freundschaft. Sie habe ich in der Firma als Erste eingeweiht. Lange wusste es niemand, außer ihr. Sie ist etwas Besonderes. Sie hatte es schon geahnt. Wenn man solche Antennen hat, spürt man so etwas. In jedem leise gesprochenen Wort. Im gesenkten Blick. In E-Mails, plötzlich weicher formuliert als früher. Trauer schleicht sich zwischen den Zeilen ein. Unbemerkt, ungewollt. Karin wittert so etwas. Sie hat mich nicht mehr aus den Augen gelassen.

Der Therapeut. Gilt als Koryphäe auf seinem Gebiet. Na und. Wieder so einer, der mir nicht helfen kann. Aber ich mache es, ihr zuliebe.

*

Februar 1997

Die Ärzte. Mehrere habe ich schon abgeklappert. Sie finden nichts. Ich schildere meine Beschwerden, in aller Ausführlichkeit. Es sind keine Leiden im Sinne des Symptomkatalogs physischer

Krankheiten. Es ist dieser durchweg niedergedrückte Zustand, als ob man neben sich steht, kaum handlungsfähig ist, sich wie das Letzte fühlt, dass man kaum schläft und sich wie in einem schlechten Traum fühlt. Genügend Symptome für eine Diagnose, sollte man meinen. Aber sie finden nichts. Ich sitze da, ringe um Worte, bin leichenblass, spreche leise. Ein einziges Häufchen Elend. Und niemand findet etwas. Es ist zum Verzweifeln. Wenn nicht die Ärzte, wer sonst? Wird es denn nie eine Erklärung für meinen erbärmlichen Zustand geben?

*

»Kein Arzt wird mir helfen können. Wie damals.«

Sabines Entgegnung kommt wie aus der Pistole geschossen. Auf diesen Satz hat sie nur gewartet.

»Gregor! Es waren die *praktischen* Ärzte. *Die* waren ratlos. Der Neurologe hat sofort erkannt, was los war. Ja, auch dieses Mal, schon vergessen?«

Ich schweige. Meine Bemerkung zeigt ja nur, dass ich wieder alles in einen Topf werfe. Mir fehlt das Urteilsvermögen. Die Gabe der Differenzierung. Von beidem bin ich meilenweit entfernt. Packe alle Ärzte in dieselbe Schublade: nutzlos, unfähig, inkompetent – so sind sie für mich. Nur ich selbst bin noch nutzloser, unfähiger, inkompetenter. Das Telefon. Ich zucke zusammen. Jedes Geräusch macht mich nervös. Zumal ein so abruptes. Fast nicht auszuhalten. Aha, Karin. Da muss ich jetzt ran.

»Seid ihr schon unterwegs?«

»Ja, in fünf Minuten vor Ort.«

»Wir treffen uns unten vor dem Eingang, okay?«

Äh, wo denn sonst?

»Äh … ja … warum nicht.«

Mehr bringe ich nicht heraus. Aber immerhin ein vollständiger Satz. Nein, doch nicht. Das Prädikat fehlt. Erste Klasse Volksschule. Oder war es die fünfte, schon im Gymnasium? Aber immerhin: die Info weitergegeben. Minimalprogramm. Was wird der Arzt wohl von mir denken? Egal. Ich werde mich nicht abspeisen lassen. Keine billigen Erklärungen, etwa so:

»Sie sind schon auf bestem Weg. Nur noch ein paar Tage. Dann geht es Ihnen spürbar besser.«

Mit so etwas kommt er mir nicht weg. Ich werde ihn festnageln. Ihn zwingen, das zu tun, was *ich* will: ins Krankenhaus. Sonst nichts, einfache Übung. Wenn er sich weigert, mache ich einen Sitzstreik. Gehe nicht mehr weg. Lasse mich von der Polizei hinaustragen. Das werde ich ihm sagen, ihn vorwarnen. Wenn er clever ist, versteht er. Sieht die Ausweglosigkeit seiner Situation. Wehrt sich nicht. Stellt mir die Überweisung aus.

Vor der Eingangstür: Karin. Sie umarmt mich. Das Wasser steht ihr in den Augen. Mir nicht. Ich bin froh, dass mich die beiden Frauen begleiten. Allein schaffe ich das nie und nimmer. Am Empfang: Noch darf ich den Mund halten, es ist alles geregelt.

»Sie dürfen schon mal Platz nehmen.«

Wie fürsorglich, das Personal hier. Im Klartext heißt das doch aber: »Ob Sie nun einen Termin haben oder nicht, interessiert uns nicht. Sie müssen jedenfalls erst mal warten.« Dazu wird haferschleimsüß gelächelt. Verschlagene Schlampe, ich habe dich durchschaut. Ich bin dir egal. Fräulein, Leute wie ich zahlen dein Gehalt. Also benimm dich gefälligst. Ich bin ein auf Krawall gebürsteter Privatpatient.

Sabine hält mir eine Tür auf. Forschen Schritts möchte ich diese Schwelle überschreiten, was immer auch für mich dahinterliegen mag. Weil das doch zum Habitus passen würde, den ich mir hier geben möchte. Schon die allererste Einsicht in das Unbekannte jedoch ist geeignet, mir das Herz gleich wieder in die Hose fallen zu lassen. Mein bekümmerter Blick gilt der guten Karin.

Wohin hast du mich hier verfrachtet, meine liebe Freundin?!?

Sie versteht sofort. Zupft mich am Ärmel, reckt ihren Kopf zu mir hoch und gibt damit zu verstehen, dass sie mir etwas ins Ohr flüstern will.

»Ging nicht anders. Man musste uns dazwischenschieben. War alles so kurzfristig.«

Aha. Wir, die Dazwischengeschobenen. Na, das versteht man doch. Ging nicht anders, klar. Nur: Im Wartezimmer sitzen nicht weniger als ein halbes Dutzend Leute herum. Verteilt auf zwei gegenüberliegende Stuhlreihen. Wie die Hühner auf der Stange. Ja, geht's noch? Psychosupport als serielle Dienstleistung! Anders nicht zu deuten. Und wo bleibt da die Diskretion? Wir wissen jetzt doch alle voneinander, dass wir einen Dachschaden haben. Na, mir bleibt nichts anderes übrig, als mich einzureihen in unsere Gemeinschaft. Was soll ich machen? Vielleicht ist aus dieser unersprießlichen Situation ja ein klitzekleines Fünkchen Kampfgeist zu schlagen, für meinen Infight mit dem Therapeuten. Zufällig sind noch drei benachbarte Stühle frei. Eingerahmt von meiner Eskorte, harre ich der Dinge, die da kommen werden.

Planung, ich brauche Planung. Bald werde ich, zwar unterstützt von zwei lieben Menschen, mein Innerstes geordnet nach außen kehren müssen. Völlig neu für mich. Wenn überhaupt, dann mach ich das nur spontan und ungeordnet. Wenn es nicht mehr anders geht, weil der Mitteilungsdruck einfach unerträglich wird. Das kann von einem Moment auf den anderen geschehen, aber nie mit Vorsatz. Dann sprudelt es nur so aus mir heraus. Auf diese Weise habe ich meine Geschichte schon Dutzende Male erzählt. Habe mit entwaffnender Offenheit meine Verletzlichkeit auf dem Silbertablett serviert. Etwas Brauchbares herausgekommen ist dabei so gut wie nie. Was helfen mir aufmunternde Worte? Ein verlegenes Zur-Seite-Schauen meines Gegenübers, angesichts der Peinlichkeit, die ich verursache? Beflissene Betroffenheit, die sich in Floskeln der Anteilnahme erschöpft, als wenn mir kondoliert werden müsste? Nun aber geht es darum, meine Geschichte zusammenhängend und präzis zu erzählen. Schließlich will ich ja etwas von dem da, der dort hinter seiner schalldichten Tür sitzt. Nur leider bin ich nach wie vor nicht in der Lage, meine Gedanken zu ordnen. Ich kann sie nicht auf ein Ziel einschwören, sie bestehen auf den gewohnten Extratouren.

Mittlerweile habe ich meine Mit-Leidenden gründlich gemustert. Ist doch interessant, was hier so herumsitzt. Allesamt unauffällige Vertreter der menschlichen Spezies. Keinem steht irgendeine Form von Irresein auf die Stirn geschrieben. Und doch, sie werden alle ihre Gründe dafür haben, hier zu warten. Was wäre, wenn wir uns morgen auf der Straße begegnen? Womöglich noch in Begleitung eines Kollegen oder des Partners. Werden wir dann verzweifelt unsere Überraschung zu verbergen suchen, oder überschreiten wir spontan eine Grenze und sprechen uns ganz offen an?

»Hallo, wir kennen uns doch! Und, wie hat die Behandlung bei Ihnen angeschlagen? Ach übrigens, was ich Sie im Wartezimmer unseres Psychologen nicht zu fragen wagte: Sind Sie eigentlich Neurotiker, Borderliner oder Depressiver, so wie ich?«

Je mehr ich darüber nachdenke, umso weniger kann ich daran vorbei, dass ich das Arrangement hier als Zumutung empfinde. Muss das denn sein, als Zwangsgemeinschaft psychischer Abweichler versammelt zu werden? Ginge das nicht auch anders? Geben die Honorare für unsere Psychotherapeuten es nicht her, dass sie die Wartezone in ihren Praxen so gestalten, dass die Patienten sich nicht noch zusätzlich stigmatisiert fühlen müssen? Oder ist dies ein besonders schlaues psychologisches Experiment? Vielleicht eine subtile Aufforderung zur Gründung von Selbsthilfegruppen außerhalb der Zuständigkeit von Ärzten und Kassen? Gespart werden muss ja heute überall. Aber ein so abgrundtiefer Mangel an Empathie gegenüber uns Betroffenen – und das in der Geburtsstadt der Psychoanalyse!

Was würde Sigmund Freud wohl sagen, wenn er aus dem Himmel auf uns herabschauen könnte? Seit 42 Jahren ist die Menschheit auf dem Mond, genauso lange, wie es Gregor S. gibt. Aber bei den Depressionen haben wir alle versagt. Alter Freud, schau herunter! Da mag manches falsch gewesen sein an deinen Thesen. Aber wenn du da oben, oder wo immer du bist, etwas zu melden hast, leg bitte ein gutes Wort für mich ein. Sonst schaff ich das nicht mehr. Und all die anderen Kreaturen mit abweichendem Empfinden und Verhalten hier unten vielleicht auch nicht. Wenn ich genau hinsehe, tragen sie die Zeichen ihres Leidens deutlich im Gesicht. Das eine aschfahl. Das andere aufgedunsen. Das nächste mit ständig mahlenden Backenknochen. Und dann derjenige, welcher nur starr auf den Boden blickt. Keiner schaut dem anderen in die Augen. Sondern nur heimlich hinterher, wenn er sieht, dass der gerade den Kopf abwendet. Mein Gott, welches Elend. Und ich mittendrin.

17:53 Uhr. Ja, wie lange soll es denn noch dauern, bis man hier endlich vorgelassen wird! Es hieß doch, wir werden dazwischengeschoben. Seit unserem Eintreffen hat sich aber nichts getan. Keiner wurde abgearbeitet, keiner kam dazu. Aha, wir sind heute also doch die Letzten. Was mag das für ein Psychodoc sein? Ich bemühe mich mit letzter Kraft darum, mir in Gedanken einen älteren Herrn auszumalen, der mir zuhören und mir dann voll und ganz zu Willen sein wird. Wäre ihm doch ein Leichtes, mich einzuweisen.

Meine beiden Begleiterinnen plaudern halblaut, aber ganz ungezwungen miteinander, es wirkt wie eine frische Brise Unbefangenheit in stickiger, problemgeschwängerter Atmosphäre. Na ja, Frauen eben. Die finden immer einen Grund, den Mund offen zu halten. Kommt da immer Gehaltvolles raus? Jetzt darf ich mich das ja fragen. Bin ja nicht zurechnungsfähig. Wenn ich nur weinen könnte. Dann wäre alles heraus, dann würde mit meinen Tränen auch meine Krankheit wegfließen, sich in Luft auflösen. Tränen, das könnte die Lösung sein. Aber ich habe keine Flüssigkeit hinter den Augäpfeln.

Gefühle? Nicht mehr da. Seit drei Monaten. Oder doch noch da?

Plötzlich zerreißt der Vorhang. Plötzlich ist mir klar: Ich war einem Trugschluss erlegen. Monatelang keine Gefühle? Was für ein Schwachsinn! Keine »normalen« Gefühle: das wohl. Normale Reaktionen auf Außenreize oder innere Befindlichkeiten: Fehlanzeige. Wenn andere lachen, kann ich nicht mitlachen. Wenn andere weinen, verstehe ich nicht, warum. Aber: Ich *habe* Gefühle. Ganz andere als normale Menschen. Und immer dieselben. Immer »es« betreffend. »es« steht im Zentrum. Seit Wochen kreise ich um »es«, wie die Erde um die Sonne. Drei Monate schon. Hoffentlich nicht weitere neun Monate, nur um das Jahr vollzumachen. »Es« ist omnipräsent. »Es« bestimmt mich. Und »es« steckt die Grenzen meines Gefühlslebens ab. Klar und deutlich. Ziemlich einseitig, dieses Gefühls»leben«. Um nicht zu sagen, äußerst limitiert. Aber da ist was. Zu leiden ist doch ein Gefühl, oder nicht?

»Herr Doktor S., bitte!«

Na also. Punkt 18:00 Uhr. Wer sagt's denn.

NEUNZEHNTE STUNDE

Heute müssen wir gewinnen – ob wir wollen oder nicht.
Otto Rehhagel

Unser kleiner Konvoi läuft im Arztzimmer ein. Von rauflustiger Stimmung keine Spur mehr bei mir. So schnell geht das: Im Handumdrehen fühlt man sich wie der sprichwörtliche Schluck Wasser in der Kurve. Das Herz klopft bis zum Halse. Kalter Schweiß läuft den Rücken hinunter. In der Gegenwart des Arztes ein gesteigertes Empfinden gesundheitlichen Ungenügens zu verspüren ist das eine. Einen übermächtigen Fluchtreflex zu erleben, wenn man nur sein Sprechzimmer betritt, das andere. Auch das ist Depression. Zartes Pflänzchen der Hoffnung, bist du schon wieder zertreten. Sabine schiebt mich so unauffällig wie möglich an, damit ich auch ja die letzten Schritte mache, um vor meinen Richter in Weiß zu treten.

Zunächst ist festzustellen, dass er gar keinen Kittel anhat. Ganz normaler Wollpullover in gedecktem Grün mit weißem Hemd drunter. Hosen unsichtbar, denn er sitzt hinter seinem Schreibtisch. Ist noch mit Papierkram beschäftigt. Da stehen wir nun vor seinem Arbeitsplatz, wie bestellt und nicht abgeholt. Vor dem Schreibtisch sind gleich vier Stühle nebeneinander aufgereiht, wir brauchen uns also nicht um die Plätze zu streiten. Schon blickt er auf, mustert uns blitzschnell und ausdruckslos. Öffnet den Mund, schräg. Spricht den ersten Satz.

»Entschuldigen Sie bitte, ich bin gleich fertig. Sie dürfen schon mal Platz nehmen.«

Na, das kennen wir doch schon. Die Begrüßung kommt dann wohl noch. Schauen wir uns derweil also mal um. Dieses Sprechzimmer mutet eher an wie ein Studierzimmer. Ein Nebentisch mit PC und Bildschirm, Sitzgruppe aus Leder. Keine Vitrine mit ärztlichen Paraphernalia. Die eine Wand komplett von Büchern bedeckt, wohl seine Fachbibliothek, ich identifiziere klinische Spezialwerke und eine imposante Gesamtausgabe der Schriften Sigmund Freuds. Klassisches Ganzleinen, sicher antiquarisch gekauft. Aha, hier will jemand Eindruck schinden, intellektuell und monetär. An der gegenüberliegenden Wand Diplome und Fotos würdiger Mensch, die sich lächelnd vor der Kamera aufgebaut haben. Mit dieser Kollektion würde ich mich jetzt gern näher beschäftigen, komme aber nicht dazu.

Ruckartig richtet er sich auf. Jetzt würde er sich gern nach hinten lehnen in seinem Chefstuhl mit der extrem hohen Lehne und die Arme hinter dem Kopf verschränken. Das erkenne ich genau, denn psychosoziale Verwüstung schärft den Blick für Kleinigkeiten, mit denen andere ihr Inneres ungewollt offenbaren. Diese Schärfung des Wahrnehmungssinns hat übrigens einen ganz einfachem Grund: Da ich von niemandem mehr etwas Konstruktives erwarte, bin ich davon entlastet, gewohnheitsmäßig Entschuldigungen für menschliche Unzulänglichkeiten zu konstruieren. Sich gänzlich unbeteiligt zu fühlen erhöht, wie jeder weiß, die Chancen für Objektivität. Das werde ich mir auch nicht mehr ausreden lassen, falls ich wieder gesund werden sollte.

Schon professionell, wie dieser Doc jetzt dem Entspannungsimpuls seines Körpers widersteht und jedem von uns die Hand reicht. Über den Schreibtisch hinweg. Sehr fein, diese Hand. Legt sich ohne Druck in die meine wie ein überraschendes Geschenk – soll ich sie meinerseits jetzt fest drücken? Zumindest ergreifen muss ich sie, sonst findet ja gar kein Händeschütteln statt, sondern nur eine linkische Begegnung zweier Handteller. Raffinierte Strategie: Er will gleich einen Anhaltspunkt gewinnen, wie stark meine Motivation ist, mich in Behandlung zu begeben. Völlig unnötig – ist doch offensichtlich, dass ich ohne meine zwei Begleiterinnen, die mich natürlich schon wieder in die Mitte genommen haben, gar nicht hierhergekommen wäre. Im Übrigen scheint es doch gar nicht so ungewöhnlich zu sein, dass der Patient mit Flankenschutz erscheint, sonst würden ja nicht so viele Stühle vor seinem Arbeitsplatz aufgebaut sein.

Nacheinander kommen wir mit dieser weichen, passiven Hand in Berührung.

»Grüß Gott. Grüß Gott. Grüß Gott.«

Schon ziehe ich mich noch ein weiteres Stückchen in mich selbst zurück. Muss es hier so ungemein sachlich zugehen, um nicht zu sagen: unpersönlich? Da bin ich doch etwas platt. Vergesse fast, dass mir der Schweiß schon wieder den Rücken hinunterläuft und das Herz bis zum Halse schlägt. Panikattacke, was sonst, aber das Erstaunen über diesen Empfang gewinnt die Oberhand. Soll das vielleicht schon die erste therapeutische Maßnahme sein? »Paradoxe Intervention«: etwas Unerwartetes tun, gern auch das Gegenteil von dem, was der andere erwartet. Auch darüber habe ich gelesen. Dabei ist es die strategische Absicht des Therapeuten, den Patienten so zu provozieren, dass er für einen Moment aus seinen üblichen Reaktionsmustern aussteigt. Hätte bei mir ja schon funktioniert. Habe ich also ein psychologisches Genie vor mir? Oder ist es einfach nur Überarbeitung? Desinteresse sogar? Man kann sich ja entweder als »Arzt« definieren oder auch als »medizinischer Dienstleister«. Man kann sich empathisch mit dem Patienten beschäftigen oder ihn als Kunden sehen, den es auszumelken gilt. Vorerst muss ich die Entscheidung über diese Frage, was die Person direkt vor mir betrifft, vertagen. Denn er spricht mich direkt an, mit leiser, aber strenger Stimme, langsam und betont artikulierend.

»Herr Doktor S., Sie haben sich diesen Termin auf die Schnelle geben lassen.«

Schluck. Kennt der kein Erbarmen? Ist tatsächlich genervt, dass man ihn braucht. Unglaublich. Gut, dass mir das Antworten abgenommen werden soll, bei Bedarf. Bedarf hiermit angemeldet! Wird auch umgehend vonseiten Karins befriedigt.

»Ich war es, die gestern den Termin fixiert hat. Ich bin eine Freundin. Das ist seine Schwester.«

Details scheinen ihn nicht zu interessieren. Er wirkt fast belustigt. Reagiert überhaupt nicht auf Karin, sondern schaut mir unverwandt ins Gesicht. Ja, sieht der nicht, dass ich den Mund nicht aufbekommen kann? Ich wende den Blick ab. Jetzt ist meine Schwester dran, sich für mich in die Bresche zu werfen.

»Meinem Bruder geht es wirklich schlecht. Seit Wochen schon.

Mit seinem Einverständnis haben wir für ihn die Logistik übernommen.«

Sprechpause. Er notiert etwas. Was wohl? Es ist doch noch so gut wie gar nichts gesagt. Erleichtert stelle ich fest, dass er grundsätzlich bereit ist, die von uns vorgesehene Rollenverteilung zu akzeptieren. Zunächst.

»Gut, dann möchte ich Sie bitten, gnädige Frau, mir ein paar notwendige Fragen zu beantworten. Sie, Herr Doktor S., greifen bitte jederzeit ein, wenn es Ihnen erforderlich erscheint.«

Er fixiert mich wieder mit diesem wässrigen Blick, dem man die Tiefe nicht absprechen kann, eine Tiefe aber, die keine Klarheit über das zulässt, was sich hinter den Augen verbirgt. Oder es nicht zulassen will. Jetzt muss ich wohl Zustimmung signalisieren. Mit immer noch abgewendetem Blick raffe ich mich zu einem flüchtigen Kopfnicken auf.

»Danke, Herr Doktor S., Ihre Zustimmung ist aus verschiedenen Gründen erforderlich. Wie gesagt, greifen Sie bittschön ein, wenn es Ihnen angezeigt erscheint.«

Einerseits bin ich total erleichtert, andererseits kriecht mir Ärger den Bauch herauf. Du förmlicher Schnösel! Nie und nimmer würde ich mich bei dir auf die Couch legen! Hast ja nicht mal eine. Bist also gar kein echter Freudianer. Reine Show, die Gesamtausgabe. Gehört bei uns wohl zum Repertoire eines Gesellschaftstherapeuten. Ganz so wie diese Galerie deiner Diplome. Geschickt platziert. In Augenhöhe. Damit nur ja keiner drüber hinwegsieht. Wenn's danach geht, musst du ja so was von gut sein. Sind das tatsächlich alles deine eigenen Urkunden? Kann gar nicht sein. Doch halt, bevor ich dich auf die Anklagebank setze, muss ich zugeben: Auch ich habe meine Diplome prominent postiert. Sogar im Schlafzimmer! Das ist vielleicht peinlich. In Sachen Selbstdarstellung ist dieser Arzt im Vergleich zu mir ja ein Klosterschüler. Und nochmals halt: Differenziere ich da jetzt etwa? Wäge ich ab? Vergleiche ich? Ein Anflug von Normalität? Bin kaum hier, und schon läuft der Hase ein klein wenig anders. Womöglich doch ein Genie, das dort jetzt mit meiner Schwester über mich spricht?

Sabine wird das schon machen. Ich selbst habe eine kleine Erholungspause dringend nötig. Also, welche Meriten kann dieser Doc denn nun sein Eigen nennen? Einige Fotos zeigen, dass er auch an der Uni vertreten ist. Spielt vor den Studenten wohl den Halbgott in Weiß. Und dann die Wiener Seitenblicke-Gesellschaft: A-Promis, B-Promis, C-Promis. Alle da. Wen kennt der eigentlich nicht? Er ist offenbar nicht wählerisch. Je öfter im Bild, desto besser für ihn. Soll doch ins Dschungelcamp gehen. Da kann er mal zeigen, was er selber draufhat, wie sehr er sich im Griff hat. Aber was ist denn das? Das gibt's ja nicht! Auch mein Boss mit dabei! Unser CEO! Grinst da breit zu mir herunter. Mensch, ich kann mich sogar erinnern. Die Aufnahme wurde bei einer großen Benefiztombola gemacht. Hab sie selbst mitorganisiert. Die Geschäftsführung verdoppelte den Spendenbetrag. Dann gab's das Foto für die Presse. Gute PR. *Corporate social responsibility*. Damit lässt sich punkten. Und nebenbei die eigene Eitelkeit befriedigen. Eine dicke Spende für die Krebsforschung – es war damals also mein heutiger Psychotherapeut, der sie entgegennahm. Jetzt erinnere ich mich. Mann, die Firma … so viele Dinge erlebt …

*

Wien, März 2011

Mitarbeiterversammlung, im Veranstaltungssaal eines nahe gelegenen Luxushotels. Wie üblich, werden wir auf die Unternehmensziele eingeschworen. Die sind aber nicht ganz klar, zumindest nicht für mich, und ich weiß nicht, ob die Konfusion dem vor betriebswirtschaftlichen Kennziffern strotzenden, ansonsten total langweiligen Vortrag oder meiner voranschreitenden kognitiven Verarmung geschuldet ist. Die Krankheit hat bereits ein akutes Stadium erreicht, ich gehe aber noch immer ins Büro. Was sollen wir nun optimieren, maximieren und perfektionieren? Umsatz, EBIT, EBITDA, bottom line, ROI, ROE? Die Kürzel und Anglizismen schwirren wie gedankliche Flipperkugeln durch den Saal. Wohl nicht nur bei mir beim einen Ohr hinein und beim anderen gleich wieder hinaus. Ist doch eh klar, was die auf dem Podium wollen: höchstmöglichen Gewinn bei maximalem Umsatz, hohen Margen, niedrigem Risiko und niedrigen Kapitalunterlegungs- bzw. Liquiditätskosten. Ach ja. Die Eier legende Wollmilchsau. Gibt es nicht, wird aber immer wieder gefordert. Von wem? Von der Geschäftsführung? Nein, die gibt nur die Vorgaben des Eigentümers weiter. Vom Eigentümer? Nein, der hat seinerseits eigene Eigentümer im Hintergrund. Von diesen »Übereigentümern« also? Nein, nein, auch die nicht. Irgendwo am Ende der Kette steht der Aktionär und fordert maximale Rendite auf sein eingesetztes Kapital. Ich halte selbst Aktien am Unternehmen, also bin ich der, der den Ton angibt? Komme mir nicht so vor.

Ein Hamsterrad, das sich immer schneller dreht. Können wir es aufhalten? Nein, nicht solange es Großkonzerne gibt, mit anonymisierten Eigentümern und Berichtslinien, wo sich jeder hinter dem verstecken kann, der ihm unterstellt ist, wenn mal was schiefgeht. Außer natürlich der, welcher in der betreffenden Berichtslinie niemanden mehr unter sich hat.

Eigentlich absurd. War der technische Fortschritt nicht auch immer an das Versprechen gekoppelt, er schaffe mehr Zeit für den Menschen? Vor wenigen Jahrzehnten noch glaubte man, die Menschheit sei auf dem Weg in eine Freizeitgesellschaft, deren größtes Problem die Langeweile sein würde. Die Krux von heute aber ist bereits: Wir schinden immer mehr Zeit – und haben doch immer weniger davon.

»Wir müssen das langfristige Wohl des Unternehmens im Auge haben und strategisch denken!«

Ja, ja. Immer dieselbe Leier. Was soll er schon sonst sagen. Was ist langfristig? Die Geschäftsführung ist auf drei Jahre bestellt. Weiter in die Zukunft denkt keiner. Es gibt Jahres- und Halbjahresziele. Im Endeffekt geht es um Turboisierung auf der ganzen Linie: Gewinnmaximierung in minimaler Zeit.

Und später? Da schauen wir mal.

Ach ja, um nicht zu vergessen, der Kunde. Wir müssen den Kunden zufriedenstellen. Der Kunde ist König. Nein, der Kunde ist Partner. Das ist noch zuvorkommender.

Und wenn wir dann unseren angestrebten Gewinn nicht erzielen? Na ja, dann vielleicht doch nicht so viel Augenmerk auf den Kunden.

So ticken Großkonzerne. Man kann den Führungskräften unseres Hauses Bemühen nicht absprechen. Auch ich muss meinen

Mitarbeitern Dinge verklickern, an die ich oft selbst nicht glaube. Manchmal geht es nicht anders, die Sachzwänge ...

Absurditäten am laufenden Band, und jeder weiß es, macht aber trotzdem mit. Erscheint nicht alles schon wieder so menschlich, wenn sich ein Aberwitz an den nächsten reiht? So irrwitzig wie normal. Ein riesiges Unternehmen, in dem die rechte Hand nicht weiß, was die linke tut. Nicht mehr zu überblicken das Ganze. Ein Großkonzern halt. Anforderungen. Druck. Jeden Tag geänderte Vorgaben.

Des Kaisers neue Kleider. Als Kind habe ich das Märchen von Hans Christian Andersen nicht verstanden. Den Sinn dahinter.

»Aber der hat ja gar nichts an!«

»Ja, ja, wir sind im Zeitplan.« Jeder belügt jeden. Allen ist das bewusst. Weil der andere gar nichts anderes hören will.

Ich komme damit klar. Großkonzerne ticken so. Meine Firma ist okay.

*

War da was?

Er hat tatsächlich in die Hände geklatscht. Meine Güte, in meinem Stammcafé werde ich wenigstens mit Namen angesprochen, wenn man mich aus meinen Tagträumen reißen will. Und der hier klatscht einfach in seine pflaumenweichen Hände! Fehlt bloß noch, dass er Tätschn verteilt. Wir sind doch hier nicht in einer Kärntner Volksschule!! »Herr S. ...«

Jetzt also ohne Titel. Will er mich also ernsthaft etwas fragen? Aber er redet gar nicht weiter. Schaut mich nur erwartungsvoll an. Das brauch ich mir aber doch nicht gefallen zu lassen!

Trotzdem. Ich kann nicht immer nur meine Eskorte reden lassen. Ich muss auch langsam selber mal etwas von mir geben. Schließlich ist man ja meinetwegen hier. Nur, dieser Mann war mir schon aufs erste Ansehen unsympathisch. Zu Recht, wie ich mittlerweile anhand von Händedruck, Sprechweise und Ehrenurkunden analysiert habe. Bauchgefühl. Sympathie lässt sich schwer begründen. Antipathie ebenso. Schon wie er dasitzt: ganz sicher jeder Muskel angespannt, die Coolness nur gespielt. Und dieser Blick: sphinxhaft, herablassend. Bemitleidet mich wohl. Na, als Startherapeut scheint er ja die perfekte Besetzung für den Erfüllungsgehilfen in meinem Plan zu sein. Hoffentlich. Kann mir schon vorstellen, dass er tatsächlich gute Kontakte ins Städtische Krankenhaus hat. Bei dieser Galerie von Auszeichnungen. Trotzdem: Habe kein gutes Gefühl dabei. Zum einen meine tief sitzende Aversion gegen Ärzte. Zum anderen meine messerscharfe Analyse seines Charakters. Könnte ich spielend weitertreiben. Noch detailreicher. Noch konturierter. Noch unbarmherziger. Mitleid hat der nicht verdient.

Er ist nicht allzu groß, obwohl sein Kopf einen beachtlich hohen Luftstand hat. Liegt aber bestimmt nur an dem hochgestellten Chefsessel. Durchsichtige Strategie, um sein Gegenüber zu beeindrucken. Der typische Sitzriese. 175 Zentimeter Körperlänge vielleicht, mehr auf keinen Fall. Kleine Männer haben ein Problem, grundsätzlich. Aber so klein ist er auch wieder nicht. Warum hat er dann solche Schwierigkeiten, sich mir gegenüber normal zu benehmen? Immerhin bin ich sein Kunde. Als solchen sieht er mich doch bestimmt, nicht als Patienten, geschweige denn als Mensch. Ein Ansatz von einem Bauch? Ich mustere ihn genau. Nein, Fehlanzeige. Kein Gramm Fett. Hätte er nur ein Hemd an, würde wohl das Sixpack durchschimmern. Mann, so um die 50 Jahre und durchtrainiert wie ein Leistungsschwimmer. Da stimmt doch was nicht. Ist er täglich in der Kraftkammer? Ist ihm bestimmt wichtiger als seine Patienten! Man sieht ja, was dabei rauskommt. Im Gespräch blickt man dem Gegenüber doch freundlicher in die Augen! So habe ich es gelernt. So müsste er es doch auch machen. Als Arzt! Sein Haar ... Alles noch da. In seiner ganzen Pracht. Kein Vergleich zu mir. Und pechschwarz. Muss gefärbt sein. So ein eitler Sack.

»Ich habe eine Depression. Eine sehr schwere. Vor drei Monaten hat es angefangen. Es ist nicht das erste Mal. Vor 14 Jahren schon einmal. Jetzt ist es wiedergekommen. Unvermittelt. Plötzlich.«

Na, das war doch mehr, als irgendjemand hier im Raum erwarten durfte. Ein veritabler Vortrag, für meine Verhältnisse, in so einer Situation.

»Hatten Sie das schon mal?«

Hallo, hört der mir überhaupt zu? Was habe ich denn gerade erzählt!

»Wie ich schon sagte, vor 14 Jahren.«

»Ist es ähnlich?«

»Ja, leider.«

»Schildern Sie die Symptome.«

Nicht mal »bitte« kann er sagen. Aber egal jetzt. Wir müssen zu Potte kommen. Ich habe ein Ziel. Aber keine Planung. Also improvisieren. Wie soll das gehen? Ist doch das Letzte, was ich können würde. Also bete ich jetzt alles herunter. Hab ich schon zigfach gemacht. Ich kann das gut beschreiben. Habe ja alles gelesen. Ganz klare Symptomatik. Ich hätte ihm ein Lehrbuch in die Hand drücken sollen. Da steht alles drin, muss man nur aufschlagen. Dann bräuchte ich mich nicht selbst zu entblättern.

»Interessant.«

Was, »interessant«! »Furchtbar« träfe es wohl eher. Und überhaupt, was ist da interessant? Nichts ist außergewöhnlich an meiner Symptomatik. Steht alles in den Büchern. Hat mir doch auch der Neurologe bestätigt. Und der hier? Was weiß denn der!

»Sehr interessant.«

Also, er muss ja kein rhetorischer Feuerwerker sein. Aber ein bisschen mehr Zuwendung, schon rein sprachlich, das darf man doch wohl erwarten. Ich bin verwirrt. Hier passt nichts zusammen. Und zwar diesmal nicht bei mir selbst, sondern bei ihm. In Bezug auf die ganze Situation. Ich verstehe nichts mehr. Ich gerate ins Schwimmen. Komplexität reflexartig zu meistern – ja, das war mal meine Stärke. Aber jetzt? Nichts mehr da. Wenn ich nur wieder auf Tauchstation gehen könnte.

Er studiert seine Unterlagen. Hat schon ganz schön viel notiert. Blickt lange in seine Papiere, nicht mir ins Gesicht. Und ich? Ich verspüre … Wut. Dass sich etwas Ärger in mir bildete, hatte ich schon aus dem Augenwinkel heraus wahrgenommen, mittlerweile ist er zu Zorn herangewachsen. Hat sich entwickelt. Ist stärker geworden. Körperlich wahrnehmbar. Ein Zittern. Ein heißes Gefühl im Rückgrat. Seltsam, diese Empfindungen. Verwirren mich noch weiter. So etwas kenne ich doch gar nicht mehr: ein Gefühl, das nicht dumpfes, sargiges Leiden ist. Auch kein schönes Gefühl. Aber es mobilisiert!

»Am 15. Jänner also. Gab es da irgendetwas Besonderes, an das sie sich erinnern können? Das der Auslöser gewesen sein könnte?

Sie verstehen: nicht der Grund, den werden wir schon noch herausfinden, aber der Auslöser. Kann auch in der Woche davor passiert sein.«

An das Datum kann er sich also noch erinnern. Hatte ich wohl vorher schon mal erwähnt. Oder war es Karin? Immerhin, er weiß es noch. Aber ich kenne keinen Auslöser. Er scheint davon auszugehen, dass es einen gegeben haben muss.

»Sie verstehen.«

Was meint er damit? Nein, nein, ich verstehe nicht. Gar nichts. Und glaubt der wirklich, dass ich weiß, was vor über drei Monaten passiert ist? Ich kann mich schon in der Gegenwart nicht zurechtfinden. Aber er erwartet wohl nicht unbedingt eine Antwort. Schon folgt die nächste gezielte Frage.

»Was genau ist beim ersten Mal passiert?«

»Äh ..., im Prinzip war alles gleich, und wenn ich so nachdenke ...«

Weiter komme ich nicht.

»Kam es auch so plötzlich, so scheinbar grundlos?«

Scheinbar? Es war *grundlos! Oder doch nicht? Meine Güte, muss das denn sein? Ich will einfach nur eine Überweisung, die kann er mir doch wohl ausstellen, ohne mich in die Mangel zu nehmen.*

»Die Symptome waren also die gleichen. Oder steht jetzt etwas anderes im Vordergrund?«

Mann, habe ich doch schon alles erzählt. Oder doch nicht?

Er lässt nicht locker. Löchert mich. Natürlich weiß er schon alles. Ich brauche gar nicht viel zu sagen. Scheint ihn gar nicht so sehr zu interessieren, ob und was ich antworte.

Worum geht es hier eigentlich? Will er einfach nur, dass ich ihm zuhöre? Dass ich mir selbst diese Fragen stelle? Mich ihnen stelle?

»Was wollen Sie denn nun machen?«

Was, er fragt mich?!? *Er* sollte doch wissen, was zu tun ist! Das schlägt dem Fass den Boden aus. Der Mann hat Chuzpe. Dabei hat er doch eine klare und eindeutige Aufgabe: mich einweisen!

»Mir geht es unsagbar schlecht, heute Vormittag wollte ich mich noch umbringen, ich suche Hilfe, am besten schnell.«

Das ist jetzt wirklich alles, was ich noch beitragen kann: so viel Drama wie möglich erzeugen, dass er merkt, wie ernst es ist. Damit er sich überlegen muss, ob er das Risiko tragen mag, mich wieder nach Hause zu schicken und morgen in der Zeitung zu lesen, dass ich nach einem Besuch in seiner Praxis den Freitod gewählt habe.

»Verstehe. Was erwarten Sie von mir? Wollen Sie in Gesprächstherapie? In drei Wochen hätte ich einen Termin frei. Aber ich werde sehen, dass ich etwas umorganisieren kann. Da lässt sich sicher was machen. Geben Sie mir noch ein paar Minuten.«

Nicht zu fassen! Tickt der noch richtig? Ich brauche *jetzt* Hilfe, in dieser Sekunde.

Ich ringe verzweifelt um Worte. Nichts Besonderes, das ist Teil meines Problems. Aber jetzt ist es anders. Es ist nicht bodenlose Resignation, es ist ohnmächtige Wut, die mir die Sprache verschlägt. Warum lässt dieser Mann nicht locker mit seiner blöden Fragerei? Er muss doch sehen, was mit mir los ist. Soll ich ihm von der Wunderheilung erzählen, die ich erwarte? Als Katholik habe ich da so meine Orte: Lourdes, Fatima, Medjugorje. Sind nur leider alle im entfernten Ausland.

Mann, ich habe keine Zeit mehr! Mein Leben steht auf dem Spiel. Es ist D-Day, Mann, mein verdammter D-Day. Heute ist der Tag der Entscheidung, und du bist meine einzige Hoffnung, dass ich am Leben bleibe!

Da bricht es heraus. Nicht als emotionaler Sturzbach, wie sonst. Ruhig, ich glaube, fast in feierlichem Tone, öffne ich mein Herz.

»Mir entgleitet alles, ich habe massive Selbstmordgedanken, heute wollte ich mich umbringen. Das bin nicht ich, ich fühle mich wie in einem furchtbaren Traum, wache aber nicht auf. Ich brauche Hilfe. Schnell. Ich kann nicht mehr. Und überhaupt. Was soll die ganze Fragerei. Ich habe meine Geschichte erzählt. Sie müssen doch sehen, was los ist.«

Ein missbilligender Blick. Oder doch nicht? Tue ich ihm unrecht? Quatsch. Ich hab ihn längst enttarnt. Er zeigt sich ungerührt. Immerhin schaut er jetzt auf. Öffnet wieder auf diese widerlich schräge Art und Weise seinen schmallippigen Mund.

»Also, was sollen wir tun?«

Hat er »wir« gesagt? Er will wohl meine Wut am Köcheln halten. Aber ist das nicht genau das, was ich jetzt brauche? Wut ist nicht angenehm, aber sie mobilisiert. Monatelang habe ich so etwas nicht mehr verspürt. Meine Emotionalität: einfach abgesoffen. Sang- und klanglos. Und jetzt das. Ärger. Wut. Leben!

»Ich werde Sie einweisen. Es geht Ihnen sehr schlecht. Das sieht man. Aber, selbst wenn Sie mir das nicht glauben werden, nicht glauben können: Sie werden wieder ganz gesund. So schlecht es Ihnen geht, so leicht sind Sie zu behandeln. Glauben Sie mir.«

Glauben! Diesem Widerling!

Ich werde Sie einweisen.

Er hat es tatsächlich gesagt. Das wollte ich doch. Aber das sitzt, und wie es sitzt. Völlig unerwartet fährt mir die ersehnte Botschaft wie ein Messer in den Magen. Eigentlich weiß ich es ja, und schon lange. Jetzt aber ist es amtlich: Ich bin krank, schwer krank. Nicht körperlich, sondern an Verstand und Seele. Und nicht etwa nur ein bisschen. Nein, stationärer Aufenthalt ist das Mittel der Wahl. Das letzte Mittel. *Lender of last resort.* Wenn dir sonst keiner mehr Kredit gibt, musst du diesen nehmen. Und das ist eine Situation, die ich aus meiner Branche kenne. Da bin ich zu Hause. Da beherrsche ich alles aus dem Effeff. Jetzt bin ich am Zug. Jetzt oder nie. Ich werde noch eins draufsetzen.

»Danke, ich bin einverstanden. Und weiß auch schon, wohin.«

Ein Blick sagt mehr als 1000 Worte.

»Na, das werden Sie wohl schon mir überlassen.«

Meine Halsschlagadern beginnen zu pulsieren. Spürbar, sichtbar.

»Wenn ich einen Vorschlag machen darf.«

Keine Antwort. Höchststrafe. Ich bin chancenlos. Er ist gesund und Profi, ich schwer krank und stehe mindestens zwei Schritte neben mir. Und dann dieser arrogante Blick. Aber nicht in meine Augen. Hält er offenbar weiterhin nicht für nötig. Er schaut ja kaum aus seinen Unterlagen auf, während er mit mir spricht.

Ich komme langsam in Fahrt. Ich, ein Wrack, mache da gerade etwas Zielgerichtetes. Unglaublich, nach allem, was in den vergangenen Monaten war. Schon ein Zeichen auf Besserung? Der Gedanke schießt mir durch den Kopf. Aber ich darf jetzt nicht abschweifen. Muss dranbleiben. Ihn bei seiner Eitelkeit packen. Er ist doch eitel, oder etwa nicht?

»Sie haben ja ausgezeichnete Kontakte ins Städtische Krankenhaus, wie man sagt. Können Sie da nicht etwas machen?«

Diese Unterwürfigkeit! Ich ärgere mich ein wenig über mich selbst. Habe ich das nötig? Ja, leider, in meiner Situation ist jedes Mittel recht.

»Dort sind sie aber recht selektiv bei der Patientenaufnahme.«

Selektiv? Was glaubt denn der – bin ich nicht gut genug für die wahrscheinlich beste Klapse der Stadt? Nicht krank genug? Nach welchen Kriterien suchen die aus? Was braucht ihr: Schizophrenie, Psychose, Borderline? Habe ich alles im Repertoire, so eine dicke, fette Depression bietet von jedem etwas.

»Ich bin privat versichert.«

Warum habe ich das jetzt gesagt? Reiner Überlebensinstinkt wahrscheinlich.

»Das könnte helfen.«

Nun, zumindest ist er ehrlich. Ich zittere immer noch, bin aber irgendwie zufrieden. Erstmals seit Langem. Wunderheilung ist das hier zwar keine. Aber was konnte ich schon erwarten? Dass er mich berührt und ich geheilt werde? Nur Jesus legt die Hände auf, wie schon mein alter Religionslehrer sagte.

Und plötzlich fällt mir auf, dass meine Schwester und Karin ja auch noch da sind. Ich war so in Fahrt, hab euch ganz vergessen. Mit einem Anflug von schlechtem Gewissen wende ich mich ihnen zu. Ich erkenne Erstaunen in ihren Blicken. Sogar ein wenig Bewunderung. Das haben sie wohl nicht von mir erwartet.

Die Überweisung gibt's an der Rezeption. Wieder draußen, schauen wir uns an.

»Das war toll.«

»Wir haben dich gar nicht wiedererkannt.«

»Wie meint ihr das?«

»Na, der alte Gregor, Durchsetzungsvermögen, ganz bestimmt aufgetreten.«

Ich fühle mich geschmeichelt. Klar beschönigen sie. Aber ich habe es ja selbst bemerkt. Ich kam ganz schön ins Schleudern, aber eines ist auch mir aufgefallen: Da war ein mobilisierendes Gefühl. Ein negatives zwar, aber immerhin! Die vergangenen 15 Minuten war ich ebenso verzweifelt wie sonst, aber ich war auch in Bewegung. Ich war verärgert, gereizt, ja fast schon aggressiv. Der Arzt hat mich herausgefordert. Eine neue Erfahrung angesichts der abgrundtiefen

Apathie der vergangenen Monate. Ein Lichtblick? Nein, so weit bin ich noch nicht.

Die Überweisung in der Tasche, machen wir uns auf den Weg ins Städtische Krankenhaus.

Im Taxi, wieder in die Mitte genommen von meinen beiden Unterstützerinnen, atme ich erstmals seit Langem wieder durch. Lasse den Auftritt in der Praxis nochmals Revue passieren. Ich ahnte es schon dort. Wollte es aber nicht wahrhaben. Habe es weggedrückt. Aber nun muss ich es wohl vor mir selbst zugeben: Dieser Mann hat alles aus mir herausgekitzelt. Alles, was möglich war. Hat alles richtig gemacht. Hat sogar meine Unhöflichkeit ignoriert. Nein, er war nicht herablassend. Fehlinterpretation meinerseits. Er hat sich auch nicht durch meine unübersehbare Ablehnung aus der Spur bringen lassen. Hat einfach darüber hinweggesehen. Ein echter Profi. Musste nicht alles kommentieren, so wie ich. Dieser Mann war gut. Unverschämt gut. Ich wollte es nur nicht glauben. Nein, ich *konnte* es nicht. Noch nicht. Aber jetzt schäme ich mich. Nur ein bisschen, aber es ist tatsächlich Scham. Wieder so ein bisschen von Gefühl, und dieses Mal passt es.

Was tut sich da in mir? Tut sich etwas, wirklich? Noch wage ich nicht, daran zu glauben.

ZWANZIGSTE STUNDE

Ich kann ohne das Lebensgefühl so zwischen Depression und Größenwahn nicht wirklich leben.

Falco

Ins Auto meiner Schwester zu dritt auf dem Weg ins Krankenhaus. Ich spüre tatsächlich so etwas wie Aufbruchstimmung. Auf ganz, ganz niedrigem Niveau. Von minus 100 auf minus 98. Irgendetwas ist da. Ich kann es noch nicht benennen. Liege nach wie vor im ermüdenden Kampf mit meinen inneren Dämonen. Aber immerhin so etwas wie die Aussicht auf einen Etappensieg. Da ist etwas. Weniger als Hoffnung, aber mehr als nichts.

»Da vorne, links abbiegen, dann die zweite Straße rechts. Zur Erstaufnahme.«

Ich gebe die Richtung vor. Nur im Straßenverkehr. Aber immerhin.

Eingang zur Ambulanz. Karin hält mir die Tür auf. Sehe ich so schwach aus? Egal, jetzt kein Problem. Von meiner üblichen Eitelkeit bin ich noch meilenweit entfernt. Sie lächelt. Vielsagend. Erwartungsfroh. Sabine nestelt an ihrem Handy herum. SMS schreiben. Das muss sein. Selbst jetzt. Gerade jetzt. Der Aufnahmeschalter. Jetzt rede ich. Mit dieser Unterstützung geht das leichter. Wenn ich in Stocken komme, helfen sie mir. Das gibt Sicherheit. Es sind außerdem ja nur die Formalitäten: Name, Adresse, Versicherungsnummer. Das geht noch. Ist fest einprogrammiert auf meiner Festplatte.

»Ich habe massive Suizidgedanken. Ich brauche ein Bett in Ihrer Abteilung.«

So weit sind wir noch lange nicht. Der Mann hier nimmt nur die persönlichen Daten auf, und ich möchte ihm am liebsten gleich mein Herz ausschütten. Ein sanfter Griff meiner Schwester. Sie hält mich zurück.

»Später, erst mal der Papierkram.«

Mit dem Bericht meiner Krankengeschichte muss ich noch warten. Das hier erinnert an ein Check-in im Hotel. Vorfreude auf den Urlaub ist aber nicht.

»So, das war's. Bitte nehmen Sie im Wartezimmer B Platz. Herr Doktor Gruber wird sie dann aufrufen.«

Wie freundlich. Einen Patienten von meiner Sorte darf man wohl nicht reizen. Nur nicht aufregen. Ein verletztes Tier, das sorgsam behandelt werden muss.

Das war's? Ach ja, klar. War ja nur das Aufnahmeprozedere. Das Entscheidende kommt noch. Immerhin habe ich schon einen Namen im Kopf: Doktor Gruber. Klingt etwas altmodisch. Kommt wohl vom Land. Ist schon älter. Hat Erfahrung. Wird mich verstehen.

Im Wartezimmer ein Kaffeeautomat.

»Karin, Sabine – Kaffee?«

Ein bisschen schon wieder wie früher? Die Situation in den Griff nehmen, die anderen souverän einbeziehen? Nein, eher der mühsame Versuch, nicht nur herumsitzen zu müssen. Einfach eine ganz alltägliche Handlung tun.

»Ja gerne, mit Milch ohne Zucker.«

»Ja, ich auch, aber umgekehrt.«

Kriege ich das also noch hin? Oder schon wieder? Oder habe ich zu viel versprochen? Sabine ist gerade abgelenkt. Aber Karin beobachtet mich. Sie bemerkt mein Zögern. Greift nicht ein. Spürt, dass das eine Prüfung für mich ist. Mit einer kleinen Chance auf Selbstbestätigung.

Vor dem Automaten. Geld rein. Kaffee auswählen. Um Gottes willen. Wählen! Ich kann ja keine Entscheidung treffen. Aber es bedarf ja gar keines Entschlusses. Das haben die anderen ja schon erledigt. Einmal mit Milch ohne Zucker, einmal umgekehrt. Oder war es doch andersrum? Spielt ja keine Rolle, bleibt dasselbe. Und wer bekommt was? Na, ich halte ihnen einfach die beiden Becher zusammen vor die Nase, da wird sich jede schon das Richtige aussuchen. Also, da muss ich jetzt durch. Auf den Knopf gedrückt. Einmal, zweimal, schon habe ich zwei Becher in der Hand. Habe ich richtig gedrückt? Wenn nicht, verbergen es die beiden jedenfalls gut vor mir. Doch, es hat funktioniert! Doktor Gruber erscheint. Jung, sehr jung. »Assistenzarzt« steht auf seinem Kittel. Ja, hier sehen die Ärzte noch wie Ärzte aus. Dabei dürfte er höchstens 25 Jahre alt sein. Gerade der Uni entfleucht. Strahlt aber doch irgendwie Kompetenz aus, finde ich. Warum eigentlich? Ist es dieser Funken Leben, der plötzlich alles in etwas anderem Licht erscheinen lässt? Ist es die Scham über den törichten Kampf gegen den Psychotherapeuten? War ja eigentlich ein Kampf gegen mich selbst. Diesen Fehler will ich nicht noch einmal machen. Doktor Gruber, du musst einfach gut sein!

Er nimmt mich kurzerhand allein mit. Ich muss wohl etwas verdutzt aussehen. Immerhin merkt er etwas.

»Soll ich die beiden Damen auch hereinbitten?«

Nein danke. Das schaffe ich jetzt allein. Meine Stimmungskurve steigt von Minute zu Minute. Mein Herz klopft, aber das ist keine Angst. Das ist Leben! Fehlt nicht mehr viel, und ich bin schon wieder ganz die coole Sau, die alles im Griff hat. Jetzt noch mal die ganze Geschichte. Vor 14 Jahren, vor drei Monaten, heute. Schlimme Zeit. Symptomatik wie aus dem Lehrbuch, das zu betonen ist mir wie immer wichtig. Vor wenigen Stunden noch knapp vor dem Suizid.

Na, geht doch alles ganz problemlos. Next step please.

So etwas Ähnliches wie Hochgefühl durchströmt mich. Aber nur ganz kurz. Der Lack ist schnell wieder ab. Ich erschrecke vor mir selbst. Vor meiner eigenen Schilderung. Vor dieser urplötzlichen emotionalen Distanz allem gegenüber, was ich durchgemacht habe. Nur Stunden zuvor, am Fenster … das war überhaupt nicht locker. Das war arschknapp, auf Deutsch gesagt. Und es ist doch noch nicht vorbei. Nein, es kann noch nicht vorbei sein …

Also, was ist jetzt mit dem Bett?

»Leider haben wir kein Bett mehr frei.«

Meine ganze schöne Fassade bricht in sich zusammen. Bröckelt einfach weg, von einer Minute auf die andere. Nix mehr mit cooler Sau. Im Nu wieder Selbstmordkandidat. Wie ein Stück Wild auf der Flucht vor dem Jäger, angeschossen, die Schweißhunde im Nacken. Und da steigt er schon wieder hoch, dieser Schwindel. Begleitet von Übelkeit. Mir ist nur noch zum Kotzen zumute. Der ganze schöne Plan im Eimer. D-Day – Desaster-Day: Es ist vorbei! Endgültig. Alles. Für immer. Wo ist hier ein Fenster? Ich nehme jetzt jeden Stock.

»Herr S., wenn Sie sich schlecht fühlen, können Sie sich selbstverständlich in ärztliche Obhut begeben. Aufgrund Ihrer Wohnadresse ist das Krankenhaus im zehnten Bezirk für Sie zuständig. Dort müssen Sie aufgenommen werden, wenn dies medizinisch angezeigt ist. Darüber hätten dann die dortigen Kollegen zu befinden.«

Er blickt zu Boden. Kann meinem verzweifelten Blick nicht standhalten. Er *meinem* Blick. Verkehrte Welt. Sein Gesicht scheint mir blass geworden zu sein. Leidet er mit? Ich blicke mich zu Karin und Sabine um. Ach ja, richtig, die sind ja gar nicht mit von der Partie. Ich bin allein. Ganz allein. Nur auf mich selbst gestellt. Meine ich da einen anderen Menschen aus mir reden zu hören?

»Und Sie dürfen das. Ja? Mit welcher Berechtigung eigentlich?«

Dr. Gruber schaut etwas konsterniert. Scheint peinlich berührt.

»Na ja, es gibt da eine klare Einteilung. Bezirksweise. Für Sie ist hier halt kein Platz.«

Ich sehe es sofort: Er würde sich am liebsten auf die Zunge beißen. Wollte es nicht so hart formulieren. Erkennt sofort: Das traf ins Mark.

Kein Platz mehr für mich in diesem Leben.

Und dennoch mache ich ihm keinen Vorwurf. Werde nicht wütend. Nehme ihn sogar ein bisschen vor mir selbst in Schutz. Dieser Junge ist doch ganz einfühlsam, eine gute Besetzung als Assistenzarzt in diesem Hause. Wird bestimmt mal ein berühmter Seelendoktor. Wenn er so menschlich bleibt. Dr. Gruber windet sich. Macht fast den Eindruck eines geprügelten Hundes. Er schämt sich vielleicht sogar.

»Ich kann Sie verstehen. Aber wissen Sie, die Vorschriften sind da eindeutig.«

Er möchte mir wohl wirklich helfen. Hat aber seine Vorschriften. Na, das werden wir mal sehen. Keine Regel ohne Ausnahme, weiß man doch. Man muss nur hartnäckig bleiben. Bürschchen, dich müsste ich doch weichkriegen. Soll ich aufs Ganze gehen? Darf ich das? Und kann ich das überhaupt? Ein Moment der Stille. Dr. Gruber blickt mich erwartungsvoll an. Er hofft wohl, dass ich klein beigebe. Dann wäre die Situation für ihn bereinigt. Und schließlich weiß er, dass ich woanders ganz gut aufgehoben wäre.

Soll ich?

»Ich möchte hierher und sonst nirgendwohin.«

»Sie wissen, die Vorschriften. Und wir haben wirklich kein Bett mehr frei.«

Ja klar, es gibt immer ein freies Bett und eine Ecke, wo man es hinstellen kann. Sieht man doch alle Tage in unseren Siechenhäusern.

Ich erschaudere fast vor mir selbst. Mann, hast du keine anderen Probleme, als hier den Starken zu spielen! Wir sind in Wien. Ist ja nicht gerade tiefster Busch. Die werden dir wohl auch drei Bezirke weiter helfen können!

»Ich bin hier und will hier bleiben.«

Nach wie vor also sage ich etwas anderes, als ich denke. Nur jetzt andersherum: Was ich sage, ist jetzt mutiger als das, was ich denke. Doch er bleibt hart.

»Bedaure.«

Mein Herz rast. Ich schwitze wie ein Leistungssportler. Fühle mich hundsmiserabel. Ich kann das hier nicht durchstehen. Es ist aus. Ich muss raus. Nur raus. Sage aber wieder etwas anderes.

»Könnten Sie bitte meine Begleiterinnen rufen?«

»Selbstverständlich, gerne.«

Da sind die beiden nun.

»Die nehmen mich nicht.«

Meine Brust schnürt sich zusammen. Ich stehe knapp vor einem Weinkrampf. Sabine nimmt mich in den Arm. Aber es fließen immer noch keine Tränen. Ich spüre, wie meine Hände sich zu Fäusten ballen. Dies ist der *point of no return*. Die Entscheidung. Sie wird gefällt. Jetzt.

Lieber Gott, schau herunter. Jetzt brauch ich dich.

»Sie! So geht das nicht. Jetzt sage *ich* Ihnen mal, wie das Ganze abläuft.«

Kein gesenkter Kopf mehr. Ein stechender Blick. Direkt ins Auge meines unfreiwilligen Widersachers.

»Es gibt immer ein Bett. Man muss nur wollen. Und das werden Sie jetzt.«

»Nicht, Gregor. Siehst du nicht, dass es keinen Sinn hat?«

»Du hältst dich da raus.«

So habe ich meine Schwester noch nie angefahren. Jetzt keine Rücksicht mehr auf niemanden. Das ganze Pulver verschießen, bis zum letzten Korn.

»Wenn Sie mich jetzt abweisen, kann ich für nichts garantieren. Ich werde mir das Leben nehmen. Hier sind zwei Zeugen. Dann haben Sie es amtlich. Also?«

Ich spreche sehr laut. Am besten, der ganze Warteraum kann es hören.

Der Arzt ist jung, hat seine Karriere noch vor sich. Dieser Vorfall würde sich in seiner beruflichen Vita nicht gut lesen. Das weiß ich. Er auch. Er errötet.

»Wie meinen Sie das?«

»Genau so.«

Doktor Gruber ist verblüfft. Weiß nicht, was er sagen soll. Schaut betreten zu Boden. Kann mir nicht mehr in die Augen sehen. Ich bin der Stärkere. Jetzt ist er es, der heftig schluckt. So hat er sich das nicht vorgestellt. Er hat keinen Plan B.

»Gregor, wir gehen, das kannst du nicht machen.«

Meine Schwester zupft an meinem Ärmel Arm.

»Rühr mich nicht an!«

Sabine zuckt zurück. Es waren wohl nicht nur die Worte. Hat auch mein Blick sie verschreckt? Vielleicht drückt ein Funkeln in meinen Augen ungeahnte Aggressivität aus.

Die ganze Welt ist mein Feind. Kräfte bündeln. Losschlagen. Notfalls mehrfach.

»Hier geht es um Leben oder Tod. Da spielen Vorschriften keine Rolle. Nehmen Sie das zur Kenntnis.«

»Ich … werde telefonieren.«

»Mit wem?«

»Mit Frau Doktor Maier, der diensthabenden Oberärztin. Vielleicht kann sie etwas machen.«

»Ich möchte selbst mit ihr sprechen.«

»Nein, bitte lassen Sie erst mich versuchen.«

Fast unterwürfig kommt das jetzt. Plötzlich habe ich Doktor Gruber dort, wo ich ihn haben wollte. Fehlt nur noch das positive Resultat. Ich habe eine Scheißangst. Wandle schon den ganzen Tag auf schmalem Grat. Und spiele hier den Macker. Nur eine Minute länger, und ich wäre zusammengebrochen. Auf dem Weg ins nächste Krankenhaus, aber nicht in die Psychiatrie, sondern auf die Intensivstation. Was gab mir die letzte Dosis Kraft? Hat Gott persönlich »es« zurückgepfiffen? Irgendetwas in mir macht weiter. Immer weiter.

Ein Psychoduell. Ich: getrieben von einer unbekannten Kraft. Von Todesangst? Er: hin und her gerissen zwischen Angst und Mitleid. Eingeschüchtert wirkt er. Wurde nicht ausgebildet für diese Situation. Ich sehe ihm in die Augen. Er kann meinen Blick nicht erwidern. Ein klares Zeichen. Ich habe ihn so weit.

Er ist nervös, fährt abrupt vom Stuhl hoch. Der Sessel kippt dabei beinahe nach hinten.

»Einen Moment bitte, ich bin gleich wieder da. Ich begleite Sie jetzt wieder ins Wartezimmer. Bitte nehmen Sie doch dort vorerst wieder Platz.«

Schon ist er weg. Eiligst entschwunden. Er wollte wohl auch weg von mir.

»Und? Was ist jetzt?«

Die Frage steht beiden Frauen ins Gesicht geschrieben. Sie schauen mich erwartungsvoll an.

»Hoffentlich macht er sich nicht ganz vom Acker. Und kommt mit Security zurück.«

Es nimmt mich selbst wunder, dieses Statement. Was habe ich da gerade gesagt? Es geht nach wie vor um Leben und Tod – und ich witzele hier schon wieder herum? Verständnisloses Kopfschütteln bei meinen Begleiterinnen. Ich winke ab und muss mich erst mal setzen.

»No comment, please.«

Sie wissen schon, ich will jetzt lieber nicht angesprochen werden. Und haben auch verstanden, dass ich nicht in der Lage bin, irgendeine Prognose abzugeben. Eine fast schon vertraute Situation: Wir sitzen zu dritt da und harren der Dinge, die da kommen mögen. Was tun? Handy checken, was sonst. Da, ich habe eine SMS-Nachricht von Corinna verschwitzt. Jetzt fällt sie mir auf:

»Schatz, schreib mir bitte zurück. Ich hab dich lieb.«

Noch kann ich nicht antworten. Meine Hände zittern zu stark. Was würde ich schreiben? Ach, ich ruf einfach an. Vielleicht geht sie ja ran. Tatsächlich!

»Und?«

Begrüßung nicht nötig. Die Spannung war zu groß. Es tut so gut, ihre Stimme zu hören. Bringt mir gleich den nächsten Schub Adrenalin. Oder ist es Endorphin? Beides, ganz klar.

»Ich weiß noch nicht. Die überlegen noch. Schaut aber nicht so schlecht aus. Ich glaub, ich hab ein bisschen Dampf gemacht. Wir müssen warten.«

Ich versuche, so etwas wie Lässigkeit durchklingen zu lassen. Wir wissen beide, dass es ein untauglicher Versuch ist. Aber immerhin.

»Nehmen sie dich?«

»Weiß noch nicht. Der Doktor kommt gleich zurück. Klärt das jetzt, hoffentlich dauert es nicht mehr so lange.«

»Ich bin noch im Büro. Aber ich packe schon zusammen. Soll ich noch vorbeischauen?«

»Nein, nein, ist nicht notwendig. Ich bin hier in guten Händen. Sabine und Karin sind super. Mach dir keine Sorgen. Wir sind gleich zu Hause.«

»Tschüs, ich liebe dich.«

Corinna: den ganzen Tag immer wieder SMS und Anrufe zwischendurch. Aber ich wollte sie nicht sehen. Wollte sie nicht noch weiter beunruhigen. Wollte sie raushalten aus dem Ganzen. Sie schonen. Habe ganz auf Sabine gesetzt. Und Karin. Habe hoch gepokert.

Und gewonnen? Noch mag ich es nicht glauben …

Das Handy, schon wieder. Ich habe vergessen, es wieder auszuschalten. Todsünde, schon die zweite – wir sind schließlich im Krankenhaus! Na, in der Psychiatrie wird's schon nicht so viele Dialysen geben, mit hochfrequenzempfindlichen Geräten. Wer ist es? Handy. Renate! Das gibt's doch nicht. Ewig nichts von ihr gehört. Und jetzt ruft sie an, jetzt. Es hat sich ganz offenbar herumgesprochen, was heute los ist bei mir. Plötzlich wollen sie mich alle sprechen. Soll ich abheben?

*

Wien, April 1998

Ganze drei Tage bin ich in diesem Unternehmen beschäftigt. Der stellvertretende Leiter meiner Abteilung nimmt mich abends mit zum Wirt ums Eck. Ich soll ein paar Kollegen kennenlernen. Der Alkohol fließt reichlich. Zu vorgerückter Stunde unterbreitete ich der Finanzchefin das unwiderstehliche Anbot:

»Wir können gern per Du sein, ich bin der Gregor.«

Sie ist – zwar nicht so viel, aber doch offensichtlich – älter. Zudem ist sie ranghöher. Und sie ist ... eine Dame. Drei Regeln, alle gebrochen, Freiherr von Knigge lässt grüßen. Meine allererste Chance auf einen Tritt ins Fettnäpfchen. Und gleich volle Kanne zugeschlagen.

Renate. Sie hat mir den *Fauxpas* längst verziehen. Natürlich hat sie immer wieder die Gelegenheit genutzt, mich damit aufzuziehen. Wir sind Freunde geworden – und geblieben.

*

Sorry, Renate! Tut gut, dass du anscheinend an mich denkst. Aber ich habe jetzt Wichtigeres zu tun. Beziehungsweise, ich bin voll damit beschäftigt, das Nichtstun zu ertragen. Renate. Die Firma. Meine Gedanken wandern ab in die Vergangenheit. Mann, waren das noch Zeiten. Wirtschafsaufschwung. Ein Vertrag jagte den nächsten. Gregor *shooting star* .. Immer wieder Gehaltserhöhungen, auf der Karriereleiter steil nach oben. Nichts schien mich stoppen zu können.

Ich hätte es schon damals besser wissen müssen. Meine erste Episode lag doch gerade mal ein Jahr zurück ... Aber solche Gedanken verdrängt man auf dem Weg nach oben. Aber das war Glück. Das möchte ich wieder haben.

Immer noch warten! Ich rutsche hin und her auf dem Stuhl, trommle mit den Fingerspitzen auf den Tisch. Wieder einmal dehnt sich die Zeit wie ein Gummiband. Ich platze fast vor Ungeduld. Was wird Doktor Gruber erreichen? Welche Nachricht wird er mitbringen?

Die Tür zum Sprechzimmer fliegt auf. Eine gefühlte Ewigkeit scheint vergangen.

EINUNDZWANZIGSTE STUNDE

Man reift ja net viel, aber a bissl doch.

Peter Handke

Doktor Gruber wieder da. Bittet mich sogleich zu sich. Nur mich. Kann ich ihn auschecken? Er versteckt sich. Die Körperhaltung? Deutlich entspannter. Kein gutes Zeichen. Ein Mann, der wieder weiß, was er will. Wir setzen uns. Sitzen uns gegenüber. Die Blässe hat den Ausgang aus seinem Gesicht gefunden. Und er hat die Kraft, mir in die Augen zu sehen.

Let's kick it! I'm on.

Auch mit rasendem Puls. Arschbacken zukneifen und durch. Einfach zurückschauen: Angriff abgewehrt. Aber jetzt hat *er* Ballbesitz. Was kommt? Die Luft brennt, ich fühle mich zum Zerreißen gespannt. Er aber lässt sich Zeit. Nestelt nacheinander an Brille und Kragen herum, zupft an seinen Papieren. Spielverzögerung! Wer zeigt diesem Mann die Gelbe Karte? Jetzt räuspert er sich auch noch umständlich, gleich wird er sich noch die Nase putzen wollen. *Talk to me!* Lass es raus! Mann, jetzt komm endlich! Kalter Schweiß perlt mir von der Stirn. Im Plutzer summt es wie in einem Bienenstock. Aufruhr im Backhendlfriedhof, gleich geht es in die Hose ... Ich könnte ihn vors Schienbein treten! Da öffnet er den Mund.

»Wie geht es Ihnen, Herr Doktor S.?«

In einer Einrichtung öffentlichen Rechts sollte immer Zeit für eine Anrede inklusive akademischer Titel sein. Das gibt dem Redner Halt. Es festigt, was für ihn gewohnt und bewährt ist. Die Stimme hat wieder den richtigen Sitz. Man spricht wieder wie einer, der es dem Angesprochenen zeigen will.

Mensch, Schluss jetzt mit dem Herumgerede. Get it on!

»Danke, danke. Und?«

Herr Doktor Gruber, ein Jüngelchen von Wesens statt und ein Platzhalter der Konsensrealität kraft Bestallung, kramt ausdauernd in seinen Papieren. Macht er das absichtlich, um mich zu reizen? Will er mich verladen? Hat er eine schlechte Nachricht für mich und fürchtet meine Reaktion? Lieber Gott, bitte nein!

»Die Frau Oberärztin kann die Entscheidung nicht treffen, wir versuchen gerade den Herrn Primar zu …«

Sprach's, und es pfeift entsetzlich laut in meinem linken Ohr. So laut, dass ich nicht mehr mitbekomme, mit welchen Worten er seinen Satz beendet. Der Tinnitus fährt mir in den Kopf, wird dabei aber leiser und verliert sich nach ein paar Sekunden irgendwo unter der Schädeldecke. Leichter Schwindel. Und von ganz unten her, aus tiefstem Gedärm, da lodert es urplötzlich herauf: Wut. Das rote Blut rauscht in meinen Adern! Wenn ich jetzt den inneren Spielraum hätte – wie ausgelassen würde ich das Anspringen meines Stoffwechselmotors feiern!

Es geht mir in diesem Moment wie einem, der lange gefastet hat und nun zum ersten Mal wieder etwas isst. Da wird selbst ein trockenes Stück Brot zum lukullischen Festmahl. Ich wusste um die Vernetzung von Seele und Stoffwechsel. Nie zuvor jedoch habe ich das lebenspralle Gewese an der Schnittstelle von Psyche und Soma in seiner unabweislichen Faktizität erlebt. In seiner ganzen wuchtig-existenziellen Macht. Für mich, der wochen-, ja, monatelang dort immer nur etwas Sumpfiges, Breiiges spürte, den nichts, aber auch gar nichts auf Trab bringen konnte, kommt dieses – endlich! – zurückkehrende, an sich alltägliche Empfinden des Zusammenfließens körperlicher und mentaler Energien einer Sensation gleich. Es wäre jetzt sogar Ekstase pur. Wenn ich in diesem kritischen Moment nur die Zeit dafür hätte. Outperformer-Schicksal – *up front*, aber ohne den Genuss. Doch es geht ja um etwas anderes. Was mich betrifft, genau betrachtet, sogar um alles. Ich bin völlig klar im Kopf. Ich weiß, was ich als Nächstes zu sagen habe. Und ich sage es – genau so, wie ich es jetzt denke.

»Sie wissen schon, dann werde ich …«

Pause. Aber nicht, weil ich ins Stocken gerate, wie sonst immer.

Sondern um ihm absichtlich und gezielt einen schmutzigen Blick zuzuwerfen, der wilde Entschlossenheit ausdrückt. Hoffentlich. Eigentlich geht mir jetzt der Arsch auf Grundeis.

»... und Sie tragen die Schuld!«

Der junge Doc wird nun doch wieder blass. Senkt den Kopf. Starrt auf die Tischplatte. Ist kein Sitzriese mehr. Geschrumpft auf das Format eines schlichten jungen Mannes, der sich verzweifelt darum bemüht, ja keinen Fehler zu machen. Es fällt ihm sichtlich schwer, erneut das Wort an mich zu richten. Aber er schafft es.

»Ich war noch nicht fertig.«

O nein! Ich habe ihn nicht ausreden lassen. Gregor, reiß dich zusammen! Also, was kommt jetzt?!? Beschwichtigend hebt er die Hände. Die Worte scheinen ihm nur unter größten Anstrengungen über die Lippen zu klettern.

»Herr Doktor S., Sie bekommen Ihr Bett ...«

Der Schwindel. Verbreitet sich in Sekundenbruchteilen überall. Ganzkörperflutung durch irgendwelche Botenstoffe. Adrenalin? Serotonin? Endorphin? Mir egal. Fühlt sich scheiße an. Ist aber gut. Saugut. Irgendwo im Hinterkopf weiß ich das jetzt. Dort muss es etwas geben, das bei allem immer zugeschaut hat. Ganz cool und relaxt. Mein innerer Zeuge, der jetzt im Stile eines guten Buchhalters einen Strich unter die Rechnung macht. Nein, ist erst die Zwischenrechnung. Wir sind ja noch nicht fertig. Alles andere als das.

Rein sachlich gesehen, bin ich einer Ohnmacht nahe. Es war einfach zu viel. Alles fällt ab. Ich muss mich setzen. Nun erst fällt mir auf, dass ich vorher aufgesprungen bin, voller Erregung. Sieg! Ich habe es geschafft. Noch nicht ganz. Doktor Gruber scheint noch etwas loswerden zu wollen. Zögert. Wartet ab. Ich soll mich wohl erst beruhigen. Prüft er etwa meine erste Reaktion? Da ist ein Haken an der Sache, das sagt mir mein Instinkt. Endlich fährt er fort.

»... aber erst morgen.«

Wie bitte?!? Das könnt ihr doch nicht machen! Nicht mit mir!

Ich beiße mir gerade noch rechtzeitig auf die Zunge, obwohl das eigentlich gar nicht geht, wenn einem der Mund offen stehen bleibt. Nur jetzt nicht von meiner Linie abweichen. Hat dieser kleine Sesselfurzer da drüben gar keine Angst, dass ich ihn gleich wieder rundmachen werde?

Sei vorsichtig. Er hat Ballbesitz. Schone deine Kräfte.

Das scheint wieder aus meinem Hinterkopf zu kommen. Von allerhöchster Instanz. Ich muss überlegen. Was soll ich sagen? Warum versagt mir erneut die Stimme? Kann seine Taktik nicht analysieren. Sacke wieder in mir zusammen. Erschöpft. Leer. Planlos. Leblos. Binnen eines Wimperschlags.

»Heute ist noch nichts frei. Aber morgen. Melden Sie sich bitte morgen um zehn Uhr beim Herrn Primar. Es wird alles organisiert.«

Was? Damit habe ich nicht gerechnet. Heute sollte sich doch alles entscheiden. D-Day. Angriff oder Rückzug. Plan A oder Plan B. Und jetzt das. Wieder unentschieden. Stillstand. Nicht Fisch und nicht Fleisch auf dem Tisch. Ich stiere nur noch vor mich hin.

»Sie sind nicht allein heute Nacht, oder?«

Seine Stimme erreicht mich von weit her. Ich bin im üblichen Zustand. »Es« ist wieder da. Nein, war gar nicht weg. Hatte sich nur hinter dem Gebüsch versteckt. Und jetzt, da bei mir kein Saft mehr drauf ist, übernimmt es wieder das Kommando. Ich kann nicht antworten. Will nicht. Nicht mehr. Aus. Alles.

»Herr Doktor S., Sie haben es geschafft! Sie kriegen Ihr Bett, schon morgen. Früher geht nicht. Ich will nur sicher sein, dass Sie heute Nacht nicht allein sind.«

Eine Hand auf meiner Schulter. Grubers Hand. Er steht neben mir, hatte ich gar nicht bemerkt. Muss für ein paar Sekunden weg gewesen sein. Tut gut, diese Hand.

»Wenn wir es nicht gemeinsam verantworten zu können meinen, dass Sie heute Nacht ohne ärztliche Fürsorge sind, muss ich Sie leider an das zuständige Krankenhaus Ihres Wohnbezirks verweisen. Morgen können Sie dann zu uns kommen. Versprochen.«

Ich blicke zu ihm hoch und fühle mich wie ein Kind, zu dem sein Papa spricht. Begütigend. Aber auch mit Unnachgiebigkeit. Besser das Angebot annehmen. Alles, aber nur jetzt nicht in ein Wald-und-Wiesen-Krankenhaus! *Hierher* will ich, ins Kuckucksnest. In die wahrscheinlich beste Klapse der Stadt. Meinetwegen auch erst morgen. Corinna ist ja bei mir, bis dann.

»Sie sind also einverstanden?«

Er hat es gespürt. Dass ich zur Vernunft gekommen, nein, dass ich für einen Moment vernünftig geworden bin.

»Ja.«

Meine Kehle ist so rau wie ein Reibeisen, die Stimme schwach, aber vernehmbar. Wir verharren noch eine kleine Weile beieinander, ich auf dem Stuhl, er mit seiner Hand auf meiner Schulter. Dann ist es gut. Man verabschiedet sich förmlich, aber nicht ohne Herzlichkeit. Morgen bin ich zurück. Hier werde ich gut aufgehoben sein.

Ich habe es geschafft. Die Besten kümmern sich um mich. Seelenklempnerisches High End.

Das muss ich erst einmal in meinen Schädel einhämmern. Immer wieder murmle ich es vor mich hin, als ich das Wartezimmer betrete. Sabine und Karin platzen natürlich vor Neugier. Mein Lächeln ist schwach, aber es übermittelt die frohe Botschaft.

»Was, du bist drin?«

»Na klar, was habt ihr denn gedacht?«

Das gibt's doch nicht! Schon wieder coole Sau? Macher? Ich kann's nicht lassen.Und ich kann's nicht fassen, dass ich es nicht lassen kann. Untauglicher Versuch. Meine zittrige Stimme verrät den moralischen Feigling. Aber ein Zwischenziel ist erreicht. Nicht mehr als das. Aber immerhin. Ich spüre, wie die ungeheure Anspannung weicht. Noch empfinde ich keine Erleichterung. Da ist nicht dieses leichter machende Sich-fallen-Lassen nach körperlicher oder psychischer Anstrengung. Da ist abgrundtiefe Erschöpfung. Doch eines ist neu: Ich fühle mich ausgepumpt, aber nicht niedergeschlagen.

Scheiß auf den Plan, eine fremde Kraft wurde mir zur rechten Zeit gegeben. Ich bin fertig. Kann mich gerade noch so auf den Beinen halten. Es war schlicht zu viel. Das Café des Krankenhauses liegt gleich am anderen Ende des Ganges. Da will ich jetzt hin. Ich muss mich setzen. Kein Wunder bei dem, was heute alles passiert ist.

»Drei Cappuccino bitte.«

Ich bestelle. Ich agiere. Nicht immer nur reagieren: muss wieder anders werden. Vorhin, am Kaffeeautomaten, da habe ich es gerade so noch geschafft. Aber hier wird ja serviert. Und die Bestellung war doch einwandfrei. Klar, eigentlich heißt es »Drei Cappuccini«, aber was soll's.

»Gregor, du kannst stolz auf dich sein.«

Sabine fällt mir um den Hals. Karin drückt meine Hände.

»Stolz worauf? Dass ich mich nicht umgebracht habe?«

Schlechter Scherz. Sofort zurückrudern. Nur jetzt nicht dieses Thema. Besser schweigen. Und wir sind uns so nah.

Nein, stolz bin ich wirklich nicht. Nur schon wieder ein bisschen übermütig. Obwohl immer noch ein Getriebener, will ich doch schon wieder die Richtung bestimmen. Und wenn mich dabei der Dämon der Einfältigkeit reitet. So bin ich. Das hilft. Das baut auf.

»Jetzt wird alles gut.«

Karin meldet sich zu Wort. Ganz leise. Auch ihr geht langsam die Luft aus. Auch sie musste mich retten. Eine schwere Verantwortung.

»Ja, ich glaube schon.«

Und das sage ich nicht einfach so. Ich glaube es wirklich. Erstmals. Macht sich da so etwas wie Zuversicht bemerkbar? Ich glaub es mal. Irgendwie. In diesem Moment. Bin aber schon wieder unsicher. Oder immer noch? Kann meine Gefühle nicht deuten. Es ist alles noch so unwirklich. Ein prüfender Blick in Richtung Sabine und Karin. Beide lächeln. Nicht gequält. Nein. Befreit, optimistisch. Glauben die etwa auch, dass es wieder wird?

Ich versinke in Gedanken. Mein Gott, was ist heute alles passiert. An einem einzigen Tag. Mein D-Day. Ich horche in mich hinein. Gregor, willst du dir etwas sagen? Ich weiß nicht. Kann es noch gar nicht glauben. Noch nicht aussprechen. Ich muss mich erst sammeln. Die D-ecision: Sie ist gefallen. Ganz langsam bekomme ich das mit.

Der D-Day hat die Entscheidung gebracht: Ich werde leben.

Die Krankheit ist noch nicht vorbei, wie auch. Aber erstmals spüre ich wieder so etwas wie Kraft. Oder zumindest einen Anflug davon. Oder doch nicht? Ich bin zu verwirrt, um das, was da geschieht, abschließend zu beurteilen. Aber ich kann es deuten, zumindest ansatzweise.

Es ist etwas Neues da. Ich weiß nicht, was. Aber es ist nichts Schlechtes. Nichts, wovor ich Angst haben müsste. Nicht »es«. Nicht Verzweiflung. Nicht Besserwisserei, die mich in sinnlose Auseinandersetzungen mit den Ärzten treibt. Nein, ein Antrieb, eine Kraft. Lebensenergie. Nur ein bisschen – aber genug, um ihrer sicher zu sein.

Ich werde mich nicht umbringen.

Ich weiß nicht, wann es wieder wird. Ich weiß nicht, ob es überhaupt wieder werden wird. Ja, ich weiß nicht einmal, ob es je endet.

Aber umbringen werde ich mich nicht. Nicht heute jedenfalls. Mein größter Sieg!

Jetzt macht sich Erleichterung breit. Zaghaft zunächst. Dann immer deutlicher. Drei Monate unmenschlichen Drucks. Und jetzt Erleichterung! Noch nicht das Ende des Weges. Noch lange nicht. Nur eine Vorstellung davon, wie es wieder sein könnte. Aber es war zu viel. Zu viel ist abgefallen. Plötzlich ergreift mich wieder diese Übelkeit, dieser Schwindel. Was ist das? Mir wird ganz schwarz vor Augen. Ich könnte langsam und sanft über die Kante meines Stuhls gleiten ...

»Gregor!«

Sabine springt auf.

»Geht schon. Es ist einfach zu viel. Aber keine Sorge, es ist mir schon schlechter gegangen.«

Und das meine ich ganz ehrlich.

Dass mir wieder schlecht ist, überrascht mich nicht. Mir war oft übel in den letzten Wochen, aber übergeben konnte ich mich nie. Außer heute. Im Café. Aber das zählt nicht. D-Day, Ausnahmesituation. In den Wochen zuvor habe ich die Übelkeit kaum wahrgenommen, so dominant war das psychische Elend, der Schatten der Depression auf mir. Die körperlichen Symptome schienen das geringste Problem. Jetzt aber verspüre ich den Brechreiz als äußerst unangenehm. Das sollte man doch meinen, oder? Für mich aber fast so etwas wie eine Befreiung. Endlich *erlebe* ich die Übelkeit. Vorher war sie nur da. Ein ungreifbarer Teil jenes unaussprechlichen Etwas, das mich im Zangengriff hatte. Körperliche Beschwerden: fast ein Segen gegenüber dem, was mich so quälte. Gewiss, auch nicht wünschenswert, aber entschieden das kleinere Übel. Und überhaupt, jetzt *spüre* ich. Nehme etwas an mir wahr. Da ist doch was! Ich lebe. Mit Schwindel. Mit Brechreiz. *So what.*

Corinna! Sie weiß es ja noch gar nicht!

Jetzt rufe *ich* an.

»Corinna. Ich hab das Bett. Ich bin so froh.«

Habe ich das wirklich gesagt? Ich und froh?

»Was, o Gott, toll. Ich komm gleich vorbei.«

»Nein, nicht nötig. Heute schlaf ich noch zu Hause. Ist erst morgen so weit. Aber kein Problem. Du, Corinna ... ich bin so froh.«

Wieder einmal höre ich sie am anderen Ende der Leitung schluchzen. Aber welch ein Unterschied! Völlig andere Vorzeichen. Auch für Corinna war das zu viel. Diese drei vollen Monate. Und erst heute.

Im Krankenhauscafé eine entspannte Ruhe. Auch in mir kehrt Ruhe ein. Fast gespenstisch wirkt das. Ruhe hatte so lange keinen Platz in meinem Innern. Nun ist er wieder freigeräumt worden. Beim Hinausgehen tauchen wir sogleich in die Betriebsamkeit der Großstadt ein. Eine Vielzahl von Menschen verlässt das Krankenhaus in Richtung U-Bahn und umgekehrt. Ein Gewimmel von Leuten, das der riesige Gebäudekomplex gleichzeitig verschlingt und wieder ausspeit. Noch vor wenigen Stunden hätte ich ohne meine zwei Begleiterinnen unweigerlich einen Anfall akuter Agoraphobie erlitten. Jetzt atme ich die kühle Abendluft ein und denke an morgen früh.

Um zehn Uhr werde ich wieder hier sein. Pünktlich, das steht fest. Mit Sack und Pack, auf einen längeren Aufenthalt eingerichtet. Zwei Koffer müssten reichen. Werde alles dabeihaben. Auf geht's. Dem Herrn Primar wird der Mund offen stehen. Das hat er noch nicht erlebt: ein Patient, der sich freut, ins Kuckucksnest einzufliegen. Wie in den Urlaub. Und ich ahne nicht, dass ich dieses für mich so gastliche Haus drei Wochen später mit einer gehörigen Portion Wehmut verlassen werde.

Das Leben der Großstadt brandet um mich herum. Ich komme mir vor wie ein Schiffbrüchiger auf einer einsamen Insel. Ganz still ist es in mir.

Eine fast schon unheimliche Seelenruhe.

ZWEIUNDZWANZIGSTE STUNDE

Auf einen bösen Tag gehört ein guter Abend.

Sprichwort

21:09 Uhr. Jetzt aber nichts wie nach Hause. Corinna wartet. Noch ein gutes Gefühl: Es gelang tatsächlich, sie etwas abzuschirmen. Vor dem Entsetzlichsten jedenfalls. Groß bemühen musste ich mich darum nicht. Es war für mich ganz klar, schon morgens, als die Suizidgedanken übermächtig wurden, dass ich sie aus meinem D-Day heraushalten müsste. Nun erkenne ich, dass dies schon eine Vorentscheidung war. Nicht für das Leben, nicht für den Tod. Sondern eine Vor-Entscheidung in dem Sinne, dass sie der eigentlichen Entscheidung vorausging. *Meine* Entscheidung. So eindeutig, so selbstverständlich, dass ich darüber gar nicht nachzudenken brauchte. Sonst hätte ich es bestimmt wieder nur zerdacht, statt gemacht. Im Grunde war das meine erste Entscheidung heute, ja, meine erste Entscheidung seit einem Vierteljahr! Sie wurzelte in unserer Liebe. Das wird mir jetzt klar. Und obwohl Corinna nicht physisch anwesend war, trug sie mich mit durch diesen Tag. Diesen unglaublichen, notwendenden, lebensrettenden D-Day.

»Tschüs. Danke. Danke. Danke.«

Sie setzen mich vor meiner Wohnung ab. Ich umarme Karin. So ein liebevoller, einfühlsamer Mensch. Wodurch habe ich ihre Freundschaft nur verdient? Ich sollte das lieber nicht hinterfragen. Einfach nur annehmen. Ein Geschenk.

»So gern! Du bist mir wichtig.«

Das geht runter wie Öl. Aber was ist das? Ich bin peinlich berührt. Wie üblich. Wie üblich? Ja, das hat nichts mit der Krankheit zu tun. Das ist nicht »es«, das bin ich. Ist mir immer schon schwergefallen, jemandes Zuneigung nicht extra verdienen zu müssen.

»Ja, ja, danke. Passt schon. Next.«

Nur keine Rührseligkeit.

So denke ich. Normalerweise. In der Depression ist meine Reaktion anders, da ist es mir egal. Wie alles. Aber nicht jetzt. Ich verspüre es: Unbehagen. Nicht viel. Nur eine Spur. Unbehagen angesichts von Rührseligkeit. Oder was ich dafür halte. Vielleicht sollte ich es einfach Zuwendung nennen. Würde sich vielleicht lohnen, darüber mal nachzudenken. Später. Jetzt nehme ich es als ein Zeichen, dass es wieder aufwärtsgeht. Geht es doch? Keine Ahnung. Heute ist so wahnsinnig viel passiert. *Too much*. Ich fühle mich gewaschen und gemolken. Völlig fertig, aber ruhiger. Nur ein kleines bisschen, doch schon das fühlt sich unwahrscheinlich gut an.

»Mach's gut, Schwesterherz. Auch dir lieben Dank.«

Wir drücken uns gegenseitig – so sehr, dass es mir wieder fast die Luft abschneidet. Aber jetzt gefällt mir das.

»Mach's gut, Gregor. Ich bin immer für dich da.«

Jetzt aber Schluss. Ich will zu Corinna! Den Hausschlüssel finde ich auf Anhieb. Keine panische Suchaktion, wie so oft in letzter Zeit, weil das Gefühl, ich könnte ihn vergessen oder verloren haben, übermächtig ist. Ich lange einfach hin, und er ist da: in der aufgenähten kleinen Zusatztasche meiner Jeans, oberhalb der rechten Hosentasche. Ich erinnere mich gar nicht daran, ihn dort hineingesteckt zu haben. Auch nicht daran, dass ich ihn zuvor von meinem doch recht voluminösen Schlüsselbund abgezogen haben muss. Offenbar wollte ich ausschließlich die Verbindung zu meiner Wohnung aufrechterhalten, nicht aber zu sonstigen Dingen, die ich in meinem Leben verschlossen halte. Ach ja, es war mir doch so eminent wichtig, den direkten Zugang zum Fenster zu wahren. Darum ging es. Um *mein* Fenster. Das ist es aber nicht mehr. Ist nur noch irgendein Fenster. Hat Corinna doch längst schon zugemacht. Bestimmt.

Stiege oder Lift? 145 Stufen hochzufliegen schien mir immer ein Leichtes. Wenn ich es nach dem Büro schon nicht ins Fitness schaffen würde, dann wenigstens auf meinen Hügel der Leiden, meinen Mount Magath. Sich-Quälen als sich selbst auferlegter Genuss. Männliche Selbstbestätigung. *Yo rap ain't weak, man.* Ohne Luft, aber mit Breitwandlächeln zu Hause einlaufen. Na, nichts übertreiben heute. Also der Lift.

Sie steht schon an der Tür. Woher wusste sie? Avisierungsanruf von unten? Sechster Sinn? Egal, ich versinke in ihren Armen. Sie ist 20 Zentimeter kürzer als ich, und ich falle in sie rein wie ein kleiner Junge.

Tränen. Ich weine! Sie hält mich ganz fest. Und weint mit. Gibt es innigere Verbindung?

»Alles wird gut.«

Drei Wörter nur. Aber ein Wort von tonnenschwerem Gewicht. Glaubt sie wirklich dran? Ich bin mir ja selbst nicht sicher. Klar, das Schlimmste scheint überstanden. Vorerst. »Es« hat mich nicht umgebracht. Aber es war knapp, sehr knapp. Ein Wimpernschlag-Finish. Und ob dies schon das Finale war, weiß keiner. Vielleicht auch erst das Halbfinale. Oder sogar nur Viertelfinale. »Es« ist immer noch da. Auch jetzt noch. Nach wie vor. Es ist stark, bedrohlich, scheint nach wie vor fast unüberwindlich. »Es« ist nicht wegzuzaubern. Dazu ist es viel zu mächtig. Ich habe keine Chance, aber ich nutze sie trotzdem. Ich habe mich. Ich habe Corinna. Und seit vorhin habe ich eine Perspektive. Die heißt Klapse. Kuckucksnest. Ich fliege nicht drüber. Sondern rein. Will ich aber. Ist so entschieden.

Werde ich gesund?

»Werde ich gesund?«

»Aber Schatz, natürlich.«

Corinna will mich gar nicht loslassen. Was hat sie heute eigentlich mitbekommen? Ich meine, was genau? Das Schlafzimmerfenster! Es stand offen, als sie kam. All die furchtbaren Dinge – ich habe ihr nicht zeigen wollen, was wirklich lief. Werde es auch nie tun. Es wäre zu viel für sie. Sabine habe ich zum Schweigen verpflichtet. Wird es unser Geheimnis bleiben?

Es geht mir tatsächlich besser! Spürbar. *So what.* Ist doch nichts Ungewöhnliches um diese Tageszeit. Am Abend lässt der Druck gewöhnlich nach, die Dämonen scheinen sich auch einmal ausruhen zu müssen. Nicht jeden Tag war es so, aber oft. Als ob die Depression dann keine Kraft mehr hätte. Alle Munition verschossen für heute. Pulverdampf hängt in der Luft. Die Verwundungen des Tages schmerzen. Doch es werden keine mehr zugefügt. Bis man den

Schlaf ersehnt, der aber nicht kommen will. Dann geht es wieder los. Vielleicht muss das so sein. 24 Stunden Dauerdruck hält niemand aus. Die Krankheit will schließlich auch was vom Leben des Menschen haben – sie darf den Stecker bei ihm nicht allzu schnell ziehen. Kurz die Daumenschrauben etwas gelockert – am nächsten Tag dann wieder volle Kanne. So verhindert man noch mehr Selbstmorde. Mutter Natur ist nicht dumm. Teilt sich ihre Todesfälle geschickt ein. Endlich mal eine Mutter, die auch an sich selbst denkt. Ganz so weit geht die Psychiatrie nicht in ihren Behauptungen, aber immerhin anerkennt auch sie die tageszeitlich bedingte Volatilität des depressiven Syndroms. Die mustergültige Art und Weise, in der mich die Krankheit zeichnet, ist von hohem voyeuristischem Wert! Ich bin ein metabolisches Paradigma. Sollte mich der Wissenschaft zur Verfügung stellen. Eine Zweitkarriere als Versuchskiniglhas könnte winken. Oder sollte ich ein Buch schreiben?

Wenn es heute Abend also wieder besser geht, darf ich das nicht überbewerten. Ich habe noch jeden Abend gehofft, dass es am nächsten Tag so bleiben möge. Und wurde immer enttäuscht. Und nicht erst am Morgen. Schon in der Nacht. Beim ersten Aufwachen. Rückblende auf heute 0:00 Uhr? Nein, lieber nicht. *Und täglich grüßt das Murmeltier*. Bill Murray, Andie McDowell. Immer derselbe Film. Wieder und wieder. Auch bei mir. Endlosschleife. Aber wenn ich jetzt wieder bei heute 0:00 Uhr beginnen müsste, wäre es endgültig vorbei. Ich könnte diesen Tag nicht nochmals durchstehen. Beim zweiten Mal würde ich springen. Nichts mit *Und täglich grüßt das Murmeltier*. Bei mir würde es nur einmal grüßen. Kein geeigneter Filmstoff. Ein Selbstmord unter vielen. Kurze Tragik. Abgehakt. *Next*.

Immerhin: Erleichterung. Das allabendliche Nachlassen des Drucks, gepaart mit dem tatsächlich Erreichten. Das lässt mich kurz durchatmen. »Es« ist nicht besiegt, nur zurückgedrängt. Der Dämon ist schon wieder in Lauerstellung. Spätestens morgen schlägt er wieder unbarmherzig zu.

»Schau, was du kannst.«

»Was meinst du?«

»Da schau, dein Buch. Und du sollst ein Versager sein?«

Corinna hat ein Buch aus dem Regal genommen. Mein Buch.

*

Wien, Juni 2007

Basel II – Erfindet sich die Kreditwirtschaft neu?

Nun ja, hört sich nicht allzu spannend an. Versteht keiner, außer ein paar Hundert Fachleuten. Ein überaus überschaubarer Interessentenkreis für mein Buch. Habe es gemeinsam mit einem Universitätsprofessor der Wiener Wirtschaftsuni verfasst. Gerade halte ich es erstmals in der Hand, der Verlag hat ein paar Belegexemplare geschickt. Ich lasse die Seiten über den Daumen laufen. Riecht nach Papier und Druckerschwärze. Den Geruch kenne ich, wie jeder, der seinen Beruf auf Bücherwissen gründen muss. Doch dies hier ist für mich nicht irgendein Buch. Es ist *mein* Buch. Während der Arbeit daran schien ich nur meinen Drang zu befriedigen, neben dem Job auch anderen Aktivitäten nachzugehen. Jetzt aber wird mir klar, dass da noch etwas anderes eine Rolle spielte: Ich will in meinem Leben etwas Nützliches hinterlassen. Und wenn es nur für wenige Menschen von Nutzen sein dürfte. Irgendwann wird mein Wissen sowieso überholt sein. *Basel III* ist ja auch schon in Vorbereitung. Aber immerhin. Vielleicht gibt es ja irgendwann ein paar Promovenden in Wirtschaft, die über die Kreditvergabekriterien im Lichte der Globalisierungsentwicklung zu Anfang des 21. Jahrhunderts arbeiten werden. In 100 Jahren vielleicht. Vielleicht auch nur einen einzigen. Der müsste sich dann mit meinem Buch befassen. Und würde meinen Namen lesen. Den Gedanken finde ich wunderbar.

*

Was, das habe ich geschrieben? Ganz allein? Ungläubig schenke ich dem Cover einen schiefen Blick. Was ist, wenn der Verleger morgen anruft und eine Überarbeitung verlangt? Vertraglich wäre ich dazu verpflichtet. Zivil- und steuerrechtliche Änderungen aufgrund der Wirtschaftskrise. Muss alles eingearbeitet werden. Ganz schnell. Der Markt verlangt es! Mir wird ganz heiß. Das könnte ich doch nie im Leben. Werde es nie mehr können. Ich bin nichts, ich kann nichts.

Mein Atem wird schneller, meine Hände beginnen zu zittern. *Let's face it*: »Es« hat mich nach wie vor fest im Griff. Hat sich nur zurückgehalten. Sich das Ganze aus der zweiten Reihe angeschaut. Mich im Krankenhaus den starken Mann spielen lassen. Mich mal kurz von der Leine gelassen. Schon wieder vorbei. Ich bin immer noch sehr krank.

Schnell lege ich das Buch weg. Corinna hat nichts gemerkt. Schmökert in der Tageszeitung. Ich schaue ihr über die Schulter. Das bringt mich wieder ein Stückchen in meine Mitte zurück.

In Gedanken spiele ich den heutigen Tag durch. Immer wieder. Nur ein einziger Tag, aber Stoff für ein ganzes Leben. Ich bin noch schwer krank, so viel steht fest. Aber es ist etwas da, das gestern noch nicht war. Nein, nicht Hoffnung, das wäre übertrieben. Aber die nicht nur theoretische Möglichkeit, dass es anders werden könnte. Von Gesundheit wage ich noch lange nicht zu träumen.

Auch Corinna kann wieder lächeln. Aber immer wieder blickt sie zum Fenster. Ahnt sie etwas? Weiß sie etwas? Oder bilde ich mir das nur ein? Ich beobachte sie genauer. Nein, wohl doch nicht.

»Und jetzt machen wir uns noch eine Kleinigkeit zu essen.«

Corinna ist immer hungrig. Kann essen, was und so viel sie will. Bleibt einfach schlank. Ich habe es da schwerer. Nein, dick ist was anderes. Aber ich muss aufpassen. Standardmäßig esse ich um diese Tageszeit nichts. Richtigen Hunger hatte ich sowieso nie die letzten Wochen. Auch jetzt nicht. Der Appetit ist noch längst nicht wieder zurück, das spüre ich. Aber doch ja, ich könnte jetzt etwas essen. Essen, nicht hinunterwürgen. Ich *könnte*, wenn ich wollte. Immerhin.

»Na gut. Das haben wir uns verdient.«

Ein Gedanke lässt mich auch beim Essen nicht los: Ab morgen bin ich im Krankenhaus. Keine erfreuliche Aussicht unter normalen Umständen. Für mich ein Grund zur Freude. Ich bin krank, sehr krank. Aber dort bin ich beschützt. In besten Händen. Da wird das Bestmögliche getan. Nach allen Regeln der Kunst. Das gefällt mir. Das brauche ich. Immer das Maximum, in kürzest möglicher Zeit. Das passt zu mir. Dort bin ich gut aufgehoben. Die Ärzte werden sich um mich kümmern. Ich muss nicht funktionieren. Ich funktioniere ohnehin viel zu gut, normalerweise. Jetzt muss ich nicht mehr. Ich kann mich fallen lassen. In die geballte Kompetenz des Krankenhauses. Wenn das kein Grund zur Freude ist.

DREIUNDZWANZIGSTE STUNDE

Leute, bitte einmal tief durchatmen
und sich der Wahrheit öffnen.

Joachim Gauck

22:22 Uhr. Fernsehen. Das lenkt ab. Ich kann nicht mehr. Einfach nur dasitzen. Nichts sonst. In den letzten Wochen war ich wie erstarrt. Antriebslos, konnte nichts tun, obwohl ich wollte. Jetzt *will* ich nicht.

Schweigen also zwischen uns, schon wieder. Kein profundes Schweigen diesmal, sondern einfach nur nichts sagen. Dasitzen und da sein. Nicht mehr. Aber auch nicht weniger. Wir haben uns so viel zu erzählen. Werden das nachholen. Unbedingt. Aber jetzt will ich mit meinen Gedanken allein gelassen werden, und sie schaut den schwedischen Krimi auf ZDF. Soll sie. Dass die Deutschen sich auf die Schweden verlassen müssen, um ihre Abende einigermaßen hinzubekommen, macht sie ja fast schon wieder sympathisch. Danke an das neue Deutschland, dass ihr dazu beitragt, dass bei uns beiden jetzt einfach alles passt. Ganz so, wie es sein soll.

Ich gebe mich meinen Gedanken hin und stelle erstaunt fest, dass sie eine andere Färbung angenommen haben. Ich denke, aber ich falle nicht. Mein Gott, ich beschäftige mich mit der Zukunft, und ich habe nicht mehr das Gefühl, den Kopf in des Tigers Maul zu haben. Ich denke über die zukünftige Entwicklung meiner depressiven Disposition nach.

Diese Krankheit hat keine psychosomatischen Ursachen, jedenfalls nicht primär. Ich könnte mich einfach auf gesicherte Erkenntnisse zurückziehen.

Stoffwechseljahre – na und?

Nein, die Realität der Depression ist so niederschmetternd, so vernichtend, dass ich alles, aber auch wirklich alles in Betracht ziehen sollte, um eine erneute Erkrankung nach Kräften zu vermeiden. Was aber könnte ich zu meiner Gesundung beitragen, wenn es doch keinen ursächlichen Zusammenhang zwischen meiner akuten Erkrankung und dem Leben, wie ich es führe, gibt?

Warum gerade ich?

Diese Frage habe ich mir naturgemäß gestellt. Oft, sehr oft. Und bin immer wieder daran gescheitert, sie mir zu beantworten. Ich weiß, ich weiß: »Eine Laune der Natur.« Und ich weiß auch: »Wer heilt, hat recht.« Recht in Bezug auf die Therapie – aber auch in puncto Ursachenbestimmung? Ich kann mir nicht vorstellen, dass ich mir diese Fragen als einziger depressiv Erkrankter stelle. Auch wenn ich in ein paar Tagen wieder gesund sein sollte – möglich ist das –, so werde ich bestimmt nicht aufhören zu fragen: Gibt es da doch einen Zusammenhang, zwischen psychosozialem und metabolischem Dasein? Wenn schon keine Kausalität, dann vielleicht doch eine Korrelation?

Ich darf, ich will existenziellen Fragen nicht mehr aus dem Wege gehen. Wenn dem Menschen der Sinn ausgeht, sitzt er in der Patsche. Wie stellen wir uns zu unserer Endlichkeit, wenn wir nicht das starke Gefühl haben, dass unser Leben trotzdem Sinn macht? Wir entwickeln ein gesteigertes Empfinden des Ungenügens. Die Flucht in Zerstreuung und immer größeren Nervenkitzel beginnt. Ein endloser, frustrierender Kreislauf von Erwartung und Enttäuschung nimmt seinen Lauf.

Was also könnte es sein, das mir das Gefühl von »Sinn« gibt?

In der Depression fühlt man sich allein. Das ist keine Binsenweisheit, sondern der Schlüssel zu einer Antwort auf meine Frage. Versuchshalber, mehr nicht. In jenen tiefschwarzen Momenten, die eine gefühlte Ewigkeit dauern, wähnt man sich getrennt. Getrennt von allem. Gefühl und Empfinden sind die Geschmacksverstärker unserer Erfahrungen. Intensives, inniges Erleben ist angewiesen auf Polarität: das Hier und das Dort, das Ich und das Du. Wenn die Pole getrennt werden, heben sich die Energien gegenseitig auf. Dann ist dort, wo man etwas fühlen und empfinden sollte, nur Leere. Wenn die Verbindung aber da ist, verstärken sich beide Kräfte gegenseitig. Werden zu einem Ganzen, das mehr ist als die Summe seiner Teile. Es bildet sich eine unabweisbare Gewissheit, dass alles mit allem zusammenhängt und irgendwie »gut« ist: Das ist die Basis für unbeugsames Lebensvertrauen. Dazu muss ich verstehen, was läuft. Und ich muss es verkraften. Mit einem Wort: Ich muss es »verdauen« können. Auch Ideen und Erkenntnisse können Bauchschmerzen verursachen, wenn sie der Wahrheit nahe kommen. Womit wir wieder bei Fragen des Stoffwechsels wären. Wer kann mir sagen, wo Psyche beginnt und wo Soma aufhört?

Perspektivenwechsel. Die körperlichen Symptome. Jetzt kommen sie wieder raus. Muss wohl so sein. Zwingend. Der Schmerz ist wie ein Raubtier, das immer das schwächste Tier der Herde schlägt. Für drei Monate war es meine Seele. Da lohnte es sich, zuzuschlagen. Ganz leichtes Spiel. Jetzt wollen auch die anderen Leiden zu ihrem Recht kommen. Es ist Abend (ergo: Brotzeit im Maschinenraum der Depression) und D-Day (ergo: Ich habe meinen inneren Dämonen Paroli geboten). Fast lächerlich, diese Beschwerden. Aber nun sind sie wieder mal da. Ja, lieber Kiefer, du schmerzt. Habe ich zu sehr die Zähne zusammengebissen? Ach, und da in der Leibesmitte: zusammengezogen und leer fühlt es sich dort an. Nichts, verglichen mit chronischer Leere in der Seele! Aber da kommt ja schon Corinna mit dem Essen. Wie hat sie das gemacht, ohne TV-Werbepause? Ach ja, unsere Mikrowelle. Sie hat es heute tatsächlich noch geschafft, ins Trześniewski zu gehen und diese unaussprechlich guten Brötchen zu holen, die mir – schräg, wie ich bin – nicht im Stehen vor Ort, sondern aufgewärmt und zu Hause am besten schmecken: *Soul Food* für Leute mit abweichendem Verhalten.

»Du, Corinna. Glaubst du, dass die mir morgen wirklich helfen werden?«

Unglaublich. Ich spreche, während ich schmatzend gustiere. Schon wieder ganz der Alte?

»Aber klar, wer sonst?«

Ein Bissen »Wilder Paprika« bleibt mir im Halse stecken. Krümel flitzen in die Bronchien. Hustenanfall. Corinna kommt sofort rüber und offeriert einen wohldosierten Klaps auf den Rücken. Ich winke ab. Mich interessiert jetzt doch wieder ein ganz anderes Stoffwechselgeschehen. Brennend. Keuchend und würgend bringe ich meine Frage heraus.

»Wie meinst du das: ›Wer sonst?‹ Sonst ist mir also nicht mehr zu helfen?«

Corinna ist konsterniert. Sie hat das natürlich nicht so gemeint. *Wer wäre besser geeignet?* – Das hat sie mir zu verstehen geben wollen. Ist aber ganz anders bei mir angekommen. Die Krankheit ist noch da! Das alte Sender-Empfänger-Problem: Jeder Satz wird ins Negative gemünzt.

»Nein, die können dir helfen. Das sind die Besten.«

Ist sie unsicher? Sie hat meinen Wunsch, mich in die Klinik zu legen, unterstützt. Sie sieht selbst, dass es nicht mehr anders geht. Aber natürlich hat sie Angst. Die Situation ist gespenstisch: Krankenhaus, wegen psychischer Beschwerden! Auch bei ihr noch das alte Vorurteil? Wie nur damit umgehen?

*

Wien, April 1997

»Hallo Gregor, was machst du denn hier? So ein Zufall.«

Ich möchte am liebsten im Boden versinken. Gerade habe ich die Klingel zur Arztpraxis gedrückt. Termin beim Neurologen. Und Peter kommt die Treppe herunter! Ein alter Studienkollege. Früher sind wir öfter um die Häuser gezogen. Schon lange nicht mehr gesehen. Und ich bin mittendrin: Die Krankheit hat mich fest im Griff. Immerhin weiß ich seit Kurzem, woran ich leide. Das hat mir der Neurologe beim Erstgespräch erklärt.

»Hallo, äh ...«

»Was machst du hier?«

Irgendeine Ausrede, irgendeine!

»Ich habe mir einen Nerv eingeklemmt. Schlimme Sache. Kann mich kaum bewegen.«

Plumpes Ablenkungsmanöver. Ich muss jetzt was entgegnen.

»Und, was machst du hier, Peter?«

»Na, ich wohne hier. Immer noch. Weißt du doch.«

Endlich erinnere ich mich. Klar, ich war sogar mal bei ihm. Er lässt nicht locker.

»Eingeklemmter Nerv. Hmmm. Ich dachte, das ist so ein Psychodoc. Wenn du nicht ganz richtig bist da oben.«

Er deutet an seine Stirn. Ich tue ganz verständnislos. Er guckt mich seitlich an. Und sorgt dafür, dass ein paar Sekunden nichts sagen sich nicht zu einem peinlichen Schweigen auswachsen.

»Na, du weißt schon. Der Doc, der dich in die Klapse einweist, bevor du Amok läufst.«

Sollte wohl ein Witz sein, so viel habe ich noch verstanden. Ich lache, gequält. Weiß nicht, ob er Verdacht geschöpft hat.

Er hat es eilig. Ich bin dankbar dafür. Wir verabschieden uns.

*

Ich schäme mich meiner Krankheit. Ist das normal? Als ob ich etwas dafürkönnte. Wenn ich schon nicht selbst damit umgehen kann, wie sollte ich das von einem anderen Menschen verlangen? Corinna hat es wunderbar gemacht. Bis sie an ihre Grenzen gestoßen ist. Oft darüber hinaus. Dann war es einfach zu viel. Sie musste weinen. Da habe ich dann das Thema gewechselt, solange ich dazu imstande war. Obwohl ich immer nur ein Thema hatte. Nun ist mein Thema »Krankenhaus«. Das belastet sie. Ich spüre es. Aber hatte ich eine andere Wahl? Ja, Suizid.

Werde ich heute besser schlafen? Es gibt Hoffnung. Noch anderthalb Stunden bis Mitternacht. Mein D-Day ist bald vorüber. Wie hat alles begonnen? Soll ich das Kopfkino anknipsen und den Tag im Schnelldurchlauf vor meinem inneren Auge ablaufen lassen?

Nein. Nein. Nein. Es reicht.

Nein, noch einmal könnte ich das nicht durchstehen. Nicht einmal in der Vorstellung. Nicht jetzt, und nicht nachher. Ich fühle mich wie aus dünnem Papier gemacht, wie leicht könnte man mich einfach wegpusten.

Corinna geht zu Bett. Soll ich ihr folgen? Klar, aber nicht sofort. Sie versteht.

»Schatz! Komm bald, ja?«

Ein unablehnbares Angebot. Doch jetzt noch nicht. Der Kopf ist noch zu voll. Dort drinnen ist es jetzt aber nicht Leere, sondern übergroße Fülle, die das Leben schwerer werden lässt.

*

Wien, Mai 1997

Ein Wunder? Nein, die Biochemie hat ihre Arbeit getan. Nach Wochen medikamentöser Behandlung blankes Erstaunen. Etwas ist anders. Ich weiß nicht, was. Im Moment habe ich nicht den Durchblick. Ich bin verwirrt. Ich mache Pläne für den Tag. Pläne? Warum das auf einmal? Ich denke strukturiert, habe die nächsten Schritte im Auge. Das habe ich seit Monaten nicht gemacht. Dieser Schatten, der sich über mich gelegt hatte, ist zwar noch da, aber er scheint in den Hintergrund zu treten. Er lässt dem normalen Leben wieder ein bisschen Raum. Er will nicht weichen, nein, das nicht, zumindest nicht freiwillig, aber er scheint schwächer zu werden, die Lebensgeister melden sich wieder. Ich beobachtete mich, den ganzen Tag über, mein Zustand blieb konstant besser. Ich bin wieder in der Lage, Freude zu empfinden und zu lachen. Die Reize des anderen Geschlechts, für die ich in gesunden Zeiten durchaus empfänglich gewesen bin, die mich aber in den letzten Monaten nicht einmal im Ansatz interessierten, finden in mir plötzlich wieder einen dankbaren Adressaten.

Nächster Morgen: noch besser. Ich habe erstmals seit Monaten gut geschlafen, ich entwickle Appetit. Ich rufe einen Freund an: Am Abend will ich wieder Fußball spielen. Ich freue mich darauf. Vorfreude, wie das? Füllt da gerade jemand meine Batterien auf?

Nächster Tag: unfassbar, unglaublich. Hatte sich mein Zustand bisher nur immer verschlechtert (jemand muss einen Schalter in meinem Gehirn umgelegt haben), ist nun das genaue Gegenteil der Fall. Binnen weniger Tage kehren die Lebensgeister zurück, der Schalter ist wieder in Ausgangsposition.

*

O Mann! Wie konnte ich nur …

Ich habe sie immer noch nicht genommen!

Dann wird es aber Zeit, bevor der Tag ganz verstrichen ist.

VIERUNDZWANZIGSTE STUNDE

Drei Dinge helfen, die Mühseligkeiten des Lebens zu tragen: die Hoffnung, der Schlaf und das Lachen.

Immanuel Kant

Ein Blick zur Seite. Die Digitalanzeige des Radioweckers: 23:34 Uhr. Seit einer Viertelstunde liege ich im Bett. An meiner Seite Corinna, sie atmet ruhig. Schläft.

Die Vorhänge stehen einen Spaltbreit offen. Ein schmaler Streifen Lichts dringt herein, gerade genug, um die gegenüberliegende Seite unseres Schlafzimmers zu erhellen. Wolken ziehen wohl über den Himmel, verdecken zwischendurch immer wieder den Mond, dann herrscht im ganzen Zimmer Dunkelheit. Ich habe keine Angst mehr davor.

Es wird noch eine Zeit lang dauern, bis ich einschlafen kann. Noch ist viel zu viel los hinter meiner Stirn. Mein Herz aber scheint ruhig. Ich nehme sein Schlagen nicht wahr.

Die Gedanken gehen spazieren …

So etwas Bizarres wie Depression musste wohl aus der Lebenswelt des modernen Menschen, der sich sein Dasein – so konsequent wie nur möglich – als etwas Geradliniges, Berechenbares und Nutzenorientiertes zurichtet, ausgesperrt werden. Vielleicht war das ja einmal anders. Es gibt Hinweise darauf, dass diese Erfahrungsqualität einst in der Nähe gewisser außergewöhnlicher psychischer Zustände angesiedelt wurde, die mit der Sphäre des Heiligen zu tun haben. Dafür fehlen in unserer schnelllebigen Zeit sowohl die Bereitschaft als auch das Verständnis. Kann man auch sagen, es fehlt das Verstehen? Unterdessen wächst eine Generation heran, die sich ein wenig mehr Weitwinkelperspektive mit Blick auf ihr ganz normales Alltagsleben wünscht. Wer sich vom disproportionierten, aufgeblasenen Lebenskonzept der Leistungsgesellschaft, deren Kehrseite die trashige Spaßgesellschaft ist, verabschiedet hat, ist reif für die kathartische Erfahrung. Er muss ja nicht in eine fette Depression verfallen, wie ich. Das wahrhaft Edle versteckt sich. Es geht nicht raus in Christiano-Ronaldo-Pose, sondern zeigt seine Mürbe mit Würde. Man kann Depression als schöpferischen Versuch lesen: das obszöne Lebensdesign des heutigen Menschen durch pragmatische Arroganz zu ersetzen. Sollen die Leute doch an mir sehen, was sie wollen! Versager. Zersetzer. *Misfit.* Ver-, zer-, un-, mis(s)-: Schon durch den Zusatz weniger Buchstaben werden die Worte so zusammengesetzt, dass man damit leichthin etwas ausgrenzen und verurteilen kann. Der Depressive aber versteht das Zusammengesetzte nicht, weder in der Sprache noch im äußeren Alltagsgewese, noch in sich selbst. Er nimmt nur die Grundlage wahr. Die Essenz. *Reverse snobbery*: Was kratzt mich euer Habitus der geborgten Würde? Das ist Stilsicherheit ohne Bezugspunkt im Normativen. Ein verblüffender Ausdruck unfreiwillig genutzter Wahlfreiheit – so, wie man erst durch jahrelanges Verklappen erlesenster Schnäpse ins eigene Vegetativum nach opulenten Geschäftsessen sich der archaischen Power eines »Stroh Rum« wertschätzend zu unterwerfen vermag.

Wo ist mein Notizblock? Ich muss meine Gedanken festhalten! Ich bin ein Psychopartisan, der einen asymmetrischen Krieg gegen das Imperium der geistigen Umnachtung führt. Ich habe einiges zu erzählen! Warum hilft mir keiner dabei? Werde ich einen Verleger finden?!?

Vor nahezu 24 Stunden hat meine Odyssee begonnen. Dort drüben das Schlafzimmerfenster: nur wenige Meter entfernt. Ich traue mich kaum, hinzusehen. Aber zwischen mir und dem Fenster liegt Corinna. Das beruhigt. Ich betrachte sie. Und sehe im Augenwinkel das Fenster. Corinna und das Fenster: zwei Antipoden. Das Gute und das Böse. Die Schöne und das Biest. Und beides gleichzeitig in meinem Gesichtsfeld. Ich genieße den Blick auf Corinna und erschauere vor dem Fenster. Beide sind da. Ich kann auch das Fenster nicht ausblenden. Beides gehört zu meinem Leben.

Ich weine, zuerst leise. Dann kann ich mich nicht mehr halten. Ich schluchze laut. Ein Wehklagen, als ob ich von einem geliebten Menschen Abschied nehmen müsste. Das hätte ich ja auch fast: von mir selbst. Alles, alles muss raus. Corinna wacht auf. Sie weint mit. So liegen wir uns in den Armen. Ein wunderbares Gefühl, ungefähr so weit und so tief wie der Himmel.

*

Wien, Mai 1997

Ich kann kaum Worte dafür finden, welches Glücksgefühl dieser Zustand für mich bedeutet. So schwer es ist, die Empfindungen während der Depression zu beschreiben, so schwer lässt sich diese Freude nachempfinden. Vielleicht so: Man lebt, ja man lebt wieder. Vorher war man tot, nicht im buchstäblichen, aber im emotionalen Sinn. Jede Gefühlsregung ist während der Depression abhandengekommen. Nun kehrt das Gefühl wieder zurück. Allein diese Erfahrung ist so überwältigend, dass man schreien könnte vor Glück. Dabei ist nur der alte Zustand wiederhergestellt. Aber der Kontrast zur furchtbaren Zeit davor ist derart groß, dass dieser Normalzustand fast wie das Paradies empfunden wird.

*

Gleich werde ich schlafen …

… und ich lebe!

SCHLUSSWORT

DIE KLINIK!

»Es mag auch das alte Stereotyp einer Psychiatrie à la *Einer flog über das Kuckucksnest* dahinterstecken – es ist doch ein gängiges Klischee (und beruht teilweise sicher auf tatsächlichen Praktiken in der Vergangenheit), dass man in einer psychiatrischen Klinik erst mal mit Medikamenten vollgepumpt wird, nicht ansprechbar ist etc. Es geistern womöglich auch Vorstellungen durch die Köpfe, die sich auf ganz andere psychiatrische Krankheitsbilder beziehen.«[1]

Nun bin ich also in der Psychiatrie gelandet. Der Gedanke daran erschreckt mich nicht, überraschenderweise. Psychische Krankheiten sind nach wie vor stigmatisiert, klinischer Aufenthalt setzt dem noch eins drauf. Eine Vielzahl von Vorurteilen prägt die Vorstellung über derartige Krankenhausabteilungen: Die »Insassen« – als solche meint man, sie bezeichnen zu müssen, denn normale Patienten mit Gehirntumor, Leberzirrhose oder einem simplen Beinbruch sind sie wohl nicht – werden von zumeist sadistischem Personal gegen ihren Willen festgehalten, vorzugsweise in Zwangsjacken, und folterähnlichen Behandlungsmethoden unterzogen. Vermutlich muss das auch so sein, denn bei de facto Verrückten greifen keine gängigen Therapien.

Ich selbst hatte solche Vorurteile nicht, außerdem habe ich mich ja freiwillig dorthin begeben. Gezwungenermaßen allerdings, Klinik ist besser als Tod. Nächster Widerspruch. Dennoch habe ich ein mulmiges Gefühl: ich, Gregor S., Superstar, in der Klapse? Hätte ich jedoch jemals Vorurteile gegen derartige Einrichtungen gehegt, so wären sie sehr schnell widerlegt worden.

Städtisches Krankenhaus

Schon nach drei Tagen bin ich wieder gesund. Oder besser: beschwerdefrei, gesund wohl noch lange nicht. Ein Wunder? Nein, nur hatte sich der Neurotransmitterstoffwechsel in meinem Gehirn offenbar entschlossen, wieder in geordneten Bahnen abzulaufen. Wie auch bei meiner ersten depressiven Episode 1997 war die Erkrankung plötzlich vor etwa drei Monaten über mich hereingebrochen. Innerhalb von ein bis zwei Tagen breitete sich Mitte Januar 2011 der Schleier der Depression über mir aus. Und nach mehreren Wochen furchtbaren Leidens legte sich mein Schalter plötzlich wieder um: Am 12. April stehe ich nur wenige Schritte vor dem Abgrund, am 14. April, gleich nach dem Aufwachen, verspüre ich erstmals wieder Lebensenergie in mir und weiß, es ist so weit, die Erkrankung wird blitzschnell und komplett Geschichte sein. Wie damals. Am 15. April ist alles vorbei. Dieses Glücksgefühl! Das auch anderen widerfuhr:

»Ich habe den Eindruck, gerade etwas Wunderbares erlebt zu haben. Ich wollte eigentlich nur ein bisschen in den Schnee. Hab dann unterwegs einen Schneemann gebaut und mit Schneebällen um mich geworfen. Dann hab ich im Wald einen Bach gefunden, und der war wunderschön zugeschneit und größtenteils zugefroren. Und dann hab ich mein inneres Kind herausgelassen. Bin auf dem Eis geschlittert, habe Stöcke geworfen, bin über Baumstämme balanciert und hätte fast gequiekt vor innerer Freude (das Empfinden von Freude klappt also doch noch). Und dann habe ich mich auf einen Baumstamm gesetzt und bin total melancholisch geworden. So von wegen: Kindheit vorbei und irgendwie wohl in der falschen Welt gelandet oder im falschen Körper (nämlich in dem eines Erwachsenen). Ich wollte gerne weinen, aber es ging nicht wirklich. In dem Moment wäre ich am liebsten sitzen geblieben und hätte mich einschneien lassen. Aber dann bin ich später doch aufgestanden und nach Hause gelaufen. Dort hab ich heiß geduscht, zwischendurch auf eiskalt gestellt (ich lebe!), mich danach wie wild trocken gerubbelt und mich eingecremt. Und dann habe ich gerade angefangen, meinen Freunden zu mailen, ob sie Lust haben, am Samstag mit Schlittenfahren zu kommen. Und jetzt hab ich das Gefühl, endlich wieder zu leben.«[2]

Eine Woche später. 24. April, Ostersonntag. Ich besuche die Ostermesse. Im katholischen Gebetsraum des Krankenhauses. Gleich neben dem protestantischen. Und daneben der muslimische und der jüdische. Alles hat seine Ordnung. Seit mehr als einer Woche bin ich völlig beschwerdefrei. Ich könnte die ganze Zeit schreien vor Glück. Die Messe geht zu Ende. Abschlusslied: »Großer Gott wir loben dich«. Mir laufen die Tränen herunter. Freudentränen. Ich kann mich kaum halten. Die Menschen rundherum beginnen zu tuscheln. Bieten mir Hilfe an. Mann, muss es dem schlecht gehen! Wenn die wüssten. Das habe ich hinter mir. Lieber Gott. Es ist so unbeschreiblich, so unfassbar schön.

Ich werde noch rund eine Woche im Spital verbringen. Drei Wochen insgesamt. Aber meine Tortur ist vorüber. Ich habe keine Beschwerden mehr. Deshalb darf ich das Krankenhaus tagsüber verlassen. Mit Ausgangsschein übrigens, wie beim Bundesheer. Auch die Nächte kann ich zu Hause verbringen, wenn ich will. Erleichterter Vollzug gewissermaßen. Aber am Vormittag muss ich in der Klinik sein. Visite. Da gibt es kein Entkommen.

Von Beginn an schlug mir die geballte Kompetenz wissenschaftlicher Expertise entgegen. Einsatz der gesamten Apparatur moderner Diagnostik. Bluntuntersuchungen, Computertomografie, EEG und vieles, was ich gar nicht aussprechen kann. Aber ich bin ja ein einfacher Patient. Gesund. Der Herr Primar, den man wohl als klassische Koryphäe bezeichnen kann, kümmert sich persönlich um mich. Die für mich verantwortlichen Oberärztinnen sind sehr kompetent. Und hübsch, auch das fällt mir wieder auf. Beim Pflegepersonal sitzt jeder Handgriff.

Meine Leidensgenossen. Jeder hier hat seine Geschichte. Und einen zumeist schwerwiegenden Grund für seinen stationären Aufenthalt.

Kurt, ein gut aussehender, muskulös gebauter, sympathischer Mann. Etwa mein Alter, schwere Depressionen. Nachdem ich ihm meine Leidensgeschichte erzählt hatte, war seine erste und für ihn offensichtlich wichtigste Frage: »Und, geht's bei dir noch?« Das ist der lustige Teil der Geschichte. Weniger amüsant: Er leidet seit beinahe sechs Jahren an Depressionen. Fast ohne Unterbrechung. Mehrere Selbstmordversuche. Sein Großvater hat sich im Alter von 45 Jahren erschossen, ebenso sein Vater. Er selbst ist 44.

Herbert, Zahnarzt, hochintelligent, belesen, Abonnent diverser Wissenschaftsmagazine und Alkoholiker. Er war seit 14 Jahren trocken und hat sich vor einigen Wochen ohne besonderen Anlass ein Bier genehmigt. Am nächsten Tag noch eines, am dritten Tag wusste er, er hat sich nicht mehr unter Kontrolle. Er begibt sich in die Klinik. Konsequent.

Karl, ein gut aussehender Mann mittleren Alters. Man merkt ihm rein äußerlich keine Erkrankung an. Er wirkt lebhaft und tatkräftig. Er hat durch den Jahrhundert-Tsunami am 26. Dezember 2004 in Asien seinen Bruder und dessen Familie verloren. Man flog ihn nach Thailand, um dort deren Leichen zu identifizieren. Ein schweres Trauma. Er wurde krank.

Eine junge Frau, 1,70 m groß, Magersucht. Mit einem Körpergewicht von 32 kg wird sie eingeliefert. Nun sind es 38. Mit 40 wird sie das Krankenhaus wieder verlassen dürfen.

Eine Frau, etwa 50 Jahre, ein Verband über ihrem linken Auge. Erst später werde ich den Grund dafür erfahren: ein Selbstmordversuch mit einer Handfeuerwaffe. Es blieb beim Versuch. Das Geschoss verfehlte das Gehirn und andere lebenswichtige Areale, trat im linken Auge wieder aus.

Und viele andere.

Habe ich meinen Aufenthalt bereut? Noch hält sich die gesellschaftliche Akzeptanz einer diesbezüglichen Erfahrung in Grenzen. Na ja, schon ein mulmiges Gefühl anfangs. Aber ich war bald gesund und genoss die meiste Zeit fast wie einen Urlaub. Erstaunlich, aber wahr.

Beim Abschied ein Hauch von Wehmut.

DIE UNBARMHERZIGE STATISTIK

Menschen, die sowohl eine Krebserkrankung als auch eine Depression durchgemacht haben, berichten, die Depression sei schlimmer gewesen. Denn es gibt kaum ein oder gar kein anderes Leiden, das mit einem so großen Verlust an Lebensqualität einhergeht. Selbst querschnittsgelähmt zu sein lässt sich besser ertragen.[3]

Was ist mit mir passiert?

Eigentlich nichts Ungewöhnliches. Laut einer aktuellen Studie leidet jeder Vierte in Österreich zumindest einmal im Leben unter einer Depression, aber nur 40 Prozent dieser Menschen suchen deswegen einen Arzt auf.[4] Wir reden hier nicht von den üblichen Stimmungsschwankungen. Die sind normal. Und gut. Machen erst das Leben aus.

Untersuchungen haben ergeben, dass Depressionen zu den häufigsten psychischen Störungen im Erwachsenenalter gehören. 17 bis 20 Prozent der Weltbevölkerung erkranken im Laufe ihres Lebens mindestens einmal daran. Und das ist nur die Spitze des Eisbergs. Denn diese Zahlen berücksichtigen lediglich behandlungsbedürftige und behandelte Depressionen. Feldstudien lassen den Schluss zu, dass leichtere und nicht als Depression erkannte Erkrankungen noch wesentlich häufiger sind. Folglich müssen wir von einer großen Dunkelziffer ausgehen. Jede unbehandelte Depression bedeutet ein hohes Risiko. Man weiß heute, dass etwa 15 Prozent der Patientinnen und Patienten, die an einer schweren Depression leiden und nicht therapiert werden, ihrem Leben selbst ein Ende setzen.[5]

Es ist davon auszugehen, dass bis zu einem Viertel der Patienten, die einen praktischen Arzt (Hausarzt) aufsuchen, an einer Depression leiden. Allerdings wird nur bei der Hälfte von ihnen die Erkrankung auch erkannt und wiederum nur ein Viertel ausreichend behandelt.[6]

Laut einer Studie der WHO ist die unipolare Depression die weltweit häufigste Ursache für mit Behinderung gelebte Lebensjahre. In den Industrieländern gehen den Menschen durch keine andere Erkrankung mehr gesunde Lebensjahre verloren, als durch die Depression. Für die Betroffenen bedeutet es größte Einbußen an Lebensqualität, sehr oft den Verlust sozialer Beziehungen, der Arbeitsstelle und in der Folge nicht selten den sozialen Abstieg.[7]

Die gute Nachricht: Die Depression ist eine jener psychischen Erkrankungen, die in der Regel gut behandelbar sind. Die schlechte: Es gibt nur wenige seelische Krankheiten, die so oft falsch (wenn überhaupt) behandelt werden.

Rund 10.000 Menschen nehmen sich jedes Jahr in Deutschland das Leben, weltweit sind es circa eine Million. 90 Prozent aller Selbsttötungen stehen in Zusammenhang mit einer psychischen

Erkrankung, am häufigsten mit einer Depression. Würde diese rechtzeitig und kompetent therapiert, könnte ein Suizid in der Regel verhindert werden.[8] Der einschneidende Verlust an Leistungsfähigkeit und Lebensfreude kann aufgrund des zerstörerischen Gefühls der Hoffnungslosigkeit, der Verzweiflung, der fehlenden Aussicht auf eine Lösung derart unerträglich werden, dass nur noch der Freitod als Ausweg bleibt. Eine Depression gehört zu den psychischen Krankheiten, die selbst von Natur aus seelisch stabile Personen zermürben und in den Tod treiben kann. Die Todeswünsche verfestigen sich allmählich, und am Ende reicht ein scheinbar unbedeutender, für Außenstehende kaum wahrnehmbarer Anlass aus, ihnen nachzugeben. Nicht immer ist die Selbsttötung eines Depressiven von langer Hand geplant; manchmal erfolgt sie abrupt, wie aus einem plötzlichen Impuls heraus, dem nicht widerstanden werden kann. Stets ist jedoch eine erhebliche Energie an autoaggressiver Selbstdestruktion notwendig, um den so tief verwurzelten und starken Selbsterhaltungstrieb zu überwinden oder zumindest zu ignorieren.

Eine schwere Depression kann die Selbsteinschätzung und die Bewertung der eigenen Lebenssituation so ins Negative drehen, dass ein betroffener Mensch im Suizid die einzige Lösung sieht.[9]

»Ich kann nicht mehr. Seit einiger Zeit habe ich wieder akute Suizidgedanken, die immer schlimmer werden. Da meine Psychologin keine Verantwortung mehr für mich übernehmen konnte, legte sie mir nahe, mich in die Psychiatrie einweisen zu lassen. Nach langem Hin und Her habe ich mich dann in eine Klinik begeben. Dort kam ich auf die Akutstation. Seit ca. fünf Wochen bin ich wieder zu Hause, doch mir geht es täglich schlechter. Ich halte das alles nicht mehr aus, ich möchte endlich, dass es aufhört. Ich empfinde mein Leben nur noch als Qual, ich schleppe mich von einem Tag zum nächsten, aber ich weiß nicht, wie lange ich das noch schaffe. Ich habe keine Kraft mehr. Mein Leben ist einfach nur noch sinnlos.«[10]

»Ich mag so nicht mehr, und ich möchte gerne aufgeben. Ich möchte das nicht mehr aushalten müssen.«[11]

Sicher ist, die Nichtbehandlung einer Depression führt zu einem drei- bis vierfach höheren Suizidrisiko. Die Depression ist eine lebensgefährliche Erkrankung und Hauptursache für Suizide:

Zehn bis 15 Prozent der Betroffenen nehmen sich das Leben. Im Vergleich zu anderen Todesursachen sterben Menschen weltweit etwa dreimal so häufig an einem Suizid wie an Aids, und etwa achtmal so häufig wie an Malaria. In Österreich verlieren mehr Menschen durch Suizid ihr Leben als durch einen Verkehrsunfall.[12]

DEPRESSION, WAS IST DAS? SYMPTOME UND URSACHEN

Was ist da passiert mit mir? Die Depression: so überwältigend in ihrer Schrecklichkeit, so lehrbuchhaft abgelaufen in meinem Fall. Warum das Ganze überhaupt losgeht? Die Wissenschaft hat noch kein vollständiges Bild. Aber die Puzzleteile passen allmählich zueinander. Über das Warum herrscht also noch keine letzte Klarheit, über das Wie sehr wohl. Die Symptomatik ist in Wissenschaft und Literatur gut beschrieben. Auch wenn Worte die Höllenqualen nur unzureichend veranschaulichen können. So unwirklich, unbeschreibbar ist das Ganze. Auch ich selbst habe in diesem Buch zigfach um Worte gerungen, versucht, dem Schrecken ein Gesicht zu geben. Schließlich blieb es oft beim Versuch. Nur ein Betroffener kann wirklich verstehen, was da passiert. Für alle anderen ist es ein Bemühen um Annäherung an das Geschehen.

Als Depression bezeichnet man Verstimmungen, die an Tiefe und in der Dauer über ein der jeweiligen Lebenssituation entsprechendes Maß von Gemütsschwankungen hinausgehen. Diese Verstimmungen beinhalten Denk- und Gefühlsstörungen, Antriebsstörungen, Wahrnehmungsstörungen, Ängste und körperliche Störungen.[13]

Im Zentrum steht ein quälender Verlust der gewohnten, selbstverständlichen Lebensfreude mit Tatkraft und Zuversicht.[14] Dieser ist schwer beschreibbar, das Ausmaß der Bedrückung sprengt den Alltagsrahmen. Die Bedrückung überwältigt das subjektive Lebensgefühl und schließlich das unmittelbare soziale Gefüge – die fundamentalen Bereiche menschlicher Existenz. Der ganze Mensch wird von der Depression erfasst. Eine psychische Lähmung lässt ihn mit einem Mal an Antriebsmangel, einem durchdringenden, unerklärlichen Gefühl innerer Leere, an Freudlosigkeit, Angst, Selbstunsicherheit, Pessimismus und Hoffnungslosigkeit leiden.[15]

Die Antriebsstörungen machen sich in Form von Gehemmtheit bemerkbar. Aber gleichzeitig spürt der Erkrankte eine große innere Unruhe. Ihm fehlen Elan und Entscheidungsfähigkeit. Seine psychische Kraft ist praktisch abhandengekommen. Stattdessen diffuse Angst: Angst vor allem Möglichen, vor dem Alltag, dem Leben, den Veränderungen, selbst vor banalen Dingen. Er traut sich nichts zu und fürchtet, alles falsch zu machen. Auch das Denken ist beeinträchtigt. Einförmig und unproduktiv kreist es um Belastendes, Quälendes, und es gelingt nicht, sich abzulenken. Das eingeengte Denken im Zusammenspiel mit der undurchsichtigen Angst birgt die Gefahr depressiver Wahngedanken. Probleme mit der Konzentration, der Merkfähigkeit und dem Gedächtnis stellen sich zusätzlich ein.

Die körperlichen Symptome einer Depression sind in erster Linie Schlafschwierigkeiten, außerdem unterschiedlichste Schmerzen und Funktionsstörungen.

Werfen sich Menschen ihre depressiven Stimmungsschwankungen als Versagen vor, üben die eigenen Vorwürfe einen zusätzlich lähmenden Druck aus, der die Patienten wie in einem Teufelskreis noch tiefer in das depressive Muster treiben kann.[16]

Depressive können sich zu nichts aufraffen, keine Entscheidungen fällen. Sie sind auch nicht in der Lage, sich selbst von ihren pessimistischen Gedanken zu befreien. Da sie dies einfach nicht können, ist es zwecklos, zu versuchen, sie mit hartnäckig vorgebrachten Argumenten umzustimmen. Fordert man einen Depressiven auf, sich doch zusammenzureißen, obgleich er es nicht kann, entwickelt er zusätzliche Schuldgefühle.[17]

Nicht selten ist die Belastung so groß, dass der verzweifelte Wunsch nach innerer Ruhe und Erlösung im Suizid endet.

Das Erscheinungsbild der Depression ist äußerst vielfältig. Sie überhaupt als *eine* abgrenzbare Erkrankung mit bestimmten Symptomen zu verstehen ist daher schwierig. Eigentlich gibt es keinen Bereich seelischer Befindlichkeit, den sie nicht zu beeinflussen vermag. Das Phänomen Depression gehört zu den leidvollsten Erkrankungen, denen ein Mensch ausgesetzt sein kann. Es erfasst zumeist den *gesamten* Menschen und nicht, wie bei den meisten anderen Krankheiten, klar abgrenzbare Bereiche eines Körpers.

Es gibt etwas, das ich als Grundgefühl der Depression bezeichnen würde. Wieder vermögen Worte es nur unzureichend zu beschreiben. Ich habe lange gesucht. **Niedergeschlagenheit** oder tiefe **Bedrückung** treffen es wohl am besten. *Das* Leitsymptom der Depression. Dieses Niedergedrücktsein ist jenes Grundgefühl, das sich für die Dauer der Erkrankung wie ein Schleier über den Depressiven senkt. Sie bildet die Basis der Depression und ist mehr oder weniger immer präsent.

Als hätte man eine dunkle Brille auf, die verhindert, das Licht zu sehen. Alles ist düster, alles ist grau, alles ist schwarz. Ein tiefes Loch, kein Licht mehr. Die Sinne scheinen abhandengekommen. Keine Farben mehr. Angst, große Angst, man weiß nicht, wovor. Ein tiefes Loch. Alles ist sinnlos. Man schafft das alles nicht mehr. Oft urplötzlich, unerklärlich. Man ist ein anderer. Das alte Leben hat aufgehört. Das neue beginnt. Aber es ist kein Leben mehr. Nur mehr ein Dahinvegetieren.

Und noch so eine Grundstimmung. Das Gefühl der **Gefühllosigkeit**. Ein Paradoxon erster Klasse.

Ein bekannter Psychiater hat einmal treffend die Depression als Krankheit der »Losigkeit« beschrieben. Menschen mit einer schweren Depression sind freudlos, lustlos hoffnungslos, energielos, mutlos und – dies erleben die meisten als das Schlimmste – überhaupt gefühllos. In der psychiatrischen Fachsprache hat sich dafür der Begriff vom »Gefühl der Gefühllosigkeit« eingebürgert: ein Zustand der Erstarrung, des quasi Abgestorbenseins. Alle Gefühle, nicht nur Freude, Heiterkeit oder Zuversicht, sind abhandengekommen – keinerlei Gefühlsregungen mehr. Besonders schlimm der Verlust der Hoffnung, jemals wieder fühlen zu können. Man ist auch nicht mehr fähig, sich an früher erlebte Gefühle zu erinnern. Man weiß zwar, dass man sich früher freuen konnte und auch richtig traurig war. Aber dieses Wissen ist rein intellektuell, bleibt äußerlich. Das Gefühlsgedächtnis scheint ausgelöscht. Erinnerungen sind auseinandergefallen wie ein Puzzle, seine Teile ergeben kein richtiges Bild mehr. Letztlich fehlt zu jedem erinnerten Erlebnis die Begleitmusik des Gefühls.[18]

»Das Schlimmste war: Selbst meine Kinder zu Hause interessierten mich nicht mehr. Mein fünfjähriger Sohn hat es damals auf den

Begriff gebracht: ›Papa sieht aus wie aus Stein.‹ Und genau so fühle ich mich! Wie tot!«[19]

Eng verbunden mit dem Gefühl der Gefühllosigkeit, gleichsam eine Spezialausprägung, ein weiteres Kernsymptom: die **Freud- und Interesselosigkeit**. Der Verlust der Fähigkeit, sich freuen und begeistern zu können. Interesse zu haben. Nichts freut einen mehr. Nicht etwas Konkretes. Nein, gar nichts. *Nichts*. Ich hatte während meines dreimonatigen Martyriums keine Gefühle, keine Freude mehr. Keine Sehnsüchte. Nicht Gefühllosigkeit oder Desinteresse einer bestimmten Sache gegenüber, nein – keine Freude an *irgendetwas*. Ich habe etliche Hobbys, interessiere mich für vielerlei: Sport, Politik, Geschichte, Wirtschaft, alles Mögliche, immer mit Begeisterung bei der Sache, Antreiber, Rädelsführer. Ziehe die anderen mit. Im Job und im Privatleben. Und mit einem Mal: Nichts mehr. Ich hinkte hinterher, hängender Kopf. Einsilbig, brachte den Mund nicht auf. Ich war wie eine Maschine. Alles war eine Qual. Nichts hatte mehr eine Bedeutung. Belanglos, unmaßgeblich, irrelevant. Sport. Zweimal die Woche Fußball. Früher. Ich hatte es längst aufgegeben. Bin zu Hause geblieben, habe mich zurückgezogen in mein Schneckenhaus. Und fragte mich: 22 Menschen und ein Ball. Wie konnte ich mich je dafür interessieren?

Ich hatte an nichts mehr Interesse. Keine Freude mehr. Kein Leben mehr. **Hoffnungslosigkeit.**

Eine Depression ist keinesfalls eine unheilbare Krankheit. Im Gegenteil, mit den heutigen Medikamenten und gegebenenfalls einer Therapie ist sie gut zu behandeln. Einem Betroffenen ist das allerdings kaum zu vermitteln. Manchmal beharrt der Kranke sogar darauf, dass eine Besserung bei ihm nicht möglich sei, und ausgerechnet seine Depression wäre so schwer, dass man sie nicht heilen könne. Der Satz »Die Hoffnung stirbt zuletzt« gilt nicht für einen Depressiven. Jeder Kranke, selbst ein schwer Krebskranker, kann Hoffnung haben, einem schwer depressiven Menschen ist sie meistens verwehrt.[20]

Und ich? Ein Spiegelbild der wissenschaftlichen Analyse. Ein exakter Abriss. Diese Hilflosigkeit gegen die Übermacht der Krankheit. Ich wusste, ich werde wieder gesund. Habe es nachgelesen. Hatte es selbst erlebt. Aber wieder nur Verstandeswissen. Nutzlos. Ich wollte trotzdem sterben. Die Gefühle. Sie waren so überwältigend, so schrecklich, dass alle Erkenntnis zurücktrat. Diese Ohnmacht, den Widerspruch auflösen zu können. »Lieber Gott, nimm mir alles, aber lass mich klar denken.«

Er erhörte mich nicht. Nicht damals. Auch die Hoffnungslosigkeit ist quasi systemimmanent. Stärker als alles andere. Stärker als gesichertes Wissen. Das nächste Paradoxon. Oder auch nicht. Denn es gilt die Grundregel: Die Krankheit ist stärker.

Im Vergleich zur psychischen Marter sind die **körperlichen Symptome** fast zu vernachlässigende Begleiterscheinungen. **Magen- und Darmstörungen, Übelkeit, Appetitlosigkeit, Spannungskopfschmerz, Verkrampfungen, Schwindel, Beeinträchtigung der Libido, Gliederschmerzen, Hauttrockenheit, Atemnot.** Mögen schlimm sein. Dennoch vernachlässigbar. Aber *eine* physische Begleiterscheinung der Depression bringt einen fast um: **die Schlaflosigkeit.**

Die Schlaflosigkeit gehört somit zu den ersten Symptomen einer Depression, denn der gestörte Hirnstoffwechsel bringt den natürlichen Schlaf- und Wachrhythmus durcheinander. Der Kranke findet nicht in den Schlaf und wälzt sich im Bett umher, oft grübelnd, von schlechten Gedanken am Einschlafen gehindert.[21]

Sie wissen, wie man sich fühlt, wenn man schlecht geschlafen hat? Man schleppt sich durch den nächsten Tag. Und wehe, es passiert am darauffolgenden Tag dasselbe. Da wird es schon schwierig. Und jetzt stelle man sich vor, es geht einem wochenlang so, monatelang. Wenn Sie sich einen Begriff davon machen können, dann wissen Sie, wie ein Stück Depression aussieht. Und liegt man dann nächtelang wach, hat man vor allem Zeit für eines: sich das Hirn zu zermartern, sich den Kopf zu zerbrechen. Über alles Mögliche. Diese Gedanken! Sie kamen nicht zur Ruhe. Sie quälten mich, dabei konnte ich kaum einen zu Ende denken. Mich beschäftigte der erste, zuerst beunruhigt er mich, dann machte er mir Angst, es wurde immer schlimmer … und dann kam der nächste. Dasselbe Spiel. Eine unaufhörliche Kette von Überlegungen. Wirr, keine Struktur, immer negativ. Die Gedanken drehten sich im Kreis. Manchmal mehrere auf einmal. Dabei konnte ich einen allein kaum richtig fassen. Dafür gibt es ein Wort: **Grübeln.**

Und ich grübelte. Die ganz Zeit, immer. Spielte in Gedanken alles rauf und runter. Diese Gedanken, immer dieselben, immer negativ. Was habe ich nicht alles falsch gemacht in meinem Leben. Nichts zuwege gebracht oder nur Sinnloses, nichts Bleibendes. So kann es nicht mehr weitergehen. Ich funktioniere nicht mehr. Ich kann nichts, ich bin nichts. Völliger **Verlust des Selbstwertgefühls**.

Der Depressive leidet an einem überbordenden Minderwertigkeitsgefühl. Er sieht schwarz, denn er hat die Brille auf, die alles verdunkelt, zuallererst ihn selbst. Sein Selbstwertgefühl ist gering, und im schlimmsten Fall ekelt er sich vor der eigenen Person. Ihn bewegen solche Gedanken: »Ich bin nichts wert«, »Ich kann nichts«, »Ich bin so wertlos.« Wie sehr wünscht er, jemand anderes zu sein – bloß nicht er selbst. Hat der Depressive in einer Sache Erfolg gehabt, ist er geneigt, diesen dem Zufall oder dem Glück zuzuschreiben. Einen Fehler jedoch kreidet er sich unweigerlich selbst an: »Da sieht man ja, dass ich es nicht kann.« Und er muss so denken, auch wenn ihn nach Meinung seiner Mitmenschen nicht die geringste Schuld trifft. (Menschen, die sich in ihrer Haut wohlfühlen, tun genau das Gegenteil: Erfolge schreiben sie eigenen Qualitäten und eigenem Einsatz zu, Versagen eher einem dummen Pech, den Umständen oder den anderen.)[22]

Das fehlende Selbstwertgefühl geht Hand in Hand mit einem weiteren Kernsymptom der Krankheit: dem **Mangel an Antrieb** beziehungsweise einer fast völligen **Antriebshemmung** bei schweren Verläufen. Das passt dann zusammen. Man glaubt, nichts zu können, und bekommt es auch täglich vor Augen geführt. Es geht wirklich nichts. Man ist wie gelähmt. Dass es sich nur um eine Krankheit handelt, einen Ausnahmezustand gewissermaßen, dieses Faktum bleibt dem Depressiven verborgen.

Mit »Antrieb« bezeichnet man in der Psychologie die Kraft, die dem zielgerichteten Verhalten eines Menschen zugrunde liegt, seine Lebensenergie. Ein wesentliches Symptom beinahe jeder Depression ist die Verminderung dieses Antriebs, der Verlust dieser Energie. Jede Bewegung fällt dann schwer. Die notwendige Kraft, den Alltag zu bewältigen, bis hin zur Körperpflege, ist abhandengekommen. Die Antriebshemmung wirkt wie eine Handbremse, die sich nicht lösen lässt, wie ein Bleigewicht, das eine Bewegung kaum zulässt. Diese

Hemmungsphänomene beeinträchtigen sowohl die körperliche als auch die geistige Aktivität.[23]

»Sicher sind Sie schon einmal in einem Gewässer von etwa ein bis eineinhalb Meter Tiefe gelaufen. Dann wissen Sie, dass das Vorwärtskommen in flachem Wasser viel mühsamer ist, als normal an Land spazieren zu gehen. Stellen Sie sich nun einmal vor, Sie wären in einem Schwimmbad, das nicht mit Wasser, sondern mit Sirup gefüllt ist. Wie viel Energie würde es Sie dann kosten, voranzukommen? Aber so erlebt es ein Depressiver. Wie das Waten durch Sirup.«[24]

Aufstehen, ins Bad gehen, frühstücken, einkaufen – woher soll man dafür die Kraft nehmen? Besser wäre es, sich im Bett zu vergraben, überhaupt nichts zu tun.

»Ich erkenne meine Frau nicht wieder. Früher sprang sie fast die Treppe hinunter. Von Weitem konnten Nachbarn hören, dass sie im Treppenhaus war. ... Auch jetzt ist ihr Schritt eigentlich unverkennbar. Die Tritte sind langsam, fast ein Schlurfen. Ich weiß, sie ist krank. Aber manchmal halte ich ihre Art, sich zu bewegen, fast nicht mehr aus. Ich könnte sie schütteln ...«[25]

Infolge der Antriebslosigkeit wirkt nicht nur jede Bewegung matt und schwerfällig, der Händedruck unschlüssig und kraftlos. Auch in der Physiognomie eines Depressiven spiegelt sich seine innere Befindlichkeit wider. Sein Gesichtsausdruck scheint erstarrt: Die Haut ist schlaff und trocken, die Augenlider wirken müde, Sorgenfalten zeichnen sich ab, die Mundwinkel sinken herab. Verändert ist auch die Art und Weise zu sprechen, denn es kostet Kraft. Die Sprache klingt leise, monoton, stockend, belegt oder heiser und manchmal derart undeutlich, dass ein Zuhörer sich bemühen muss, das Gesagte zu verstehen.[26]

Fragen beantwortet ein Kranker nur schleppend. Es bedeutet eine Anstrengung für ihn, zu formulieren, zumal **Konzentrations- und Gedächtnisstörungen** ihn beeinträchtigen.

Die Antriebshemmung und Handlungsunfähigkeit sind gepaart mit einem wachsenden **Gefühl der Überforderung**. Jeder weiß, unerledigte Aufgaben sind eine Quelle für Druckgefühle, die erst dann weichen, wenn man sich aufrafft und das Unerledigte abarbeitet. Für einen Depressiven ist das oft schier unmöglich. So sieht er sich einem ständig wachsenden Berg gegenüber, der ihn permanent beschäftigt und seine Minderwertigkeitsgefühle speist. Je mehr er sich anstrengt, seine Aufgaben zu erledigen, umso schlechter geht es ihm. Daher vertieft sich die Depression weiter. Der Kranke fühlt sich wie Sisyphos aus der griechischen Sage, der dazu verdammt ist, einen schweren Stein einen Berg hinaufzuwälzen, um fast am Gipfel jedes Mal erleben zu müssen, wie er wieder hinabrollt.[27]

Aber Depression bedeutet nicht zwangsläufig Hemmung. Es gibt depressive Menschen, die erleben das Gegenteil: nämlich eine Antriebssteigerung.[28]

»Am schlimmsten war die innere Anspannung. Ich fühlte mich wie eine Violinsaite kurz vor dem Reißen oder wie ein Dampfkochtopf, aus dem der Dampf nicht entweichen darf. Durch zielloses Auf- und Abgehen versuchte ich, diese Unruhe loszuwerden. Keiner hat das je verstanden. Ich konnte einfach nicht anders, sonst wäre ich geplatzt!«[29]

Bei dieser Depressionsausprägung spüren die Erkrankten eine starke innere Unruhe und Getriebenheit, die es ihnen schwermacht, sinnvoll und zielgerichtet zu handeln. Es herrschen Aufgeregtheit, Rastlosigkeit und Schreckhaftigkeit. In der Mimik des Depressiven finden Erregung und Unruhe ihren Ausdruck. Seine Gestik ist fahrig, zitterig, und seine Bewegungen wirken häufig unkoordiniert. Er steht unter unerklärlichen Strom, der sich nicht abschalten und ihn keine Ruhe finden lässt.[30]

»Sport: wöchentlich dreimal reiten. Ich bin so angespannt, dass selbst das Pferd nervös wird und mich letztens auch abwarf (was ich irgendwie verstehe)!«[31]

Die Krankheit steckt voller Widersinnigkeiten. In der Regel erleben Depressive beides und das gleichzeitig. Sowohl eine Antriebshemmung, die Unfähigkeit, etwas zu tun, als auch eine Antriebssteigerung, eine quälende Unruhe, die einen rastlos herumirren lässt. Wer soll das noch verstehen?

Nichts tun können, nicht denken können. Das passt in seiner ganzen Schrecklichkeit zusammen. Aber bevor ich etwas tun kann, muss ich den Entschluss dazu fassen. Und an dieser Stelle folgt das nächste Puzzleteil im grausamen Spiel. Ein Depressiver kann keine Entscheidungen treffen, in schweren Fällen nicht einmal die einfachsten. Dann besteht vollständige Entscheidungs- und Entschlussunfähigkeit. Zu einem starken, selbstbewussten und vitalen Menschen gehört die Fähigkeit, rasch Entscheidungen zu treffen und sie effizient umzusetzen. Managerqualität in allen möglichen Lebenslagen, nicht nur im Beruf. Es passt nur allzu gut in das Bild eines antriebsgehemmten Depressiven, dessen Selbstwert verlustig gegangen ist, dass ihm auch diese Fähigkeit abhandenkommt.

In der Depression werden Entscheidungen oft zu einer unerfüllbaren Anforderung. Selbst Kleinigkeiten. Zum Beispiel die Entscheidung, ob der Gang zum Supermarkt vor oder nach dem Abholtermin im Kindergarten sinnvoller sei, können langes Grübeln, Abwägen und Hin-und-her-Gerissensein auslösen. Das Ausdiskutieren vieler Wenn und Aber, das Mitbedenken aller Folgen und Folgeschäden einer eventuell falschen Entscheidung können sich endlos hinziehen. Einfach Ja oder Nein zu sagen, trotz des Risikos, vielleicht nicht optimal entschieden zu haben, ist einem depressiven Menschen unmöglich. Die Angst vor dem Fehler, vor dem Versagen, vor Schuld, aber auch der eigene Perfektionismus hindern ihn daran.[32]

»Mit einem erheblichen Kraftakt und Selbstüberwindung zog ich mich an und verließ die Wohnung. Fünf Minuten später lag ich wieder ausgezogen unter meiner Decke. Ich war nämlich nicht mehr sicher, ob meine Entscheidung, die Wohnung zu verlassen, richtig war. Etwas Zeit verging, und ich war wieder auf der Straße. Aber auch hier lief ich zunächst einige Schritte vor und dann wieder mehrere Schritte zurück. Was sollte ich tun? Ich wusste nicht, was richtig war. Ich fühlte mich unfähig, eine klare Entscheidung zu treffen, etwas zu unternehmen oder nicht.«[33]

In seiner Entschluss-, Denk- und Handlungsunfähigkeit vermeint der Depressive, sein Leben nicht mehr bewältigen zu können. Er hat **Angst.** Unbegründete. Vor allem Möglichen.

Ohne erkennbaren Anlass tritt sie auf. Anders als Angst mit einem nachvollziehbaren Auslöser, die jeder Mensch kennt, erlebt ein Erkrankter immer wieder Ängste, von denen er nicht weiß, weshalb er sie hat und warum sie so plötzlich auftreten – oft ohne jede Vorwarnung und nicht selten sehr heftig. Die Angst überfällt ihn wie ein wildes Tier (Panikattacke), begleitet oft von körperlichen Reaktionen wie Herzrasen oder Atemnot.[34]

Man sollte annehmen, angesichts der Wucht der beschriebenen Symptomatik wäre ein Depressiver in seiner Verzweiflung die ganze Zeit nur noch am Weinen. Fehlanzeige. Depressive sind in vielen Fällen unfähig zu weinen. Die **Tränenlosigkeit** ist quasi systemimmanent. Nächstes Paradoxon.

»Eine tiefe Traurigkeit hat mich ergriffen. Ich fühle mich total leer, traurig und hundemüde. Ich wünschte, ich könnte losweinen; aber selbst das kann ich nicht.«[35]

Eine Depression hat nichts mit Charakterschwäche, fehlendem Mumm oder Mangel an Rückgrat und Motivation zu tun. Es ist keine Frage des Nicht-Wollens, sondern des Nicht-mehr-wollen-*Könnens*. Der Starter ist defekt.[36]

Positives Denken hilft hier nicht. Ebenso wenig die Aufforderung »Reiß dich zusammen!« Liebend gern würde ein Depressiver dies tun. Allein, es ist unmöglich, da seine Antriebslosigkeit und die negative Gedankenspirale praktisch Teile des Ganzen sind, sie gehören zur Krankheit wie das Amen zum Gebet. Auch ich selbst habe es immer wieder versucht und bin immer wieder gescheitert. Ein Depressionskranker kann das nicht schaffen. Solche Aufforderungen – und seien sie noch so gut gemeint – zeigen ihm nur, dass seine Krankheit nicht verstanden wird, und verstärken in ihm das Gefühl, mit seiner Gefühlswelt allein gelassen zu sein. Das grundlegende Missverständnis: Depression ist keine schlechte Laune und schon gar keine Willensschwäche. Sie ist eine Krankheit.

Die Fähigkeit, rational zu denken, logische Schlussfolgerungen zu ziehen oder erworbenes Wissen einzusetzen, ist bei einem an einer Depression Erkrankten weitgehend ausgeschaltet. Er denkt nicht (und schon gar nicht logisch), er fühlt, und das ausschließlich negativ. Das Empfinden eines depressiven Menschen ist für jemanden, der diese Krankheit niemals durchmachen musste, nicht nachvollziehbar und vollkommen unverständlich.

Manche Symptome sind fassbar: Schlaflosigkeit, Niedergeschlagenheit, Beeinträchtigung der Libido, körperliche Beschwerden, Appetitlosigkeit, Angst, Panikzustände, Reizbarkeit. Man kennt sie, hat sie wohl in der einen oder anderen Form schon erlebt. Auch der Depressive. Das Problem für ihn ist: Er erlebt sie alle und zwar gleichzeitig und in einem unvorstellbaren Ausmaß.

Und dann gibt es noch die Symptome, die außerhalb der depressiven Welt de facto nicht vorkommen: der Verlust des Selbstwertgefühls. Nein, nicht Unsicherheiten, mangelnde Selbstsicherheit. Das haben wir alle gelegentlich. Ist zumeist auch ein gutes Korrektiv. Nein, ein völliger Verlust des Selbstwerts, das völlige Infragestellen der eigenen Person, seiner Existenzberechtigung.

Die mitunter fast völlige Handlungsunfähigkeit. Ich möchte ins Badezimmer gehen. Zwei Schritte. Aber es funktioniert nicht. Ich komme nicht vom Fleck. Es gibt keine Erklärung. Es *ist* einfach so.

Die Entscheidungsunfähigkeit. Minutenlang stehe ich auf der Straße. Links ein Supermarkt, rechts ein Supermarkt. Beide 100 Meter entfernt. Wo soll ich hin? Zehn Minuten stehe ich da. Dann gebe ich auf. Ich kann die Entscheidung nicht treffen. Gehe zurück in die Wohnung.

Wie soll das ein Gesunder verstehen? Die Depression: so paradox, so widersinnig in all ihrer Schrecklichkeit.

Demzufolge ist es eine nahezu unlösbare Aufgabe, zu beschreiben, wie man eine Depression empfindet. Erfahrene Psychiater sagen, dass man mit jahrelanger Praxis eine Schizophrenie einigermaßen nachvollziehen könne, aber eine tiefe, von innen heraus aufsteigende Depression könne man nicht nachfühlen. Selbst Schriftsteller, die unter dieser Erkrankungen gelitten haben, mussten es erfahren: Worte reichen für die Beschreibung des Erlebens einer Depression nicht aus. Die Depression fällt in einen Erfahrungsbereich, für den es keine Begriffe oder Termini gibt. Der Schriftsteller William Styron, bekannt vor allem durch die Verfilmung seines Buches *Sophies Entscheidung*, erlitt im Alter eine Depression und drückte es folgendermaßen aus:

»Das Leiden, das eine schwere Depression mit sich bringt, ist für Nichtbetroffene unvorstellbar. Für die meisten Menschen, die darunter gelitten haben, ist ihre Schrecklichkeit so überwältigend, dass es praktisch nicht auszudrücken ist.«[37]

Wenn man die Depression also nicht beschreiben kann, lässt sie sich dann überhaupt verstehen? Können Angehörige nachfühlen, was es für den Erkrankten bedeutet, in sich selbst gefangen zu sein und eine abgrundtiefe Leere zu spüren? Können Dritte erfassen, welche Belastung eine Depression für den Betroffenen und sein Umfeld darstellt? Ich behaupte: nein, unmöglich. Niemand, der es nicht selbst durchgemacht hat, kann ermessen, geschweige nachspüren, wie ein depressiver Mensch fühlt.

In meinen schlimmsten Phasen hätte ich beide Hände, ja Arme dafür gegeben, von der Krankheit befreit zu werden. Vor die Wahl gestellt, hätte ich keine Sekunde gezögert. Dieses Angebot kam nie. Glücklicherweise, im Nachhinein betrachtet.

Aber wodurch wird dieser ganze Horror ausgelöst?

Das menschliche Nervensystem ist ein faszinierender organischer Supercomputer, der ein komplexes Gemisch chemischer, elektrischer und magnetischer Impulse erzeugt. Ohne Unterlass brummt und summt er ständig vor sich hin und steuert jede körperliche Aktivität, angefangen bei den lebenswichtigen Dingen wie Atmung und Kreislauf, bis zur Frage, welche Vorhänge in der neuen Wohnung hängen sollen. Um das zu schaffen, muss das Gehirn nicht nur gut vernetzt sein, sondern auch Taxis haben, die auf diesen Datenautobahnen hin- und herjagen. Signalüberträger sind die sogenannten Nervenbotenstoffe oder Neurotransmitter, die wichtigsten unter ihnen Serotonin, Noradrenalin und Dopamin. Serotonin beeinflusst unter anderem die Stimmung und den Appetit. Werden diese Botenstoffe in falschen Mengen produziert oder ist die Aufnahme an einigen Stellen gestört, gerät das Stimmungsgleichgewicht durcheinander – es kann zu Gedächtnislücken, epileptischen Anfällen oder eben Depressionen kommen.[38]

Bei jeder Form der Depression liegen Anomalien des Hirnstoffwechsels vor. Verändert sind vor allem Produktion und Transport der üblicherweise ausbalancierten chemischen Botenstoffe Noradrenalin und Serotonin oder deren Vorstufen, die hauptsächlich an der Ausgestaltung und Steuerung der Gefühlswelt mitarbeiten. Offensichtlich besteht ein Defizit an Serotonin, das die Signalübertragung zwischen den Nervenzellen sicherstellt. Inzwischen sind bestimmte Gene, die den Transport der Neurotransmitter steuern, in Verdacht geraten, eine Anfälligkeit gegenüber Verteilungsunregelmäßigkeiten im Gehirn zu begünstigen. Studien mit bildgebenden Verfahren, bei denen die Hirnaktivität gemessen wurde, ließen erkennen, dass es offenbar Zusammenhänge zwischen schwereren Depressionen und mikrostrukturellen neurophysiologischen Veränderungen in tieferen Hirnschichten gibt.[39]

Nicht immer liegt der Fehler bei den Botenstoffen. Manchmal sind auch bestimmte Stoffwechselvorgänge in den Nervenzellen Ursache für die Entstehung depressiver Erkrankungen.[40]

Ist ein Rädchen in diesem komplizieren Gefüge falsch eingestellt, läuft allmählich alles aus dem Ruder. Die Stimmung der betroffenen Person löst sich von den äußeren Reizen, die normale Reaktionen hervorrufen würden. Man empfindet zum Beispiel keine Trauer, wenn eine geliebte Person stirbt, man kann sich über einen beruflichen Erfolg nicht freuen. Wer so etwas durchmacht, ist weder selbst schuld noch kann er sich einfach zusammenreißen, er ist auch nicht geisteskrank, nicht schwach, instabil oder unreif. Das Problem ist ein technisches: Seine »Stimmungsregler« sind nicht richtig eingestellt.[41]

Mittlerweile gilt es als gesichert, dass die oben beschriebenen Anomalien des Hirnstoffwechsels die Krankheit auslösen, Unklarheit herrscht noch über den Schritt davor: Was bringt das Gehirn dermaßen aus dem Lot? Die Wissenschaft vermutet eine Kombination aus psychologischen Faktoren (körperliche und seelische Belastungen in der Vergangenheit), genetischem Material sowie den Anforderungen unserer modernen Hochleistungsgesellschaft, das berühmte Drehen im Hamsterrad. Allerdings sind Depressionen keine Erscheinungen der Neuzeit. Die Symptome wurden bereits vor Tausenden Jahren in der Literatur beschrieben, damals sprach man von Melancholie.

Und es gibt Kranke, auf die trifft keiner der beschriebenen Faktoren zu. Dann gerät der Stoffwechsel einfach so aus dem Gleichgewicht. Wie ein Nichtraucher an Lungenkrebs erkrankt, ein völlig gesunder Mensch mit bewusster Lebensführung plötzlich einen Herzinfarkt erleidet oder Krebs bekommt. Warum? Nicht auf alle Fragen gibt es eine Antwort.

Diese Erkenntnis ist wichtig für den Umgang mit der Krankheit: Der Betroffene ist nicht selbst schuld an der depressiven Phase und kann sich auch nicht einfach zusammenreißen – so wenig, wie sich ein Diabetiker zusammenreißen kann. Dieser leidet an der Unfähigkeit, Insulin zu produzieren. Jener an einer Verletzlichkeit seines zentralen Nervensystems.[42] Das biologische Gleichgewicht ist gestört, aber mit gezielt wirkenden Medikamenten (Antidepressiva) kann die nötige Balance wiederhergestellt werden.

Und was war bei mir? Sicher von allem ein bisschen. Aber was ist schon sicher? Ein hoher biochemischer Anteil, wie meine Ärzte sagen, wegen des plötzlichen »Schalterumlegens« und der kurzen Dauer. Organische Ursachen erklären am plausibelsten die bisweilen innerhalb weniger Tage beginnenden, scheinbar unbegründeten, aber dennoch oft sehr schweren depressiven Episoden. Und sonst? Ich hatte eine schöne Kindheit, eine liebevolle Familie um mich. Von dieser Seite also kein Ansatzpunkt. Einen dunklen Fleck gibt es. Mit zehn Jahren kam ich ins Internat. Es fehlte damals eine Verkehrsanbindung zur Bezirkshauptstadt mit meinem Gymnasium. Ich wollte dorthin und hatte furchtbares Heimweh, wochenlang, monatelang. Auch in den folgenden Jahren, immer wieder. Niemand zwang mich, dorthin zu gehen, meine Eltern wollten mich aus der Schule nehmen, sie sahen, wie ich litt. Ich wollte nicht. Ich wollte das durchstehen. Es wurde besser, später habe ich mich sehr wohlgefühlt. Für die junge Seele aber war es möglicherweise Gift.

WAS JETZT?

Tatsächlich ist dies eine häufig gemachte Erfahrung: Außerhalb depressiver Episoden erscheint die durchlittene Krankheit wie ein seltsamer Traum, und man fragt sich verwundert, wie war das alles möglich, wie konnte ich nur so denken und fühlen?[43]

Ich bin gesund, voller Tatendrang, offensichtlich auch in der Lage, ein Buch zu verfassen, und kann die letzte schwere Zeit aus der Distanz betrachten und bewerten.

Dass die Krankheit immer ohne erkennbaren äußeren Auslöser auftritt (die Frage, ob tiefer liegende Ängste, Gefühle oder Komplexe, die ich unzweifelhaft auch habe, eine Rolle spielen, können weder ich noch meine Ärzte abschließend beantworten), vor allem aber, dass die Symptome immer wie ein Blitz bei mir einschlagen und ebenso plötzlich wieder verschwinden, lässt darauf schließen, meine Krankheit ist zu einem hohen Prozentsatz biochemisch bedingt. Das ist beruhigend, die Krankheit in dieser Form ist gut behandelbar. Den furchtbaren Gefühlszustand während meiner Episoden musste ich bisher in Kauf nehmen. Diese Zwischenspiele haben objektiv betrachtet nur eine ganz kurze Zeit meines bisherigen Lebens massiv beeinträchtigt. Ich habe nachgerechnet: In meinen 42 Lebensjahren habe ich mit beiden Episoden zusammen knapp acht Monate an einer depressiven Erkrankung gelitten. Zwei Seiten einer Medaille. Acht Monate, die einem Menschen von seiner Lebenszeit gestohlen werden, sind sehr lang. Andererseits: Acht Monate = 1,6 Prozent meiner Lebenszeit. 98,4 Prozent habe ich dagegen ohne Beschwerden und in aller Regel glücklich verbracht. Ein klares Plus auf der Aktivseite. Der Banker lässt grüßen. Objektiv betrachtet, ein sehr hoher Wert, aber kommen Sie einem depressiven Menschen nicht mit solchen Zahlen. Sein Zustand – und hält er auch nur kurz an – ist dermaßen furchtbar, er würde Sie zum Teufel jagen (wenn er den Antrieb dazu hätte).

Dennoch waren die Empfindungen einschneidend und schrecklich, dass mich der Gedanke an eine weitere Episode einigermaßen beunruhigt. Die Ärzte machen mir Hoffnung. Neue Forschungen, neue Entwicklungen. Ein seit einigen Jahren zugelassener Wirkstoff aus der Gruppe der Antiepileptika. Zufällig wurde dessen positive Wirkung insbesondere auch auf meine Form der Depression erkannt. Vielleicht war's das mit der Depression bei mir. Wir werden sehen.

Habe ich mich geniert? Anfangs ja, aber: Dem einen fehlt Eisen im Blut, dem anderen Botenstoffe im Gehirn. In beiden Fällen simple körperliche Mangelerscheinungen. Bei Letzterer sind nur die Auswirkungen ungleich dramatischer. Soll ich mich für biochemische Vorgänge in meinem Gehirn, die ich nicht beeinflussen kann, schämen? Natürlich nicht. Ich habe mir diese Krankheit nicht ausgesucht. Genauso wenig wie den glücklichen Umstand, in Österreich, einem der reichsten und lebenswertesten Länder der Erde, geboren und in einem sozial und finanziell geordneten Umfeld aufgewachsen zu sein. Das ist Glück. Die Depression, das ist Pech. Aber beides ist, wie es ist. Punkt.

Habe ich meine Krankheit je bereut? Diese Frage klingt auf den ersten Blick unverständlich. Kein Mensch der Welt entscheidet sich für Leid und Schmerzen, so er die Wahl dazu hätte. Als wehleidiger Vertreter des »starken Geschlechts« wäre ich der Erste gewesen, der die Depression freundlich hereingebeten hätte. Wäre mein

Leben ohne Krankheit anders verlaufen? Ja, wahrscheinlich erheblich anders. Vermutlich wäre ich – die entsprechenden intellektuellen und sozialen Fähigkeiten vorausgesetzt, beides billige ich mir zu (Sie merken schon, es geht mir wieder gut, keine Spur mehr von mangelndem Selbstwert) – jetzt Rechtsanwalt. Wäre ich jetzt glücklicher? Ich weiß es nicht. Habe ich es bereut, dass die Krankheit meinen geplanten Weg verhindert hat? Die Arbeit in der Firma macht Spaß, man kann etwas bewegen, das Negative kann ich ausblenden, Großkonzerne halt. Und noch viel wichtiger: Ich habe dadurch Corinna kennengelernt. Ich muss dem Biochemie-Desaster in meinem Gehirn sogar dankbar sein, was mir als Gesunden zugegebenermaßen erheblich leichter fällt. Paradox: Die Krankheit hat mir zu einem Stück Lebensglück verholfen.

Eines aber wurde mir bewusst: Ich habe mich bei möglichen Karriereoptionen in der Regel defensiv verhalten; seien es Jobangebote von außen, die karrieretechnisch und finanziell durchaus reizvoll gewesen wären, seien es Aufstiegsmöglichkeiten im Hause gewesen. Wurde ich konkret darauf angesprochen, habe ich mit dem Hinweis abgelehnt, in meinem aktuellen Tätigkeitsfeld sei noch so viel zu erledigen. In Zukunft gern, aber nicht jetzt. Diese defensive Haltung hat viel mit meiner Krankheit zu tun. Sie macht mich vorsichtig. Denn im Hinterkopf bleibt immer die Frage: Was, wenn die Krankheit in meiner neuen Position wieder ausbricht? Ist es dann nicht besser, in den gewohnten Strukturen zu verweilen und eine etwaige weitere Episode mit Routine durchzuziehen?

Aber ich bin abgeklärter, gelassener. Damit meine ich nicht die kleinen, unbedeutenden Ereignisse des täglichen Lebens. Ich kann mich nach wie vor wunderbar darüber ärgern, im Verkehrsstau zu stehen, etwas zu Hause vergessen oder vor einem Computerabsturz nicht zwischengespeichert zu haben. Der Autofahrer vor mir, der es nicht der Mühe wert findet, den Blinker zu setzen, veranlasst meinen Körper, Stresshormone auszuschütten (bei mir selbst bin ich da übrigens weitaus toleranter). Natürlich weiß ich, dass diese Ereignisse völlig unbedeutend sind, dennoch vermögen sie mich aus der Ruhe zu bringen. Ratio versus emotio. Das hatten wir doch schon mal. Offensichtlich ist auch ein Gesunder rationalen Argumenten zeitweise nicht zugänglich.

Nein, ich meine die wirklich unangenehmen Situationen: Druck, Streit, manch nicht so wohlmeinender Zeitgenosse, der einem das Leben vermiest. Der Vergleich macht sicher. Wer einmal durch die Hölle gegangen ist, den vermag ein kleines Strohfeuer nicht zu erschüttern.

Und ich habe ein Sensorium entwickelt. Viele leiden an Depressionen. Oft unerkannt. Ich erkenne sie. Ein Blick, ein paar Worte. Ich spüre, ob etwas nicht stimmt. Und ich kann helfen, hoffentlich.

Leider gibt es noch immer eine viel zu große Zahl Depressiver, die ihrem Leben aufgrund des nicht mehr zu ertragenden Leidensdrucks ein Ende setzen, ohne überhaupt die Gelegenheit gehabt zu haben, ihre Krankheit als solche wahrzunehmen und ihr mit ärztlicher Hilfe gegenzusteuern.

Die Einsicht, an einer seelischen Störung zu leiden, ängstigt. Sie widerspricht unserer Vorstellung vom freien Willen, den wir für uns in Anspruch nehmen. Keiner möchte als verrückt gelten. Dies hindert viele, sich bei einer psychischen Störung ähnlich wie bei starken Bauchschmerzen oder hohem Fieber zu verhalten, nämlich zum entsprechenden Arzt zu gehen.[44]

Obwohl sich 40 Prozent der Bevölkerung im Laufe ihres Lebens zumindest einmal wegen psychischer Beschwerden in ärztliche oder psychologische Behandlung begeben müssen, sind diese Leiden noch immer stark tabuisiert. Wir wissen nicht, wie wir damit umgehen sollen. Hat sich jemand einer schweren Operation unterziehen müssen, wird er bei seiner Heimkehr mit Girlanden willkommen geheißen. Nach der klinischen Behandlung einer psychischen Erkrankung bleiben die Girlanden im Schrank. Kurzum, ein Mensch, der wegen psychischer Probleme Hilfe sucht, hat das Gefühl, sehr viel erklären zu müssen. Unnötig, zu sagen, auch einem Betroffenen fällt es sehr schwer, seine Rolle als psychisch Kranker zu akzeptieren.[45]

Niemandem fällt es leicht, über die eigenen psychischen Probleme zu sprechen. Noch schweigsamer werden aber die Menschen, die nach Maßgabe unserer Leistungsgesellschaft bereits gewisse Erfolge aufzuweisen haben. Sie haben Angst, ihrem beruflichen Fortkommen und ihrem Status damit zu schaden. Diese Angst ist berechtigt, denn psychische Leiden sind nach wie vor nicht »gesellschaftsfähig«, obwohl – allein durch die große Zahl der Erkrankungen – in den letzten Jahren ein Umdenken eingesetzt hat.

Eine Depression kann jedem passieren, angeblichen Erfolgsmenschen ebenso wie Gescheiterten, jedem, dessen Gehirnstoffwechsel sich dazu entschließt, die geregelten Bahnen zu verlassen. Alle Leistungen und Erfolge sind für einen Depressiven während seiner Erkrankung vollkommen bedeutungslos. Wie gern hätte ich an meinem D-Day und schon davor meine vermeintlichen Erfolge gegen meine Gesundung eingetauscht.

Mittlerweile ist eine Enttabuisierung seelischer Leiden im Gange. Bald wird auch das Thema Depression keines mehr sein. Vielleicht trägt auch mein Buch einen kleinen Teil dazu bei. Die gesellschaftliche Akzeptanz psychischer Krankheiten im Allgemeinen und Depressionen im Speziellen nimmt zu und wird in wenigen Jahren gänzlich erreicht sein. Auch angesichts der Häufigkeit der Erkrankungen und ihren Auswirkungen sowohl auf Familien- und Freundeskreis als auch die Arbeitswelt. Depression ist eine Krankheit. Punkt. Und ein Kranker gehört zum Arzt. Wie bei allen anderen Krankheiten auch. So einfach ist das. Und doch nicht selbstverständlich. Ein verständnisvoller Angehöriger oder Freund könnte da eine große Hilfe sein.

Oft wurde ich gefragt: »War es Burn-out?«

Klar, das wäre naheliegend. Das Burn-out-Syndrom hat vielfach deckungsgleiche Symptome. Aber der Begriff wird gern verwendet, um die Erkrankung Depression nicht als solche offenlegen zu müssen. Es klingt halt doch um einiges besser, aufgrund eines wichtigen, stressigen Jobs in ein Burn-out geschlittert zu sein. Das darf sogar Managertypen und Machern passieren. Klingt Depression nach einer suspekten Krankheit, hebt Burn-out im günstigsten Fall die Wichtigkeit des Betroffenen hervor, seine Unabkömmlichkeit, die zu Arbeitsüberlastung und Erschöpfung geführt hat.

Nein, es war kein Burn-out. Das ging alles viel zu plötzlich. Sondern eine ganz simple Depression. Hört sich nicht so gut an. Ist aber so.

Ich möchte mit meinem Buch aufklären, versuchen, das Stigma der depressiven Erkrankung zu löschen, Vorurteile zu entkräften und das Tabu zu brechen. Um dem Leser klarzumachen, was eine Depression ist: eine Störung, die wirklich jeden treffen kann, die nichts mit dem Charakter des Betroffenen zu tun hat und kein Zeichen von Schwäche ist. Inkonsequent genug, dass ich dies unter Pseudonym tue. Die Entscheidung ist mir nicht leichtgefallen. Ursprünglich wollte ich mich outen. Vielleicht hätte das berufliche Nachteile bedeutet. Wahrscheinlich sogar. Nicht in meiner Firma. Dort wissen es viele. Habe es nicht verschwiegen. Konnte es nicht. Wollte es nicht. Aber in Zukunft. Google sieht alles. Aber das war nicht der Grund. Nein, die Pressearbeit rund um das Buch, Buchpräsentationen, Interviews, alles unter meinem Namen. Für mich kein Problem. Aber für Corinna. Sie hätte das quasi alles nochmals ertragen, durchleben müssen. Das konnte ich ihr nicht antun.

Mit dem Buch versuche ich, Akzeptanz zu schaffen. Und vielleicht gebe ich dem einen oder anderen Hoffnung oder halte ihn gar von einem unüberlegten Schritt ab.

Depression ist eine Krankheit, nicht mehr. Das Wissen darum, der verständnisvolle Umgang mit der Krankheit und die rasche ärztliche Behandlung eines Depressionskranken können die Leidensphase erträglicher machen beziehungsweise erheblich verkürzen. Sie können bei dramatischer Ausprägung unüberlegte – zuweilen tödlich endende – Schritte verhindern und Menschenleben retten.

Wir wissen heute einiges über die Krankheit, aber vieles bleibt uns verschlossen. Der Leidensdruck ist kaum in Worte zu fassen. Er wird jedem, der niemals in einer solchen Situation war, verschlossen bleiben. Mit diesem Buch sollen Sie zumindest eine Ahnung bekommen.

Im Zweiten Weltkrieg setzten am 6. Juni 1944, dem berühmten »D-Day« (»Decision Day«, der Tag der Entscheidung), die alliierten Truppen von England kommend unter schweren Verlusten nach Frankreich über und eröffneten neben der Ostflanke eine zweite Front gegen Hitlerdeutschland. Dieser Tag gilt als entscheidender Wendepunkte des Krieges.

Auch ich hatte meinen persönlichen D-Day, den 12. April 2011.

Heute geht es mir gut. Sehr gut. Eigentlich beinahe immer. Es ist fast zu schön, um wahr zu sein: Ich hatte zwei furchtbare Einschnitte in meinem Leben. Die restliche Zeit war ich weitgehend vom Glück begünstigt. Ich weiß, ich bin auf die Butterseite des Lebens gefallen.

Es geht mir besser als 99,9 Prozent der Weltbevölkerung. Oder sind es 99,999 Prozent? Oder noch mehr? Unfassbar.

»Manche Dinge sind nicht zu begreifen. Und auch fast nicht zu ertragen.«

Aber: Ich lebe ... und bin glücklich! Das Leben ist schön!

ANMERKUNGEN

1 Müller-Rörich, Thomas, Hass, Kirsten, Margue, Françoise, van den Broek, Annekäthi, Wagner, Rita: *Schattendasein – Das unverstandene Leiden Depression*; Springer, Berlin, Heidelberg 2007, S. 76
2 Ebenda, S. 204
3 Buijssen, Huub: *Depressionen. Helfen und sich nicht verlieren. Ein Ratgeber für Freunde und Familie*; Beltz, Weinheim, Basel 2011, S. 109
4 Kasper, Siegfried, Hauk, Petra: *Bipolare Erkrankungen – Zwischen Manie und Depression*; Verlagshaus der Ärzte, Wien 2006, S. 18
5 Niklewski, Günter, Riecke-Niklewski, Rose: *Depressionen. Wege aus dem Tief*; Verein für Konsumenteninformation VKI, Berlin 1998, S. 3
6 www.netdoktor.at; 9.5.2012; Univ.-Prof. Dr. S. Kasper
7 Müller-Rörich, Hass u.a.: *Schattendasein*, a.a.O., S. VII f.
8 Ebenda, S. VII f.
9 Hell, Daniel: *Depression: Wissen, was stimmt*; Herder, Freiburg 2010, S. 60
10 Müller-Rörich, Hass u.a.: *Schattendasein*, a.a.O., S. 38
11 Ebenda, S. 38
12 Kasper S. (2007) Depression – traurige Volkskrankheit. *Innenwelt Spezial* 07: 4–5.
13 Dinner, Pierre: *Depression – 100 Fragen 100 Antworten. Hintergründe – Erscheinung – Therapie*; Huber, Bern 2010, S. 21
14 Payk, Theo R.: *Depression*; Utb, Reinhardt, München 2010, S. 17
15 Hell: *Depression: Wissen, was stimmt*; a.a.O., S. 7 f.; Payk: Depression; a.a.O., S. 9
16 Dinner: *Depression – 100 Fragen 100 Antworten*; a.a.O., S. 21 f.
17 Ebenda, S. 208
18 Niklewski, Riecke-Niklewski: *Depressionen. Wege aus dem Tief*; a.a.O., S. 24
19 Ebenda, S. 24
20 Müller-Rörich, Hass u.a.: *Schattendasein*; a.a.O., S. 25
21 Ebenda, S. 25
22 Buijssen: *Depression. Helfen und sich nicht verlieren*; a.a.O., S.19 f.
23 Niklewski, Riecke-Niklewski: *Depressionen. Wege aus dem Tief*; a.a.O., S. 25
24 Buijssen: *Depression. Helfen und sich nicht verlieren*; a.a.O., S. 23 f.
25 Niklewski, Riecke-Niklewski: *Depressionen. Wege aus dem Tief*; a.a.O., S. 25
26 Payk: *Depression*; a.a.O., S. 42
27 Müller-Rörich, Hass u.a.: *Schattendasein*, S. 14 f.
28 Niklewski, Riecke-Niklewski: *Depressionen. Wege aus dem Tief*; a.a.O., S. 25
29 Ebenda, S. 25

30 Müller-Rörich, Hass u.a.: *Schattendasein*; a.a.O., S. 15
31 Ebenda, S. 16
32 Niklewski, Riecke-Niklewski: *Depressionen. Wege aus dem Tief*; a.a.O., S. 27
33 Ebenda, S. 27
34 Müller-Rörich, Hass u.a.: *Schattendasein*; a.a.O., S. 17 ff.
35 Ebenda, S. 22
36 Buijssen: Depression. *Helfen und sich nicht verlieren*; a.a.O., S. 70
37 Ebenda, S. 12 f.
38 Kasper, Hauck: *Bipolare Erkrankungen*, a.a.O., S. 26
39 Payk, Theo R.: *Depression*; a.a.O., S. 52
40 Kasper, Hauck: *Bipolare Erkrankungen*; a.a.O., S. 29
41 Ebenda, S. 11
42 Ebenda, S. 26 f.
43 Müller-Rörich, Hass u.a.: *Schattendasein*; S. 231
44 Niklewski. Riecke-Niklewski: *Depressionen. Wege aus dem Tief*; a.a.O., S. 12
45 Buijssen: Depression. *Helfen und sich nicht verlieren*; a.a.O., S. 118

LITERATURVERZEICHNIS

Buijssen, Huub: *Depression. Helfen und sich nicht verlieren. Ein Ratgeber für Freunde und Familie*; Beltz, Weinheim, Basel 2011

Dinner, Pierre: *Depression – 100 Fragen 100 Antworten. Hintergründe – Erscheinung – Therapie;* Huber, Bern 2010

Hell, Daniel: *Depression: Wissen, was stimmt*; Herder, Freiburg 2010

Kasper, Siegfried, Hauk, Petra: *Bipolare Erkrankungen – Zwischen Manie und Depression*; Verlagshaus der Ärzte, Wien 2006

Kasper, Siegfried: *Depression – traurige Volkskrankheit.* In: Innenwelt Spezial (2007) 07: 4–5

Kaufmann-Mall, Klaus, Mall, Gudrun: *Wege aus der Depression. Hilfe zur Selbsthilfe*; Rowohlt, Hamburg 1999

Müller-Rörich, Thomas, Hass, Kirsten, Margue, Françoise, van den Broek, Annekäthi, Wagner, Rita: *Schattendasein – Das unverstandene Leiden Depression;* Springer, Berlin, Heidelberg 2007

Niklewski, Günter, Riecke-Niklewski, Rose: *Depressionen. Wege aus dem Tief;* Verein für Konsumenteninformation VKI, Berlin 1998

Payk, Theo R.: *Depression*; Utb, Reinhardt, München 2010

Thiels, Cornelia: *Das Selbsthilfeprogramm bei Depressionen;* Herder, Freiburg; 2. Auflage 1998

»DIESES BUCH KANN IHR LEBEN VERÄNDERN – WENN SIE DAZU BEREIT SIND, IHR BISHERIGES WELTBILD EINER REVISION ZU UNTERZIEHEN.«

Ruediger Dahlke

Mit mehr als neun Millionen Betroffenen allein in Deutschland sind Burn-out und Bore-out zu wahren Volksseuchen geworden. Was jedoch sind die Hintergründe für diese modernen Massenleiden? Und wie kann sich der Einzelne dagegen wappnen? Bestsellerautor Ruediger Dahlke sieht die Ursachen in einer Fehlentwicklung unserer Gesellschaft. Der Zwang zum Perfektionismus, überhöhte Ideale und beschleunigte Arbeitsabläufe führen auf vielen Ebenen – von der Wirtschaft bis zur Partnerschaft – direkt in den Seeleninfarkt. Der Schlüssel zur Gesundung liegt in einer achtsamen und beseelten Lebensführung, die auf ein bewusstes Ankommen im Hier und Jetzt zielt. Dahlkes Präventions- und Therapieprogramm umfasst Meditationen und Energieübungen, Ernährungsempfehlungen und Tools zur Entwicklung der eigenen Lebensvision. Damit ausgerüstet, können wir uns den Gefahren stellen und sie als Wachstumsmöglichkeit nutzen.

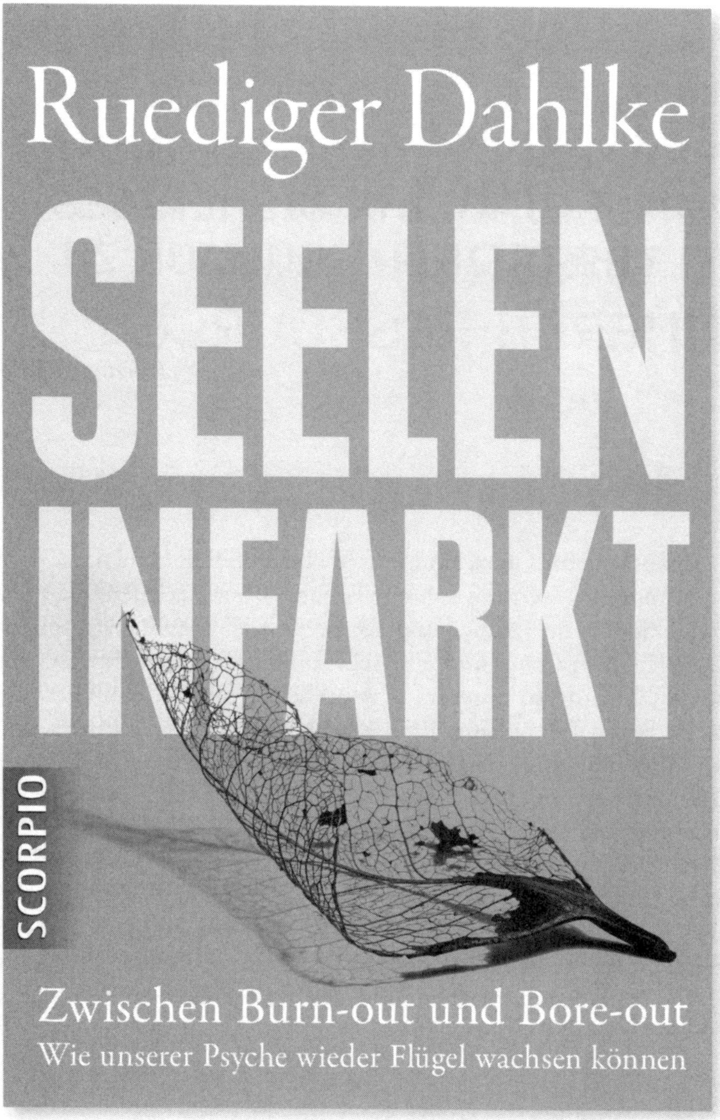

288 Seiten, gebunden
18,95 € (D) / 19,50 € (A)
ISBN 978-3-942166-97-3

ACHTSAMKEIT: DER KÖNIGSWEG ZU UNSEREN INNEREN RESSOURCEN

Alles, was wir für Glück und innere Harmonie brauchen, ist bereits in uns angelegt – wir müssen nur lernen, es anzunehmen. Han Shan, der Millionär, der zum Bettelmönch wurde, entwickelte mit dem *INSIGHT Mind Focusing* ein Achtsamkeitstraining, das uns einen direkten Zugang zu unserem wahren Selbst und unserem verborgenen Potenzial ermöglicht. Eine Rückbesinnung auf ethische Werte wie Mitgefühl, universelle Liebe, Mitfreude und mentale Ausgewogenheit verhilft uns zu einer neuen Qualität und Harmonie im Zusammenleben mit allen lebenden Wesen. Dies ist das größte Geschenk, das wir uns selbst machen können. Mit neuer innerer Stärke sind wir in der Lage, aus ganzem Herzen zu geben. Wir lieben uns selbst – und können andere wahrhaftig lieben, ohne falsche Erwartungen an sie zu stellen. Glück und Frieden sind keine Utopie; wer sich selbst managen lernt, kann beides in sich realisieren und hinaus in die Welt tragen.

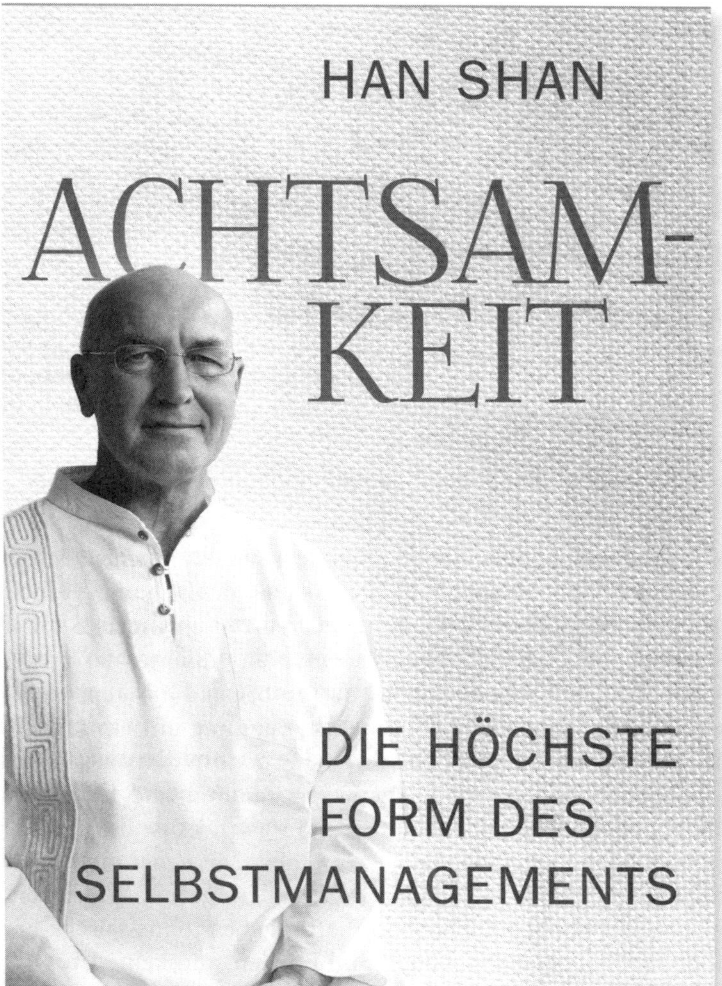

ca. 256 Seiten, Klappenbroschur
18,95 € (D) / 19,50 € (A)
ISBN 978-3-941837-75-1

»EIN TIEF GREIFENDES ERWACHEN: WIE WIR IN DIE GEGENWÄRTIGE KRISE GERATEN SIND UND WIR DEN PFAD UNSERER EVOLUTIONÄREN REISE BESSER AUSRICHTEN KÖNNEN.«

Bruce Lipton, Autor von *Intelligente Zellen*,
über *Die Renaissance der Menschheit*

Ökologische und spirituelle Bewegungen, wohltätige Spenden oder vernünftige Mülltrennung – reicht das aus, um unsere Welt zu retten? Nein, sagt Charles Eisenstein nach jahrzehntelanger Forschung im Bereich der ganzheitlichen Wissenschaften, der gute Wille zählt allein nicht. Denn das Problem liegt in unserer Separation von der Welt. Die einzige wirkliche Rettung ist, dass wir uns wieder als Einheit fühlen und ein ganzheitliches Menschenbild entwickeln. Ein faszinierendes Commitment an die Welt, das unser Denken und Handeln in der Welt von Grund auf verändern kann.